認知症看護入門

誠実さと笑いと
確かな技術で包む世界

Introduction to Dementia Nursing:
With Honesty, Smile and Professional Expertise

堀内 園子 著
Sonoko Horiuchi

本書は発行元がライフサポート社から照林社へ変更しました。
2016 年 7 月 10 日初版第 8 刷発行の『認知症看護入門』と同一の内容です。

照林社

もくじ

本文イラスト：著者

はじめに

●認知症をめぐるすれ違い

看護や介護の研修会・勉強会などのプログラムを見渡すと、最近は認知症をテーマにしたものが目立って増えています。ケアの世界における認知症に関する問題意識の高さを感じます。

一方、社会全体をみても、認知症と共に生きる人（以下、認知症の人）やその家族の様子を描いたドキュメンタリー番組やドラマが増えましたし、新聞や雑誌の記事もよく見かけます。書店をのぞけば、認知症に関する本がさまざまな対象ごとに多数並んでおり、認知症が広く知られ、関心をもたれるようになっていることが感じられます。

とはいえ、認知症の人とその家族をサポートする社会の仕組みや正確な知識が浸透するには、まだ不足しているものがたくさんあると感じられるのも事実です。これは一般の人に限っての話ではありません。保健医療福祉従事者や医療行政システムにかかわる人であってもそれぞれ知識や対応に差があり、時にはサポートをする立場でありながら、心ない言葉で認知症の人やその家族を傷つけたり、サポートする者どうしが対立関係にあるような様子を見聞きすることもあります。たとえば、医療者が認知症の人やその家族に向けて発した言葉でこんなものがありました。

「現在、認知症には有効な治療法がないので、わたしたち医療者ができることはないのです。まずはご家族で協力し合ってください」

「認知症がよくなるのも悪くなるのも、ご家族の対応しだいなんです。悪くなったということは、ご家族に問題があるのではありませんか？」

「認知症の人の身体的な治療をするのは無理ですし、入院すれば混乱して他の患者さんにも迷惑がかかります。それでも病院で治すのですか？」

サポートする側に十分な知識がなかったり偏見があっては、ただでさえつらい思いをしている認知症の人とその家族が必要以上につらい立場におかれることになります。

続いて、家族や介護の現場に身をおいている人が医療者について語った言葉もいくつか紹介しましょう。

「医者は、認知症の人に病気の診断をつけるだけ。何かあれば薬を使ってごまかすんだ」

「看護師はケアの専門家なんて言っているけど、病院の看護師のほとんどは認知症の人のケアなんてしてないよ」

「優秀な看護師や医師は認知症の人のケアに向かないね。自分たちの思うとおりに動かない人は人として認めないから」

これらは、発言までにさまざまな経緯があったり、誤解によるものもあるかもしれません。しかし、これほどまでに辛らつな言葉が並んでいることには考えさせられます。

たとえば、医師は薬でごまかしているという声に対してですが、薬を用いることがすべて悪いとは言い切れません。認知症を根本的に治す薬はありませんが、気持ちがいら立ったり眠れない場合などに、心身の緊張が和らぐように、また、家族の介護が楽になるようにと用いる薬もあります。この言葉を向けられた医師はそのような観点から薬を処方したのかもしれません。しかし、薬を用いる過程で、家族や介護スタッフが納得できる説明がなされなかったり、ぞんざいな扱いを受けているように感じさせる何かがあったのでしょう。

また、看護師は認知症の人のケアなんてしていないという言葉は、認知症の人の看護に携わっているわたしにとっては、胸を刺されるような言葉です。けれど、家族はもっと傷つく経験をしたうえでの発言のはず。しかもこの言葉には、看護師をケアの専門家として一度は期待してくれていたことが垣間見えます。その期待を裏切られるような出来事があったのでしょう。おそらく一度だけでなく、２度、３度と……。

●つかみどころがないからこそ

認知症に関しては、いまだにわからないことも多く、さまざまな取り組みやアプローチが提案されていますが、これが答えというものが見つかっていないのが現状です。

また、認知症は年齢が上がるほど目立って増えます。そのため、認知症自体は通常の老化とは異なる記憶や判断力、見当識能力の低下がみられますが、だれにでも起こる老化、加齢変化も念頭においてケアをする必要があります。やっかいなことに、老化もまだまだ謎が多いので、高齢の認知症の人の看護となれば、わからないことどうしが絡み合い、謎解きをしながら実践するようなものです。

さらに、若年期認知症（若年性認知症）がまねく問題も見逃せません。若年期認知症は、40 歳以上 65 才未満、あるいは 18 歳以上 65 歳未満ととらえていることもありますが、年齢の違いはさておき、老年期以前に発症またはその状態にある認知症というわけです。

若年期認知症は、身体の活動性が高い時期に起こるために、老年期の認知症に比べて症状の現れ方や進み方が激しくなります。また、未成年の子どもがいたり家のローンがあるなど、経済的な問題もかかわってきます。当然ながら、本人や家族のニーズも、そこから生じる問題も老年期の認知症とは異なります。

このように、認知症は複雑でつかみどころがありません。しかも、原因となる病気は進行し、徐々にコミュニケーション障害が生じてくるため、自分たちのケアが果たして役に立っているのかわからなくなることもあります。やってもやってもよいきざしがみられない、そればかりか、よいと思ったことが期待を裏切る結果になることもあります。そのようなときは、特別身体を酷使したわけでもないのに、ものすごく疲れたなあと感じます。

でも、だからといって、認知症の人の看護をあきらめる気持ちはありません。

むしろ、つかみどころがないからこそ、看護が力を発揮できるとわたしは信じています。

本書には、わたし自身が認知症の人にかかわるなかで経験してきたことや、ふだん取り組んでいることをもとに、認知症看護に対する考えや実践例を以下の２部構成で記しました。

- 第１部――私なりの認知症看護に対する姿勢とともに、最新の研究成果をもとにした認知症に関する知識、および認知症看護を行ううえでの基盤となる知識・技術をまとめています。
- 第２部――認知症が疑われる段階から終末期までを７つのステージ（段階）に分け、各ステージごとの症状や状態とそのケア、さらには家族への対応・ケアについてまとめています。

また、皆さんがなるべくイメージを膨らませながら読めるよう、そして現場の看護で活かせるよう事例もたくさん盛り込んでいます。倫理的配慮から、登場人物の背景などについてはフィクションを加えていますが、皆さんとともに考え、現場の看護を高めるディスカッションにつながればと思い、実践したことや登場人物が発した言葉などはなるべく忠実に描きました。

●柔軟な発想と取り組みで

事例部分の原稿を書き進めながら、これまで出会ってきた認知症の人とその家族の顔が浮かんできました。一人ひとりの顔や場面を思い浮かべてみると、たとえば第１ステージの事例としてあげながら、第２ステージでみられる症状が現れていた人もいれば、一つの症状がよくなったと思ったらまた現れ、悪くなるかと思ったら改善するというように、ステージを行きつ戻りつしている人もいます。

認知症はその人のその日の体調や取り巻く環境によって、一過性に異なるステージでみられる様子を示すこともあります。認知症を引き起こす疾患も、ざっと概観しただけでも70以上あり、疾患によっては早い段階で治療や看護を始め、日常生活で少し工夫をすれば、生活への影響をほとんど感じずに長い期間暮らせるものもあります。認知症を抱えた人がどこで生活を営むのか、皆さんがどこに身をおいて看護を展開するかによっても視点が少しずつ違ってくるかもしれません。ですから、進行ステージに応じた看護といっても、その人の状態、取り巻く環境に応じて行きつ戻りつすることを念頭において読み進めていただければと思います。

また事例では、試行錯誤の看護のなかで、少しでも認知症の人やその家族の気持ち、状況に近づき、症状を緩和させつつ、もっている力を活かしながら生きることを支援する看護師の様子も取り入れています。

一般によいとされているさまざまなアプローチをやっても解決がつかず、「ええぃ、これでどうだっ！」とばかりに、現場スタッフの知恵と経験とカンと度胸を総動員してようやく絞り出した対応が成功したという事例もあります。

わたしたち看護師がめぐり合う人々の抱える問題や起きている事柄は、数式のように唯一無二の正解を出せるものばかりではありません。とりわけ、認知症のような進行性の病いや症状を抱えている人と向き合う場合は、その人の立場や周囲の人がおかれている状況、暮らしている地域や社会の仕組みと照らし合わせ、最もよいと思われる解決策を導くことが求められます。そして解決策を見出すには、問題や現象についてのさまざまな見かたや過去にとってきた手法のバリエーションが役立ちます。この本の事例で紹介する「ようやく絞り出した対応」というのも、「ＡをすればＢになる」という定式としてではなく、皆さんの実践のヒントとしてとらえていただけたらうれしく思います。

この本の内容が皆さんに伝わることで、「そうそう、わたしもこうやっている！」と互いの実践を確認するものになったり、「わたしならこうやる」「こういう方法はどうだろう？」といった新たなケアへのチャレンジにつながれば、さらにうれしく思います。そのときはぜひご一報ください。そして大いに認知症の人の看護について語り合いましょう。

本書が読者の皆さんの実践や認知症の人とその家族を知ることに役立ち、ともに認知症の人の看護を考える仲間を増やすことにつながることを願っています。

堀内園子

第1部

認知症の人の理解

認知症看護を続けるなかでは、迷い悩むときもあれば、些細な一場面に大きな喜びを感じることもあります。これこそ認知症看護の醍醐味といえるでしょう。

第１部ではこの本を読んでくださる皆さんと共通認識をもつためにも、わたし自身の認知症看護への思いとともに、認知症、そして認知症の人について知っておくべきことがらをまとめました。

認知症看護とは何か――この命題を探るための基本を押さえていただければと思います。

第1章 認知症看護の哲学

哲学—テツガク—なんていうと、堅苦しく難しい言葉を並べるものと思うかもしれません。あるいは、現実にはあまり役立たないことを「あーだ」「こーだ」と延々考えることと思うかもしれません。

実際のところ、わたしも少し前まで、哲学というとギリシャ彫刻のソクラテスの顔などを思い浮かべていたものです。あの彫りの深い顔立ちで「人間とは何ぞや？」なんて考えていたのかと思うと、自分とは縁遠い世界の人だと思っていました。むしろ、ソクラテスの妻であるクサンティッペが夫に発したという、「何が哲学だ！　屁理屈ばかり重ねずに仕事をしろ！」という言葉のほうがうなずけたほどです。

そのわたしが哲学を語ります。クサンティッペ的な見かたをすれば、この章は認知症看護にかかわる屁理屈ということになってしまうかもしれません。でも、わたしがこの分野で仕事をしながら育んだ考えです。ちゃんと仕事し、そのなかから生まれた哲学なので、きっとクサンティッペさんも許してくれるのではないでしょうか。

ここで述べる哲学とは、「出来事や物事の本質・根本に迫ろうと考えをめぐらせることであり、物事の根本や基本について問うこと」とします。認知症看護とは何か——この問いに答える際の前提となるわたしなりの考え、意見、立場、信条ともいえ、認知症の人と対峙したとき、何を大切にして看護をするのか、認知症看護に必要な要素とは何か、というわたしなりの姿勢を記したいと思います。

1　わたしの認知症看護のルーツ

認知症看護とは何かについて述べる前に、わたしが初めて認知症の人の看護をしたときのことをお話ししておこうと思います。最初の出合いはその後のものの見かたにかなり影響しているはずですから。

それはわたしが看護大学1年生で基礎看護実習に出た時のこと。受け持ったのは80歳代の男性患者Aさん。大学教員をされていて、個室に入室していました。Aさんは総胆管結石で、結石除去手術を終えたところでした。看護記録には、認知症だということは特に記載されていませんでしたが、入院前からもの忘れが始まっており、慣れない入院や手術による身体的な侵襲が混乱を助長させてしまっている様子だと書かれていました。

当時のわたしは初めての実習にドキドキの初々しい学生。緊張と経験の乏しさから、看護記録に「混乱」とあっても、実際はどんな状態なのかまったく想像できずにいました。実習指導の教員に受け持ちの看護師が「学生さんがついてくれたら、きっとよい効果があると思います」と話していたのを漏れ聞き、「効果があるならいいか」と深く考えもしませんでした。

さて、実習初日。教員と共にあいさつをしに行くと、Aさんはスーツ姿で立っていました。なかなかカッコよいのですが、病室で患者さんがスーツを着ているのです。しかも点滴中で、鼻にはTチューブが挿入されています。

「いったいこれはどういうこと……!?」と思いましたが、Aさんはごく自然にそこに立っています。さすがに、なぜスーツなのか問うことはしませんでした。代わりにAさんに声をかけたのは教員です。

「先生、スーツをお召しになって、どこかにお出かけですか？」

Aさんは自分の服装をちらりと見て、当たり前のように答えます。

「ああ、これから講義だからね」

Aさんは大学で長年教鞭をとり、入院前も2週間に1回講義を担当していたといいます。でも、入院中は講義に行く必要はないのですが……。

「ねえ君、ぼくの杖を取ってくれる？」

Aさんがわたしに声をかけています。「杖？　杖……杖……」と病室を見渡すと、ありました。すかさずそれを取ってAさんに渡します。するとAさんは帽子をかぶり、「さあ、行きますよ」と病室のドアに向かって歩き始めました。

どうすればよいのかわたしが迷っていると、「さあ、一緒に行きましょう」と教員がわたしの背中を押してくれ、３人で院内めぐりが始まりました。

これは実習初日から予想外の展開です。何がどうしてこうなったのか整理がつかないまま 10 分ほど廊下を歩くうち、Ａさんが「おや、おかしいな。いくら歩いても大学の道に出ない」と言い出しました。すると教員はタイミングよくこんなふうに言ったのです。

「おかしいですね。でも先生、今日は大学お休みではありませんでしたか？」

「え、今日は休講だったかね？」とＡさん。教員は「はい、そのようです」とうなずき、「さあ、お部屋に戻りましょうか」と言いました。すると、Ａさんは納得したように教員の促しで病室に向かい始めたのです。

「……？？？」

わかるようなわからないような２人のやりとりにびっくりしながらも、教員がとても鮮やかにＡさんの気持ちに沿って誘導したことはわかりました。

この後、わたしは受け持ち看護師から、Ａさんに振り向いてもらうためには「先生」と呼んだほうがよいことや、起床時と午後２時過ぎにつじつまの合わない言動が多くなり、大学に行くと言ってスーツ姿で廊下を歩き回ることを聞きました。Ａさんの術後経過は良好だけど、大学に行くと言っているときは寝ぼけたような状態なので、歩行時に転倒したり点滴やチューブを抜いてしまわないか懸念しているとのことでした。

「Ａさんにとってよいと思う看護を思いついたら、どんどんチャンレンジしてください。ただし、チャレンジの前には教員か看護師に相談すること。あなたの計画がよりＡさんに合うように一緒に考えたいから。そして、迷ったり困ったりしたら必ず教員か看護師を呼ぶこと。必ず力になります」

ひととおりＡさんの状態を説明してくれた後、その看護師はこうも言ってくれました。

さて翌朝。わたしが訪室すると、Ａさんの様子が昨日とはまったく違います。昨日はきちんとセットされていた髪の毛が今日はバサバサ。パジャマのボタンもちぐはぐです。

あいさつをしようとした瞬間、Ａさんが開口一番「わたしの目、目がなくなってしまったんだよっ！　君、探して！」と言うのです。

「目がなくなった？　意味がよくわからない……。だって、目はちゃんと顔についているのに……」と思いましたが、でも、探しものが見つからず、Ａさんが困っていることはわかります。眉間にしわを寄せ、新聞を裏返したり引き出しを開けたり閉めたりしています。わたしもとにかく手伝おうと、オーバーベッドテーブルの上を見たりしました。そのうちふと、「あ、もしかして目って眼鏡のこと？」と思い当たったのです。

Ａさんを見ると、頭の上に眼鏡がカチューシャのようにのっています。自分でのせて忘れているのかもしれません。

「先生、目がありました！　先生の頭の上です」

言いながら頭のほうを示すと、Ａさんは自分の頭に手を伸ばしました。

「おお､目だよ！　これを探していたんだよ。でかしたよ､君。君はえらいっ」

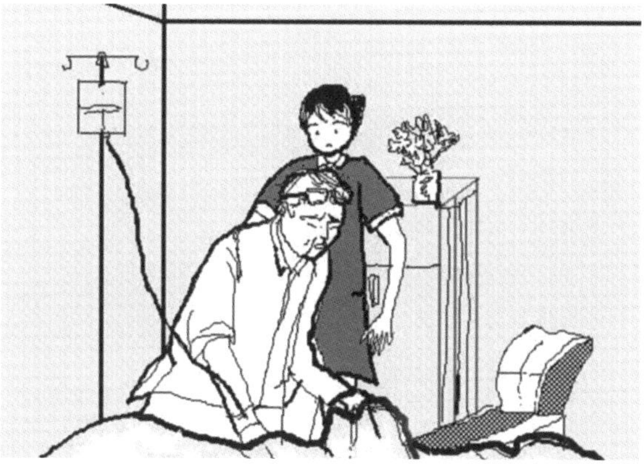

Ａさんは心からうれしそうに笑った後、「君、名前は？」とわたしに尋ねました。

「堀内園子といいます」

「いい名前だね。園子の『その』は花園の園だね？」

Ａさんはそう言うと、パジャマのポケットからメモ帳とペンを出してわたしの名前を書き留めました。

わたしはうれしくなりました。「園子」と自分の名前を言うと、「幼稚園のエン？」と聞かれることが多かったからです。幼稚園が嫌いなわけではありませんが、わたしの名前の由来は「花園のように美しく伸びやかに育つように」です。（……まあ、由来どおりに育ったかどうかは別にして）わたしはこの名前の由来がとても気に入っているので、Ａさんがそのとおりに表現してくれたのがとてもうれしかったのです。

たぶん､そのうれしさがわたしの顔に表れていたのでしょう。Ａさんは「よい笑顔をしているね。大事にしなさい」と言ってくれ、わたしはますますうれしくなりました。

Ａさんは、非常に理路整然としている時と、現実との折り合いがつかない時との落差が激しい方でした。「目がない」「歯（義歯）がない」と言って探し回ったり、「大学に行かなければ」とだれも止められない勢いで準備をしたりします。点滴の管とＴチューブがあるので、Ａさん一人で着替えをするのは難しく、乱暴に扱えば大事なライン類が抜けてしまいます。歩行時もひとつ間違えばラインに引っかかって転ぶおそれがあります。けれど、混乱中のＡさんはそんなことに頓着しません。

最初はあたふたとＡさんの後を追っていたわたしですが、徐々にＡさんに対して自分なりに意図的なかかわりをしてみようと思うようになりました。教員や看護師と相談しながら、看護の焦点となるものを５つほどあげました。その５つとは、①術後の疼痛緩和、②合併症の早期発見と予防、③転倒の予防、④清潔セルフケアの充足（舌苔の除去）、⑤点滴やＴチューブ挿入による拘束感、身体的不快感に伴う不安の緩和、だったように記憶しています。

このうち、特に舌苔の除去と身体的不快感を緩和する点については、眠い目をこすりこすり、教科書で調べたり物品を準備するなど、自分なりにあれやこれや工夫したのを覚えています。

身体的不快感を取り除き、爽快感が得られることを目指したケアでは、お風呂に入れないＡさんのために、頭部の清拭を実施しました。ユーカリ、ハッカ油、チョウジ油、楠木からとれるカンフルという自然の成分が混ざったローションをガーゼに浸し、少しずつ頭皮をマッサージしながらガーゼで拭っていくものです。

わたしが頭を拭かせてほしいとお話しした時、Ａさんは一瞬目をパチクリさせましたが、さすが長年教員を務めてきた方です。学生のためならとうなずいて身をあずけてくれました。それでも少し不安そうでしたが、マッサージを始めると目を閉じ、表情も穏やかになっていきました。しばらくすると「ああ、いい気持ちです。悪くなった頭がよくなっていくような気がします。ありがとう、生き返りました」と言ってくれました。

この時のことはとてもよく覚えています。Ａさんが心から発してくれたと思われる「ああ、いい気持ちです」という声。そしてマッサージの後、Ａさんの目には生き生きとした意思を感じさせる光が入り、混乱しているときの曇ったような表情はまったく見えませんでした。これが本来のＡさんの姿なのだと思いました。

実はこのとき同時に感じたのが、「看護ってすごい！」ということです。その人の身体に触れて心地よい刺激を提供すること。特に病いと共にある人や混乱している人の場合は、自分でも何をどうしてほしいのかわからなかったり、そんなことなど考えられない状態にあります。それが、清拭（この場合は“頭の”ですが）という看護技術によって、「生き返った」と表現するほどの心地よさや、「悪くなった頭」という言葉のように、感じていることを自然に引き出せたことに看護の手ごたえともいうべきものを感じたのです。

あれからウン年たちます。その後も実習や臨床の場で多くの方と出会いました。挫折も味わいましたが、Ａさんとのかかわりで実感したような看護のすごさを感じる場面にも数多く出合いました。

わたしが看護師デビュー時に配属されたのは、心臓外科、循環器内科、救急などの混合病棟でした。時には救急センターで救急車を待つこともありました。救急や外科的処置の場では、せん妄状態にある人や精神的に追い詰められコミュニケーションがうまくとれない人のケアにもかかわり、病気や障害によって自分の意思をうまく伝えることができない人の看護に関心をもつようになりました。

しばらくして、教員として働くようになった頃には、精神・神経科病棟でのケアに入れてもらうようになっていました。これは、それまでどちらかというと身体疾患中心の領域に身をおいてきたわたしにとって、精神という目でとらえにくいものについてじっくり考える機会となりました。スタッフとの共同研究や勉強会に参加するなかで、身体疾患中心の看護と精神科看護の類似点や相違点、互いの課題を感じるようになっていました。

ちょうどこのころ、母が認知症高齢者を対象としたデイケアの立ち上げスタッフとして活動を始めました。人手の不足していたその活動を手伝い始めたのが、本格的に認知症の人の看護に携わるようになったきっかけです。

やがて、認知症の人の看護を自分の専門として研究しようと思うようになったわたしは、大学院へ進学しました。在学中は夜勤専従看護師として、非常勤でいくつかの病院や診療科をめぐりました。そこでは昼間大学院の講義で学ぶ理論や理想的な看護の将来の姿と、実際の現場との大きな差を改めて感じました。

理論と現実の差は、学部の学生時代や大学院に入る前に臨床で働いていた頃も感じていたことですが、以前はその差に嫌悪を感じながらも、差を埋めるには自分はどのように動けばよいのかというアイデアは浮かびませんでした。そもそも、わたし一人が動いても解決はつかないだろうから、今いる場所を変えるよりも自分に合う職場を探すしかないだろうという程度にしか考えていませんでした。

ところが、昼間は大学院で理論と明日の看護を考え、夜は厳しい現実に直面するという生活を送り、また、大学院の仲間や教員と語り合っているうちに、「どうにもならない」と思う気持ち以上に、「すぐ解決はできないだろうけど、自分なりにもがくことはできるかもしれない」という思いが生まれてきました。小さくても何かできることがあるのではないか、そして、1人か2人かもしれないけれど、それを共にできる仲間や賛同してくれる人がいるのではないかという気持ちがわき起こってきたのです。

これはとても幸運なことでした。わたしはもともと、何かにチャレンジすることが嫌いというわけではありませんでしたが、今にして思うに、この時期にめぐり合った人々、過ごした時間と空間が、よりわたしをチャレンジャーにしたのかもしれません。

今、わたしは「なずなコミュニティ看護・研究企画開発室」というNPOを立ち上げ、地域・在宅領域を中心に、認知症の人の看護に取り組んでいます。わからないことも迷うこともたくさんあり、がっくりくることもしばしばです。でも、Aさんとのかかわりを通じて得た看護の手ごたえを思い出すと、看護の可能性を信じようという気持ちがわき起こってきます。わたしにとって、ルーツはそのまま原動力の一つになっているようです。

II　認知症看護とは何か

1●その人の鉱脈を掘り当てるかかわりをする

鉱脈とは、金やエメラルドといった有用金属を含む鉱物が岩石の割れ目に深く溶け込んでできた鉱床のことを指します。この鉱床が、だれにも気づかれず掘り当てられなければ、キラキラ光る鉱石は岩石の割れ目に潜んだままです。

けれど、だれかが見つけて掘り進めていけば、徐々に姿を見せ、地上に出た石は人々を魅了する輝きを放ちます。

認知症の人の看護もこのようなものではないでしょうか。認知症の人はキラキラ輝く石をもっています。けれど、認知症によってその光る石は深くに潜んでしまうのです。

認知症のため日常生活にかなり支障が出てきている人を「他者の援助なしでは何もできない人」としてとらえれば、その人とかかわる人はたくさんの援助を一方的に行います。しかしそれでは、その認知症の人は一方的にケアを受ける人という存在になります。しかし同じ状態でも、その人のできることに目を向け、たとえば「言葉は発さないけれど、音楽にのって身体でリズムをとれる人」としてとらえれば、ケアに音楽を用いることでその人のもつ「リズムをとる」という表現力を埋もれさせずに引き出すことができます。

このケアが成功すれば、その人の好きな音楽や得意な身体の動きがわかるかもしれません。そうなれば、また次の可能性が見えてきます。あるいは、言葉を発せなかったはずが、何かの拍子に言葉がわき出ることだってあり得ます。その人の可能性を知ることが、看護師自身の希望ともなり、互いにエネルギーを与え合える関係が生まれるかもしれません。

表面的なかかわりだけではうかがい知ることのできない認知症の人の言葉に耳を傾け、その行動をきめ細やかに観察し、家族や周囲の人からの情報を何気ない会話のなかから引き出しながら、奥に潜む光るものを少しずつ掘り起こすこと。実際に認知症の人の看護のエキスパートともいうべき方々の実践を見ていると、こうした働きかけがなされています。

その人の可能性を信じて、それを引き出す働きかけ。認知症の人の看護はその人の鉱脈を掘り当てることだといえます。

2● 場・磁場をつくり維持する

「場が生まれる」とは、そこに集まる人のいる場所・時間・空間に意味が生まれることです。

だれもが自分の場をもっています。故郷の山を見て、「ああ、懐かしいなあ。子どもの頃よくあそこで遊んだっけ」と、物理的な山に懐かしさを感じ、自分の子どもの頃からの成長の歴史を感じ、今の自分の存在を無意識に感じ、自分を受け入れてくれる場所・居場所を感じ取ります。

自分のいる物理的な場所が、少しくらい失敗したってかまわない、ゆっくりと身をおいていられるという意味をもったとき、その空間は安らげる居場所となります。温かな「場」の誕生です。

反対に、だれかがだれかを査定したり、失敗が許されないような意味をもったなら、それは冷たく、緊張する「場」となってしまいます。

記憶や認知機能に問題がない人であれば、ある場所・時間・空間のなかに身をおいたとき、環境やそこに集まる人々との交わりなどを通して、自分のおかれている位置や意味を見出すことができます。居心地が悪いなと感じたら、自分を受け入れてくれる違う場所を探すこともできます。

しかし、認知症の人は記憶や認知機能の障害によって、場所・時間・空間の意味を正確にキャッチしたり、キャッチしたものを自分のなかにもち続けることが困難になっています。時には意味を取り違え、相手が迎え入れようとしてくれているのを攻撃されているように思い、自分を閉じてしまうこともあります。

看護師は、認知症の人が、「あの人は自分のことを考えてくれる人」「そばにいてくれると安心できる人」と意味づけしてくれるような関係をもち、デイケアなどのサービスについても、「仲間がいて楽しいところ」と感じてもらえるような場になるよう働きかけることが重要です。

楽しさや安心、心地よさ、面白さ、懐かしさといったさまざまな意味を感じてもらい、人々が引きつけられるような「場＝磁場」が生まれたなら、認知症の人はそこで生き生きと失敗を恐れずに活動することができます。失敗をとがめられたり、査定するような目で見られることもなく、周囲に合わせて同じものを作ったり同じことをする必要もない魅力的な磁場が生まれれば、その場を共有することで、お互いのまなざしのなかにお互いの存在を確認しあうことができます。認知症の人の看護でこうした磁場をつくる働きかけができたら、認知症の人やその家族、そしてそこにかかわる人たちは皆、心地よく穏やかな気持ちで過ごすことができます。そして、認知症の人の精神・行動面の症状も必要以上に姿を現すことはないでしょう。

さらに看護師には、いったんつくられた磁場を維持することも求められます。磁場がいったんつくられても、記憶や体験のつながりがもてない認知症の人は、

表１　認知症看護の実践を支える 10 のコンセプト

1．認知症に関する知識をもち、それを更新する
2．基本的ニーズが満たされるよう生活援助をする
3．からだの声を聴く
4．思いを敏感にとらえ、それを表現する
5．かかわり続けながら考え続ける
6．その人との関係において誠実であり続ける
7．共に過ごし、その場に居合わせる
8．ユーモアを忘れない
9．「今、この瞬間」にチャレンジする
10．可能性と希望を見出す

場のもつ雰囲気を忘れ、居場所を失ってしまうことがあるからです。

看護師が「場＝磁場」をつくり、それを維持し、徐々に認知症の人の心に場が根づいていくように働きかけることで、そこに集う人々が自分のもつ鉱脈から、自分で宝石を掘り当て輝かせることができます。

Ⅲ　認知症看護の実践を支える 10 のコンセプト

ここでは、前述した鉱脈を掘り当てるようかかわり、場・磁場をつくり維持していくうえで基本となる 10 のポイントをまとめました（表１）。

1● 認知症に関する知識をもち、それを更新する

認知症の人のケアでは、人として尊重することや自尊心を傷つけないことが重視され、どのように対応すれば自尊心を傷つけないのか、徘徊する人や怒りっぽい人にどう対応するのかといったかかわりのテクニックの面から討議されることが多くあります。もちろん、ケアにおいてこれらは大きな関心ごとですし、認知症の人を人としてみてこなかったかつての歴史を考えると、その人を尊重するという当たり前のことを見直し、確認することは重要です。

しかし、認知症について現時点でわかっていることを整理し、自分のなかに取り入れることなく、ただかかわりのテクニックを追っていては、看護がもつ力を十分に発揮できないといった状況に陥りかねません。皆さんは以下にあげた質問に答えることができるでしょうか？　これらの質問の答えを知っている

か否かによって看護が変わってきます。

- **認知症の人は、身体のどこにどんな異常が現れるのですか？**
- **年齢を重ねれば、だれでも認知症になるのですか？**
- **認知症とは一つの病名なのですか？**
- **認知症の引き金となるのは脳の病気だけなのですか？**
- **認知症が原因で死ぬことはあるのですか？**
- **認知症の人のケアで効果的とされるアプローチにはどんなものがありますか？**

以前、看護師を対象とした研修会に参加した320名に質問したことがあります。認知症に関する知識については、「正直なところ、認知症とは何かよくわからない」という人が半数以上、「認知症を引き起こす疾患・病型を4つあげられる」「回想法やリアリティオリエンテーションなど認知症の人へのアプローチについて知っている」と答えた人はわずか2/5という結果でした。

現在、認知症の根本的な治療法はありませんが、それだけに、今わかっていることを正確に知っておくことが重要です。実践を重視するあまり、知識を机上のものだからとおろそかにしてはいけません。確かな実践、優れた実践のためには知識が欠かせないのです。

2●基本的ニーズが満たされるよう生活援助をする

基本的ニーズを充足させるための日常生活援助は、看護師にとって学生の頃からなじみ深いものです。けれど、処置を覚え、日進月歩の医療機器に触れているうちに、日常生活援助に対して価値を感じなくなっているかのような場面に出合うことがあり、わたしはそこに危惧を覚えています。

毎日毎日継続される生活を支えること――これは、物事を記憶したり、必要なときに思い出す力が障害されている認知症の人にとって特に大切な援助です。

一人暮らしをしていたある認知症の人の冷蔵庫には、消費期限を過ぎた同じ食材がいっぱい詰め込まれていました。昨日買ったことを忘れて買い足す。買い足した物を冷蔵庫に入れたまま忘れる……。こうした出来事が積み重なり、食べる、眠る（休息する）、清潔を保つといった基本的なニーズを満たすことができなくなっていきます。

脳の萎縮によって記憶や認知機能に衰えのある人が、基本的ニーズが満たされないために、実際以上に衰えていると見なされていることがしばしばあります。ふらふらとし、声かけにもつじつまの合った応答をせず、ぼーっとしていたのが、栄養状態の悪さと脱水のためだったということがありました。このような場合、栄養面や脱水症状を改善することで認知機能はだいぶよくなります。

すべてが認知症のためだと思い、過度に手厚い援助をしていては、その人の認知機能は早晩その援助なしでは過ごせない状態にまで衰えが進んでしまうでしょう。基本的なニーズが満たされているかどうかアセスメントし、不足があれば満たされるように援助することは、認知症の人に適切な援助をするうえでとても大切です。

3● からだの声を聴く

ここで「からだ」とひらがなで書いたのは、「身体」と書くと肉体だけ、つまり心や精神の対極にあるもののみを指しているようにとらえられるのを避けるためです。

認知症では記憶力や判断力を中心に障害され、それによって日常生活に多くの障害が現れます。すると、看護師はその点にばかり目がいきがちになります。いわば、「心身」のうち、「心」の方面にばかり関心が向くわけです。

しかし、からだのなかで「心」を担当している臓器は脳です。脳は単独で働くものではなく、からだの隅々とつながっています。身体のどこか一部が障害を受ければ、心身問わず、からだのさまざまなところに影響が及ぶリスクが高いのです。アルツハイマー病のような脳の変性疾患の場合は、脳の変化によって身体の平衡感覚や知覚にも変化が生じます。記憶や認知機能だけでなく、脳の変化に伴う身体の変化を見る目が必要です。

このように、認知症の人の看護では、その人のからだの声を聴くことがたいへん大きな要素となります。特に老年期にある人は、予備能力が低下し、ちょっとしたことがきっかけで一気にからだの調子が崩れることがあります。また、症状も典型的なかたちで現れるとは限りませんし、複数の疾患を抱え何種類も薬を飲んでいるために、不安定なことも多いのです。認知症の人の身体に起こっていることと心（脳）のなかで起こっていることの両方、つまりからだ全体としてみることが大切です。

4● 思いを敏感にとらえ、それを表現する

ここでいう「思い」とは、認知症の人や家族の思いとともに、看護師自身の思いも指します。

認知症の人とのかかわりでは、相手の体験や感じていることが見えづらく、時に思いがけないマイナスの感情をぶつけられることもあります。いくら人とかかわるプロフェッショナルとはいえ、相手からマイナスの感情をぶつけられると、その時はしのいだつもりでも、後になって収めきれなかった思いがわき上がってくることもあるでしょう。

また、何度も何度も同じことを繰り返しされていると、毎回きちんと対応することに難しさを感じるようになるかもしれません。「どうせ忘れるのだから」「一生懸命やっているのに全然変わらない」と虚しい気持ちが起こります。徐々に疲弊し、雑な答え方をするようになります。そして、そういう自分にまた罪悪感を抱いてしまうようなことがあるかもしれません。

看護師だって人間です。そういう感情がわき上がるのはごく自然なこと。やはり、「園子さん、ありがとう」と言われると、お礼を言ってもらいたくて看護をやっているわけではありませんが、とてもうれしい気持ちになります。逆に、「あんたなんか大嫌い」と言われれば傷つきます。思ってしまうものは仕方がありません。

大切なのはそういう感情に気づき、ちゃんと表に出すことです。「わたしは今、傷ついている」ということを認め、だれかに聞いてもらったり、どこかで泣いたりして表出することは非常に大切です。

認知症の人は外界からの刺激を適切に受け取ったり、自分の思いを外に向けて表現することが難しくなっています。それだけに、そういう人とかかわる看護師は自身の思いに敏感になり、大切にすることで、相手の感情に対しても心を配れるようになるのです。

5●かかわり続けながら考え続ける

認知症の人の看護にＡをすればＢになるという方程式があったら、認知症の人や家族にとってどれほどよいことでしょう。けれど、認知症の人の看護は、よいかもしれないという方法が提案されている段階であり、Ａ＝Ｂというものにまで至っていません。

ですから看護師は、今、自分の目の前にいる認知症の人をよく観察し、そこから最もよい対応を考え、それを実践に移し、さらには繰り返していかなければなりません。

時には、やってもやっても答えが見つからないことにがっくりすることもあるでしょう。割り切れる答えが見つからないことにいら立ったり、看護では太刀打ちできないのではないかと悲観的になることがあるかもしれません。けれど、曖昧ななかで相手とゆっくり向き合い、かかわり続け、考え続ける力が、認知症の人とその家族を支える力になり、看護を前進させていく原動力となることは間違いありません。

6●その人との関係において誠実であり続ける

認知症の人とのコミュニケーションでは、相手が何かを取り違えていることがよくあります。たとえば、雨が降ってきたのに「雪が降ってきた」と言ったり、知り合いのだれかに間違えられたりといった具合です。

認知症の人とのかかわりでは、相手を否定しないことが重要といわれます。でも、認知症の人の看護に踏み出したばかりの人は、そこで対応に迷うようです。雨を雪だと言う人に話を合わせて、「雪ですね」とこたえてよいのか。あるいは、幼なじみでもないのに幼なじみのふりをしてよいのか。そうした対応では、相手に嘘をついているようで心苦しくなるという声も聞かれます。

確かに、相手を否定しないことはとても大切です。けれど、嘘をつく必要もないのです。たとえば、降ってきたのは雨なのに、「雪が降ってきた」と言うのであれば、「そうですね、何か降ってきましたね」と空から何か降ってきたことについては同意すればいいのです。「ああ、本当ですね。雪だ雪だ！」などと言う必要はありません。

認知症の初期の段階の人であれば、空から何かが降ってきたことを認めたうえで、「あれは雨ですね」と付け加えてみてはどうでしょうか。空から降ってくるこの水の粒は「雨」と名前がついていることを示すのです。

また、顔を合わせるたびに、「ねえ、ユキちゃん！　昔一緒に遊んだね」「そういえば、ユキちゃんの隣の家のさっちゃんは元気？」などと認知症の人から、まったく知らない人物だと思われて話しかけられたとしましょう。

このとき、「わたしはユキちゃんではありません」と真っ向から答えるのは望ましいことではありません。かといって、「ええ、わたしはユキちゃんよ」などと言っては、明らかに嘘をついている感じがします。

この場合は、ユキちゃんとしてでなく、自分自身として話をすればよいのです。「一緒に遊んだ場所を覚えていますか？」と会話を発展させたり、「さっちゃんには会っていないんです」とあなた自身としてこたえればよいのです。

それでも、何だか居心地の悪い思いや嘘をついているという思いが残るようであれば、「わたしは、○○という名前なんですよ」と話してみてもよいのです。ただしこのときは、相手のことをよくみて、相手のために真実を告げるのか、自分が楽になりたいから言うのかを心のなかで一度問い直してください。この自問自答が、相手に対しての誠なのか、実を考えた答えなのかを考えるうえで一つの指針になるはずです。

7●共に過ごし、その場に居合わせる

認知症の人とのかかわりでは、一緒に時を過ごすことに大きな意味があります。共に過ごし、その場に居合わせることで、相手を知ることができ、相手に自分のことをわかってもらえるからです。確かに、認知症の人は、相手の顔と名前をしっかり覚えたり思い出すことは困難ですが、一緒に過ごした感じは心のどこかにしみ込んでいます。「何となくどこかで一緒にいたような……」と親しみやすさ、慕わしさをもってもらうには、互いを知ることから始まります。

一緒に過ごすときは互いの存在を感じ取れることが重要です。同じ空間にいるだけで、相手の存在を無視しているかのように過ごすのでは意味がありません。何か共有できる活動や場をつくり、一緒に過ごす時間をもつことによって、この要素を満たすことができます。

ただし、コミュニケーションに障害が現れるようになった認知症の人との間では、言葉でやりとりするにも限度があります。そばにいるだけで話もしなかっ

たり、何もせず２人でボーッとしているだけのようなこともあります。看護師は何かをしていないと落ち着かない性分の人が多いようで、ボーッとしているのがなかなか難しいのですが、これもまた共に過ごし場を共有するための大切な時間なのです。

8● ユーモアを忘れない

認知症の人やその家族との関係では、時に強い緊張が走ったり、疲れが蓄積して否定的なやり取りに終始してしまいそうなこともあります。そんなとき、ふと心が和らぎ、ほっとするような空気をもたらしてくれるのがユーモアの存在です。

心が解きほぐれれば、息の詰まりそうな関係に一息つけたり、異なる視点でみてみようといった気持ちやアイデアがわいてきます。何より、互いの眉間のしわが消えることが重要です。しかめっ面でやりとりしていてよいことなどまったくありません。

9●「今、この瞬間」にチャレンジする

認知症の人の看護では早期発見と早期対応が非常に重要ですが、地域で暮らす高齢者への早期対応はいまだに遅れがちです。その背景には、家のなかのことをあまり外にもち出したくないという意識もあるでしょうし、認知症についての理解がまだ深まっていないからかもしれません。

このようなときこそ看護職の出番です。看護師や保健師が地域で「あれ？」と感じたとき、それが「今、この瞬間」です。そこで一歩踏み込んで「大丈夫ですか？」と声をかけるだけでもだいぶ状況は変わるはずです。１回では反応がなくても、毎回声をかけているうちに不安や心配ごとを話してくれるようになることもあります。

しかし実際には、看護職としてのカンが働いていながら、「自宅で介護している人だから病院で働くわたしが口を出すことではない」といった迷いが声をかけるのを躊躇させるようなこともあるようです。でも、その人の健康のニーズにかかわる問題であれば、看護師として声をかけることはまったく問題がないはずです。これは地域に限らず病院など施設でも同様です。つじつまの合わない言動があり、「あれ？」と感じていながらそのままにしておいては、「今、

この瞬間」を逃してしまうことになります。

さらに前述したように、認知症の人の看護ではＡならばＢという法則がありませんし、たとえあったとしても、一人ひとりの個性があるので、ケアをアレンジする必要があります。このとき必要とされるのが、アレンジしたやり方や新しいやり方を試すことに前向きになることです。

もちろん、やみくもに何でもチャレンジすればよいわけではなく、ここまであげてきた１～８のコンセプトをもとに、認知症の人の安全を守れるかを慎重に検討したうえでなければなりません。

新しいことはどうなるかわからないことも多いので、危険性の吟味は不可欠です。でも、考えられるかぎりの検討を終えた後は、決断し実行に移す必要があります。どんなに検討しても、未知のことに取り組む以上、やってみなければ結果はわからないのですから。

以前、ある看護師の方からこんな質問を受けたことがあります。

「認知症の人はずっと覚えていられないし、新しいことを身につけられないですよね。だから、今何かのケアをしても、その効果が持続する可能性は低いのではないでしょうか？　仮に、今その人が笑顔で過ごしたとしても一時的なもので、それでは意味がないのではありませんか？」

確かに、そういう考えを抱く人もいるでしょう。Ａというケアをし、３日後にこういう効果がみられたとなればそれはうれしいかぎりです。けれど、なかなかそうはいかないのが認知症の人の看護です。でも、今という瞬間に笑顔や心地よさを感じてもらい、それをずっとつなげていけば、長期的な笑顔と心地よさの援助になり、それがエビデンスになっていくのです。

また、こんな質問を受けたこともありました。

「認知症の人に病気や症状について話したり、これから利用するサービスについて説明してもすぐに忘れてしまうので、むしろ説明をしないほうがよいのではないでしょうか？」

果たして、そうなのでしょうか。認知症が現れていても、自分に起きているただならぬ変化を感じている人は多くいます。特に初期の段階にある人は、すべて忘れ去るのではなく、忘れ去る不安を抱えながら生きています。自分の病状はもちろん、これから利用するサービスなどについても、「家族ではなく、わたしを見て話して」と認知症の人がサインを送っていることもあります。

もしサインに気づき、そこで話をしたとしても、記憶や認知機能の障害のために、その日の夜には話の内容を忘れているかもしれません。けれど、自分としっかり向き合ってくれる人がいることや、話の内容の一部は何らかのかたちで伝わっています。伝え方や状況に気を配る必要はありますが、それはがんをはじめとするさまざまな病気の説明・告知と同様の配慮が必要なのであって、「この人は忘れるから説明してもしかたない」として済ます問題ではありません。告知については後ほど詳しく述べているので（第２章X）、目を通してみてください。

「今、この瞬間」にチャレンジするとは、認知症の人に対し、「わたしたち看護師は、あなたと必ず通じ合えると信じている」ということをかたちに表すケアだといえます。

１０●可能性と希望を見出す

認知症は進行していくものであり、今のところ決定的な治療法もありません。記憶が徐々に失われていくため、認知症が進行すると大切な人の名前を思い出せないばかりか、自分のことすらわからなくなることもあります。

このような側面だけをみると、認知症とは打つ手がなく、希望どころか、絶望しかないようにさえ感じられます。事実、これまで認知症の人や家族とかかわったり、文献などを読むたびに、「希望」とはほど遠い、絶望、苦悩、偏見、憤怒などとの闘いや共存を強いられてきたことを感じます。そのようななかで、わたしたち看護者が「希望」とか「可能性」を口にするのはきれいごとのように聞こえるかもしれません。

しかし、実際に認知症の人と接していると、今を生き、そこからにじみ出てくる美しい魂を感じます。その魂ゆえに本人が傷つくこともあるのですが、わたしたち看護者はもちろん、他職種との連携や周囲の協力によって、きちんとした物理的・人的環境を整え、その人に合ったケアがなされれば、必要以上に混乱することなく、笑顔や喜びをもって生きることができます。

「この人には、今、この瞬間にできる何かがある」という可能性を発掘し、看護師自身が希望をもって向き合うことが、認知症の人や家族にとっての希望につながるはずです。

第2章 認知症をめぐる知識

I　認知症の人のとらえ方とケアの歩み

1 なすすべがなかった時代

認知症の原因疾患の一つであるアルツハイマー病について、疾患名の由来となったアロイス・アルツハイマー医師が学会に報告をしたのは1906年のことです。その後1911年には、アルツハイマー病では大脳皮質の神経細胞が減少することによって、①大脳の萎縮が起こる、②脳に老人斑と呼ばれるシミがみられる、③神経細胞内に繊維状のかたまり（神経原線維変化）が蓄積する、という神経病理学的所見が発表されました。すでに1900年代初めには「老年認知症」という言葉も存在していましたが、アルツハイマー病の概念が確立されることによって、老年認知症とアルツハイマー病とが区別されるようになっていきました。

しかし、この当時の認知症看護の歴史をたどることは困難です。存在していたのかもしれませんが、社会に向けた発信や記録がないため追うことができないのです。

ここで話を40年ほど前の日本に移しましょう。日本の社会で認知症の人の看護や在宅介護が人々の話題にのぼり、注目されるようになったのは、高齢化が問題になり始めた1960年代後半～1970年代のことです。特に、1972年に作家・有吉佐和子氏が発表した『恍惚の人』は、認知症の人を家族が介護する様子を描いた作品として社会に大きな衝撃を与えました。

当時、認知症の人の介護は在宅で行われるのが主でした。認知症が病気によって現われるということや、認知症の人が何を感じ、何を思っているのかといった点については、ほとんど何も見えていなかった時代です。社会的な偏見もあって、だれにも相談もできないまま、ひた隠すように家族が介護していることも少なくありませんでした。特別養護老人ホームや老人病棟、精神科病棟を有する病院などの施設もありましたが、長年在宅で家族が介護をしたあげく、症状が進んで家族が限界を感じるようになって施設に入るので、症状はかなり進み、固定化しているのが常でした。

施設に入ったところで、認知症に対する医学的なアプローチが行われることはほとんどありませんでした。問題行動を抑制することが対応の中心であり、精神疾患をもつ人や、身体疾患が重篤化し、意識障害を起こしている高齢者と認知症高齢者を一緒の部屋にしたり、抑制や監視をして鍵のかかる部屋に閉じ込めたり、薬で眠らせて静かにさせるといった対応がなされていたのです。ケアをする人たちは、大声で暴れたり、床に唾を吐き続けたり、食べ物ではないものを口にする高齢者の様子に、いったい何からどう手を尽くしてよいかわからずにいたといえます。

2●さまざまな試みが始まった時代

1970 年代後半、認知症の人にかかわる人たちの間で、「何かおかしい」「こんな対応ではいけない」という動きが生まれ、それぞれの場所で広がるようになります。そして 1980 年、京都で「認知症の人と家族の会」（当時「呆け老人をかかえる家族の会」）が発足します。同じ頃、岡山県には認知症高齢者を専門にみる施設として、きのこエスポアール病院が開設されました。認知症の人を部屋に閉じ込めたり、薬に頼って行動を封じ込めるのではない対応を考えようという時代の到来です。これまで認知症の人に対するかかわりに疑問や割り切れなさを感じていた人々が、それぞれのケアの現場でさまざまな試みを始めました。

この当時、有名になった対応法の一つに、徘徊に対する環境整備として施設の廊下を回廊式にするというものがありました。行き止まりがない廊下なので、徘徊のある人の歩きたいという気持ちを抑制せずに済むというわけです。当時としては画期的なものでしたが、ただ廊下を歩かせるに過ぎないという指摘や、その人が歩きたい理由を検討し、居場所を見つけられるかかわりをもつことが重要だというケアの方向性がみえてきてからは下火になっていきました。結局、認知症ケアの主流になるものではありませんでしたが、よりよいケアを目指す過程での価値あるチャレンジだったともいえるでしょう。

こうした試行錯誤を経て、1980 年代半ば〜後半になると、環境やケアの質が認知症の人の状態を改善させたり、問題となる言動を緩和・消失させることがわかってきます。そしてその考えに基づいた実践が広まり始めました。認知症高齢者は環境の変化によって大きなダメージ（リロケーションダメージ）を受けるため、その人がなじんだ環境に近い物や空間を用意するという今日に続くような試みもなされるようになりました。また、「収容」「監視」「隔離」するのではなく、暮らしの場を整えてケアすることの重要性にも目が向けられるようになり、ケアの場としてグループホームや宅老所の整備も始まります。

さらなる社会資源として、1982 年には老人保健法の施行により、認知症高齢者を対象としたデイケアが始まりました。デイケアができる一足前には、老人福祉法に基づいたデイサービスも生まれています。これらは、それまで「高齢者」という枠組みで一緒くたにしていた流れを脱し、記憶や認知機能に障害をもつ人を専門にみるという発想に立ったケアの場の誕生を示す動きです。

とはいえ、この当時の看護研究は、認知症の人を介護する家族の実態や負担軽減に関するもの、看護上の問題をどう解決するかといったことを扱ったものが多く、認知症の人自体に焦点を当てたものはほとんどないのが実状でした。

1990 年代に入ると、1980 年代後半の流れを継ぎ、環境やケアの質の検討がより活発に行われるようになります。認知症の人もほかの人と変わらないのだから、その人のこれまでの生活・生い立ちを知り、個別性、つまり「その人らしさ」を見極め、人としての尊厳を脅かさないことが強調されるようになりました。福祉先進国といわれる北欧から、ケアの理念や実践を学ぶ動きも現れました。

このころ、認知症を専門にみていた医師や看護師たちのなかから、認知症も他の疾患や症状と同じように、早期発見・早期対応が重要なのだという考え方が起こり、地域での啓蒙活動が少しずつ広がっていきます。さらに、1990 年代後半からは、認知症の人の看護において、その人の障害されている部分を補うだけでなく、もっている力を見極め、引き出す援助についても論議がなされるようになりました。

ただ、こうした論議は保健・福祉の分野で取り上げられることが多く、一般病院の看護においては、認知症のために点滴を自己抜去したり安静が守れず身体疾患の治療継続が困難な人に対し、ずっと付き添っているだけのマンパワーも不足していたことから、どうすれば問題行動を消失・緩和できるか、どうすれば安全を確保できるかといった検討のほうが優先されていたといえます。

3●認知症の人とともにケアを考える時代

2000年には介護保険制度が施行されました。当初は制度の内容が浸透していないための混乱もありましたが、介護保険によるサービスを上手に利用し、介護を家族だけで抱え込むのをやめようという動きが出てきます。在宅介護を経験してきた家族が発言を始めたり、「介護負担」「老老介護」といった家族だけで介護することの弊害がマスメディアでも取り上げられ、孤軍奮闘する必要はないという考えが少しずつ社会に広まるようになりました。

2004年には認知症の位置づけが変わる出来事もありました。この年の12月、それまでの「痴呆症」という名称は侮蔑的であるとのことから、「認知症」という言葉が誕生し、公的文書やケアにかかわる専門職の間ではもちろんのこと、社会的にも瞬く間に広まりました。

また、認知症の人自身がさまざまな場で自分の気持ちを語るようになります。認知症の人は何もわからない、何も感じていないという偏見や誤解をなくすために、本人たちがニーズを伝えようとし始めたのです。本人たちの言葉を受け、よりその人に合ったケアを考える時代が訪れたといえます。

最近の新たな動きとしては、認知症の人の看護の柱に緩和ケアの概念を取り入れようという動きもあります。また、認知症の人の終末期をどこでどのように支えるのかという論議も深まりつつあります。

＊

このように、認知症の人のとらえ方、ケアの考え方は40年ほどの間に大きく変わり、質を求める時代にきています。看護界でも、2002年に老人看護専門看護師資格が、2006年には認知症看護認定看護師資格が誕生し、ケアの現場で活躍しています。

しかし、私たち看護師が抱えている課題もあります。看護師一人ひとりはコツコツと認知症の人のケアを実践しているものの、制度や社会全体を見渡したうえで看護が果たす役割をとらえることが苦手だったり、病院で認知症の人をみることなど不可能だという思いを払拭できずにいる看護師もいるようです。

けれど考えてみてください。認知症の人も身体の調子を悪くして病院を受診しますし入院だってします。65歳以上の4人に1人は認知症が現れるともいわれているこれからの時代、認知症があれば看護はできないというのでは、看護そのものの存在が危うくなります。それこそ社会全体を見渡すことができていないといえるでしょう。

看護師はこれまで、耳が不自由な人とも、話ができない人とも、何とかしてコミュニケーションがとれるようにと考え、工夫し看護を実践してきたはずです。それと同じように、この本や先人たちの知恵をもとに認知症の人の看護についてともに考えていきましょう。

II　認知症とは

1●定義と診断基準

認知症とは、特定の病名を指すのではなく、病気や頭部の外傷などによって引き起こされるもの忘れ（記憶障害）を中心とした、日時・場所・人の見当識の障害、判断力の低下、知的能力の低下といった状態・症状を示すものです。認知症の定義は、表現方法に多少違いはあっても、病名ではなく、状態や症状を指すという点で共通しています。

認知症か否かの診断基準としては、WHO（世界保健機関）の「国際疾病分類第10版（ICD-10）」と、アメリカ精神医学会による精神疾患の分類・診断マニュアル「精神障害の分類と診断の手引き・第4版（DSM-Ⅳ）」による診断基準が広く用いられています。いろいろな文献を読むと、日本ではどちらかというとDSM-Ⅳを使う臨床医が多いようです。

DSM-Ⅳは、診断基準の第一にどの程度の記憶障害かを具体的に提示してあるのが特徴です。認知症については以下の5つすべてを満たした状態だと診断確定となります。

- 記憶障害がある。
- 失行、失認、失語、実行機能障害のどれかある。
- 上記のため社会生活に支障をきたす。
- 上記の状態の脳などの身体的な原因があるか、あると推測できる。
- 意識障害はない。

2●中核症状と周辺症状

認知症ではさまざまな症状が現れますが、これらは大きく、中核症状と周辺症状とに分けることができます（図１）。

認知症の人では一般に、①記憶障害、②判断力の低下、③見当識障害が生じます。これら共通してみられる症状が中核症状です。

一方、その人がおかれている環境や身体の具合によって出たり出なかったりする症状が周辺症状です。時に随伴症状と呼ばれたり、かつては「問題行動」と呼ばれたりもしました。認知症で必ずみられる記憶力・判断力の低下といった中核症状に伴って起こるものの、必ずみられるとは限らない症状をいいます。

また、周辺症状とよく似た概念として、BPSD（behavioral and

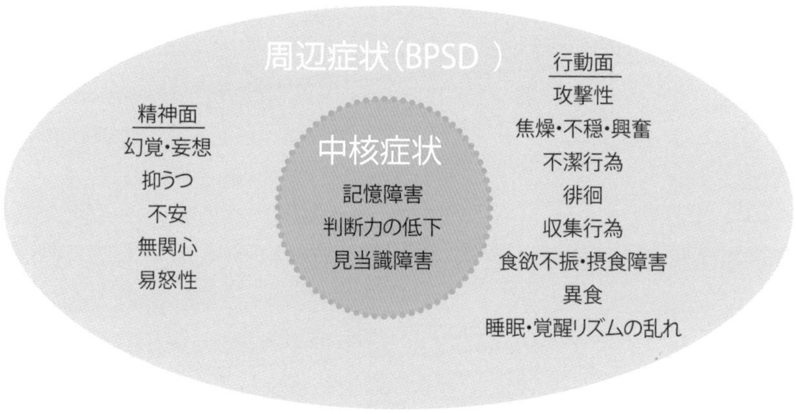

図１　中核症状と周辺症状（BPSD）

psychological symptoms of dementia；認知症の行動と心理症状）があります。これは、問題行動と呼んでいた時代を反省し、「問題」としてとらえるのは介護する側であり、認知症の人にとっては意味ある行動なのだという視点に立ち、とらえ直した表現といえます。

「問題行動＝周辺症状」とすれば、周辺症状はBPSDとイコールとはいえません。BPSDのほうが、より認知症の人の立場に立った概念といえます。とはいえ、BPSDも日常生活を継続するうえで大きな壁となり得るものであることから、「BPSD＝周辺症状」として述べている文献も多く、現場でも「周辺症状」と言うほうがイメージしやすいという声も少なくありません。そこでこの本では、周辺症状とBPSDは上記のようなとらえ方の違いがあることを踏まえたうえで、「周辺症状（BPSD）」と表記していきます。

表2は主な周辺症状をまとめたものです。ただし現れ方には個人差があり、表に示した以外に、その人のこれまでの生活スタイルなども影響します。

これらは環境を整えたり、周囲の人々の適切なかかわりによって改善が期待できるものですが、さまざまな工夫をしても治まらない場合は、適度に休んで心のエネルギーを満たすためにも、薬の力を借りたほうがよい場合もあります。

「周辺症状（BPSD）は薬で対処」と安易に考えることは間違っていますが、薬剤の力を借りたほうがよいという時の見極めは重要です。もちろん、このプロセスは看護師が単独で決定するものではありませんが、その人の生活の様子を知り、からだの様子、薬の作用・副作用について知る看護師が力を発揮できる部分でもあります。

ただし、周辺症状（BPSD）に用いられる薬は保険適応ではありません。このことについても認識し、使用を検討する場合は認知症の人や家族に説明が必要です。

Ⅲ　認知症を引き起こす疾患・病型とそのケア

何らかの病気によって引き起こされる症状と定義される認知症ですが、では「何らかの病気」とはいったいどのようなでしょうか。その数は表3にあげたようにかなり多く、さらには、これら以外の疾患もあると推測されています。以下では、特に認知症との関係がよく述べられる疾患について詳しく紹介して

表2　周辺症状のいろいろ

- **幻　覚**——実際はないものがあるように見えたり（幻視）、実際は聞こえない音や声が聞こえる（幻聴）。
- **妄　想**——実際に起こっていないことを起こっていると考えること。認知症の人では、配偶者が浮気をしているという嫉妬妄想や財布などを盗まれたという物盗られ妄想が多い。
- **抑うつ**——気持ちが沈み、楽しめるはずのことでも何の興味もわかない。
- **不　安**——気がかりで落ち着かない。認知症の人では、不安からいら立ちや落ち着きのなさにつながることが多い。
- **無関心（アパシー）**——普通なら心が動くはずのことにまったく心が動かず、反応を示さない。
- **易怒性・攻撃性・焦燥・不穏・興奮**——些細なことで怒る、手を上げる、暴言を吐く。イライラして落ち着かない状態。特に夜間にひどくなる。
- **不潔行為**——自分の便を手でこねたりする。認知症の人の排泄のペースやボーッとしている時間を減らすことで消失可能とされる。
- **徘　徊**——無目的なようだが、本人は何らかの理由や目的のもとに歩きだし、途中で道がわからなくなったり、目的を忘れたりしてさまよい歩く。
- **収集行為**——物を自分の部屋やたんすにしまい込む。人のものやゴミ、廃品のようなものを集めることもある。
- **食欲不振・摂食障害**——味覚や視覚、ホルモンバランスの変化などの影響から食欲が低下したり増進したりする。食事をしたばかりでも、目の前に食べ物があれば口に運ぼうとする人もいれば、いくら食事を勧めても嫌がる人もいる。
- **異　食**——食べ物以外のものを口に入れる。
- **睡眠・覚醒リズムの乱れ**——日中は傾眠状態で夜は眠らない、または眠ってもすぐ起きて活動する。夜間に休息がとれず消耗し、他の症状が現われたり悪化する。

いくことにしましょう。

1●アルツハイマー病（アルツハイマー型認知症）

認知症の原因疾患として最もよく知られているのが、アルツハイマー病とアルツハイマー型老年期認知症でしょう。65歳未満で発症する若年型・初老期初発型をアルツハイマー病と呼び、65歳以上の老年期に発症するものをアルツハイマー型老年期認知症と呼ぶのですが、この本では「アルツハイマー病」に統一しています。

表3　認知症を引き起こすとされる疾患

脳の退行性病変	●アルツハイマー病 ●進行性核上性麻痺 ●パーキンソン病 ●びまん性レビー小体病 ●前頭側頭型認知症 ●大脳皮質基底核変性症 ●ALS 様症状を伴う認知症 ●ハンチントン舞踏病 ●脊髄小脳変性症
脳血管障害	●脳梗塞 ●多発性脳梗塞 ●脳出血
脳外傷 腫　瘍	●脳腫瘍 ●頭部外傷 ●慢性硬膜下血腫
内分泌・ 代謝性疾患	●甲状腺機能低下症 ●下垂体機能低下症 ●アジソン病（副腎皮質機能低下症） ●欠乏症（ビタミン B_1 欠乏症、ビタミン B_{12} 欠乏症、ペラグラ） ●肝性脳症 ●糖尿病（低血糖症）
中　毒	●アルコール中毒 ●薬物中毒 ●一酸化炭素中毒
感染性疾患	●クロイツフェルト・ヤコブ病 ●AIDS（HIV 脳症） ●脳症 ●脳炎（インフルエンザ、トキソプラズマ、クリプトコッカス、サイトメガロウイルス、単純ヘルペス） ●結核性髄膜炎 ●梅毒（進行麻痺） ●脳膿瘍
その他	●正常圧水頭症 ●多発性硬化症 ●神経ベーチェット病 ●てんかん ●ダウン症

認知症を呈する人の実に50～60％が、このアルツハイマー病にかかっているとされています[1]。アメリカでは死因の第6位（2006年）を占めており[2]、他の死因で亡くなる人の数が減少傾向にあるのとは対照的に、アルツハイマー病による死者数は増加傾向にあります。

1）原　因

残念ながら、アルツハイマー病の原因はよくわかっていないのですが、脳に異常な変化がみられることは明らかです。認知症の人では、健康な人の脳と比べ、脳全体に著しい萎縮がみられます。また、神経細胞の著しい減少もみられます。人間はだれも加齢とともに神経細胞の減少がみられますが、アルツハイマー病の人はそのスピードが異常に早く、脳の神経伝達物質のアセチルコリンが減少していることがわかっています。

さらに、アルツハイマー病の人の脳には、アミロイド斑（老人斑）という最大500μmの円形のしみが多数みられます。アミロイド斑には、アミノ酸が42個つながったβアミロイドという蛋白物質が多く含まれています。βアミロイドは神経細胞を破壊することがわかっており、このことから、アルツハイマー病の発生にはβアミロイドが関係していると考えられています。

一方で、遺伝の可能性も指摘されています。アルツハイマー病は遺伝と関係なく発症するものも多いので相関関係は明らかではありませんが、プレセニリン、アミロイド前駆体蛋白質、アポリポ蛋白質を有する人に発症のリスクがあるとされています。

2）症状・経過

アルツハイマー病の主たる症状は記憶障害です（図2）。ごく初期は、加齢に伴う記憶間違いとよく似ていて、異常なもの忘れと判別しにくいのが難点です（表4）。

また、認知症では記憶や認知機能の低下が強調されますが、症状の進行とともに身体の動きが障害され、生きるために必要な活動ができなくなって死に至る病気とみなすこともできます。アルツハイマー病の経過は5～10年といわれています。なかにはそれ以上長く生きる人もいますが、時間の経過とともに症状は徐々に進行し、本人の意思とは関係のない筋肉の緊張やこわばりが左脳は主に、読み書きといった情報の処理や論理的思考を担い、右脳は、空間や図形の認知、音楽能力などを総合的・全体的・感覚的にとらえ処理している。左脳と右脳は脳梁で結ばれているため、左右の脳はほぼ同時に機能しており、役割も明確に分かれているわけではない。一方が障害されると他方が障害された機能を補うこともある。

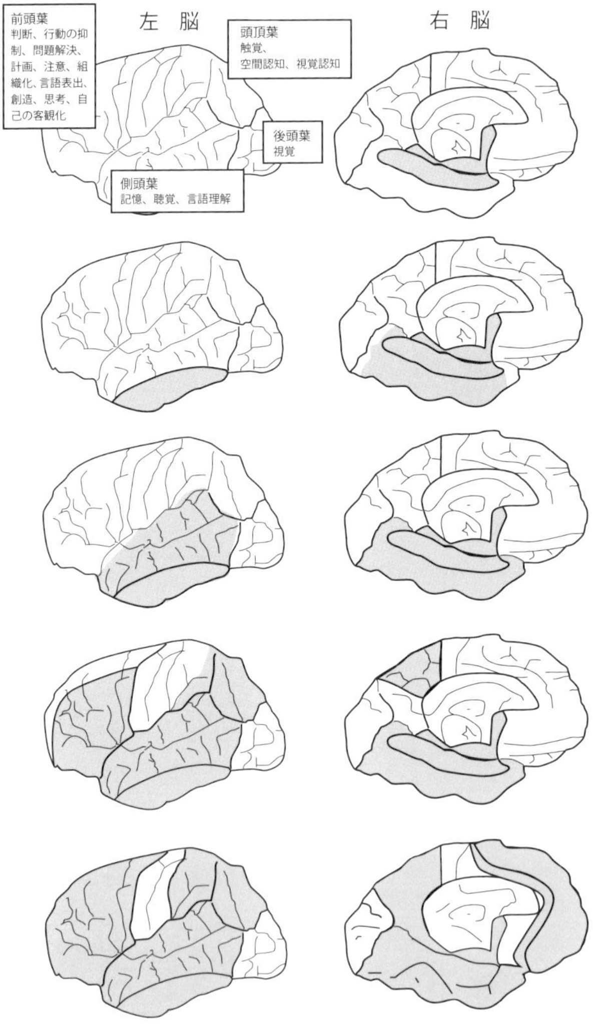

初　期

アルツハイマー病初期の左脳はほとんどダメージを受けていないように見える。一方、右脳は記憶をつかさどる海馬部分にダメージを受けている。他の部分に大きなダメージはないため、周囲にはド忘れやうっかりミスに映ることが多い。

初期～中期

徐々にダメージが広がり、左脳にも及んでいる。記憶だけでなく、言葉を理解したり、単語を正確に使う能力にも影響が現れるようになる。

中　期

ダメージがさらに広がっている。コミュニケーション全般に障害が現れ、物事への興味・関心が薄れたり外出を拒むなど、他者との接触を嫌がることが増えるようになる。

中期～後期

脳のダメージがかなり進み、前頭葉にも及んでいる。判断力や社会と交流していくうえで能力上の問題がみられるようになる。

後　期

ダメージは重度で、大脳半球のほとんどに渡っている。歩行など身体を動かすことや嚥下などの能力も障害される。

図２　アルツハイマーに伴う脳の変化

（参考：Patricia R.Callose,Barbara C. Vasiloff, Connie Kudlaock et al:Alzheimer's Disease:A Handbook for caregivers, Family, and Friend, Demos Medical Publishing,2006）

みられたり、摂食・嚥下機能の障害が現れるようになります。このため、かつてはアルツハイマー病の人のが衰弱死するということもありましたが、栄養補給によってそれは逃れられるようになりました。一方で、臥床がちになった末に、肺炎を発症して亡くなる場合もあります。脳の萎縮が進むにつれ、痙攣を起こしたり、呼吸・循環動態が不安定になって亡くなることもあります（図3）。

表4　老化によるもの忘れと認知症による記憶障害の比較

	老化によるもの	認知症によるもの
原　因	病気ではない	病気によるもの
経　過	半年や１年では進行しない	進行する（５年ほど経過して目立つようになるまではわかりにくい）
見当識障害	なし	あり
精神症状	なし	あり
もの忘れの様子	体験の一部を忘れる	体験そのものを忘れる

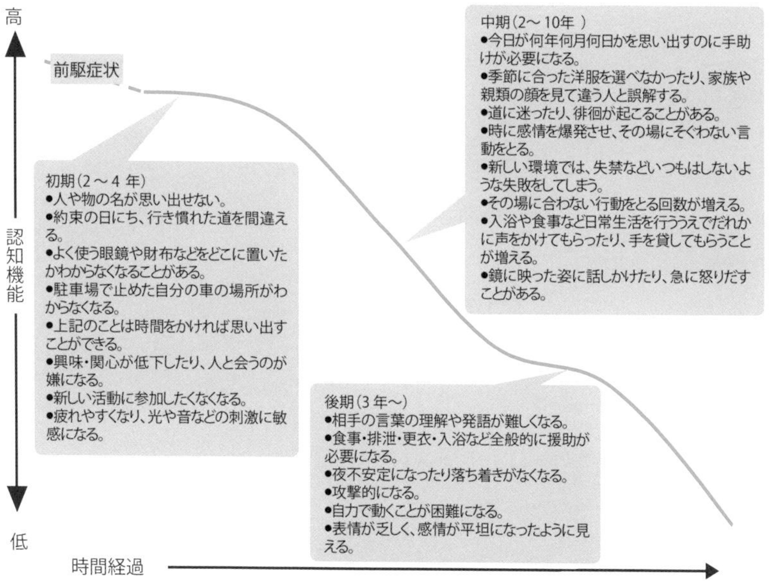

※進行のスピードや内容には個人差があり、3期のなかでも本人のその日の状態や出来事によって、状態が悪化したように見えることがある。

図３　アルツハイマー病の経過

3）治　療

アルツハイマー病の治療薬の開発は、βアミロイドが脳に沈着したり増えないようにするにはどうしたらよいかという視点で取り組まれています。

また、高コレステロールの人にアルツハイマー病の人が多い、細胞や動物を高コレステロール状態にするとβ蛋白が増える、ある種の抗コレステロール薬服用者はアルツハイマー病の発症頻度が下がるといったデータから、コレステロールを抑える薬を服用したり、コレステロールを控えた食生活をすることで、間接的にβアミロイドに働きかける治療法も考えられています。この点では、抗活性酸素療法、抗炎症療法、ホルモン療法、免疫療法、最近ではワクチン療法なども注目されています。

日本で保険適応となっているアルツハイマー病に対する薬としては、塩酸ドネペジル（商品名：アリセプト）があります。塩酸ドネペジルは、脳の神経細胞間の刺激の橋渡しをしているアセチルコリンを分解しようとする酵素の働きを抑え、アセチルコリンの働きを高めることで、記憶障害の進行を一時的に遅らせることができます。平均して６か月から２年ほど進行を遅らせることができるとされていますが、個人差があります。

一時的にせよ、塩酸ドネペジルによって症状が改善すれば、その間に認知症の人と家族が話し合い、自分たちの望むサポートについて専門のスタッフと共に考えることも可能になります。

塩酸ドネペジルは副作用として、吐き気や下痢といった消化器症状がみられますが、海外では塩酸ドネペジル以外にもいくつかの薬が承認を受け、用いられています。安全面の検討がなされることが前提ですが、日本でも積極的に症状改善の可能性がある薬剤を導入することが望まれます。

4）ケアの方向性（表5）

初期は日にちと時間の区別をつけたり、作業を一連の流れとして完遂できないことが目立ちます。しかし、こうしたことは時間をかけてゆっくり行えばできるので、認知症の人を慌てさせないことが重要です。

アクティビティを行う場合は、何か一連の工程を一人でやり遂げてもらうよりも、役割分担をし、一つの作業を受け持ってもらったり、作業工程を区切って一つひとつやってもらうようにすると混乱が少なくて済みます。

表５　認知症の原因疾患とそのケア

アルツハイマー病	●脳の神経細胞にアミロイド斑（老人斑）の構成成分の基本であるβアミロイドが蓄積され、脳の機能が低下すると考えられている。 ●見当識障害は、①時間、②場所、③人の順に障害される。 ●症状の進行とともに体験したことそのものを忘れる。 ●初期～中期は一つひとつの動作はできても、それらをつなげて行動する実行機能の障害が現れる。そのため何かをしてもらうときは、一つひとつの動作を分けて行うとよい。 ●後期は筋の緊張が亢進するため歩行が不安定になり、転倒や嚥下機能の低下の危険性も生じる。 ●症状を遅らせる薬として塩酸ドネペジル（アリセプト®）がある。
脳血管性認知症	●脳血管の血流障害により、脳の機能が低下して起こる。 ●既往に脳梗塞、クモ膜下出血などがあるため、血圧コントロールや、脳血管障害の後遺症（麻痺や構音障害など）に目を向けたケアを行う。 ●脳血管障害の発作とともに症状が悪化するため、生活習慣の見直しなど再発作の予防に努める。 ●日によって覚醒レベルが異なったり感情の波があるため、変動をアセスメントしながらケアを行う。
レビー小体型認知症	●1995年に概念が認められた比較的新しい疾患である。 ●初期は、認知能力が急激に低下したかと思うと数分で回復する現象がみられる。 ●幻覚、妄想、一過性の意識障害、失神がみられ、突発性のパーキンソニズムが特徴である。 ●注意力や覚醒レベルの変動が激しく、また意識障害も起こりやすいため、転倒予防など安全に配慮し、幻覚・妄想に対するケアにも努める。
前頭側頭型認知症	●前頭葉と側頭葉前方部に萎縮を認める。 ●自己の欲求をつかさどる前頭葉が障害されるため、"わが道を行く"行動をとったり、病識がないように見える。また、感情・情動の変化、他者に対する無関心、自発性の低下も顕著にみられる。 ●初期～中期は、アルツハイマー病に比べて構成能力、音楽能力が保たれているので、本人の好みや趣味などをもとに作業活動や音楽を使ったプログラムを実施すると生活を楽しめる可能性が高い。また、決まった時刻になじみのケアスタッフがかかわって日課を行うことで安心して生活できる。 ●中期は、同じ行動を日課のように繰り返す常同行動、時刻表的生活と呼ばれる行動が増え、しきりに時計を気にしたり、決まった時刻に決まったことをしようとする。

2●脳血管障害（脳血管性認知症）

1）原　因

認知症のうち、アルツハイマー型認知症に次いで多いのが脳血管性認知症です。これは脳梗塞や脳出血の後に起こったり、多発性脳梗塞や大脳白質に広い範囲で変化が生じることで起きる認知症です。

かつて日本では、アルツハイマー病よりも脳血管性認知症のほうが多いといわれていましたが、現在はアルツハイマー病のほうが多いとされています。とはいえ、高齢期には動脈硬化が進んでいたり、高血圧だったり、脳梗塞の既往があったりするので、アルツハイマー病の所見がみられながら、脳血管性認知症のような症状をあわせもつ人もいます。こうした例は混合型といいます。

2）症状・経過

脳血管性認知症もアルツハイマー病と同様に記憶障害が現れます。また、脳血管障害が原因なので、手足の麻痺や失語症、不安定なろれつ、歩行障害、排尿障害（頻尿、尿失禁など）、抑うつ、感情失禁など、脳梗塞や脳出血の人にみられるような症状・状態が生じます。これらの症状・状態は、脳梗塞や脳出血を起こすたびに階段状に悪化していきます（図４）。

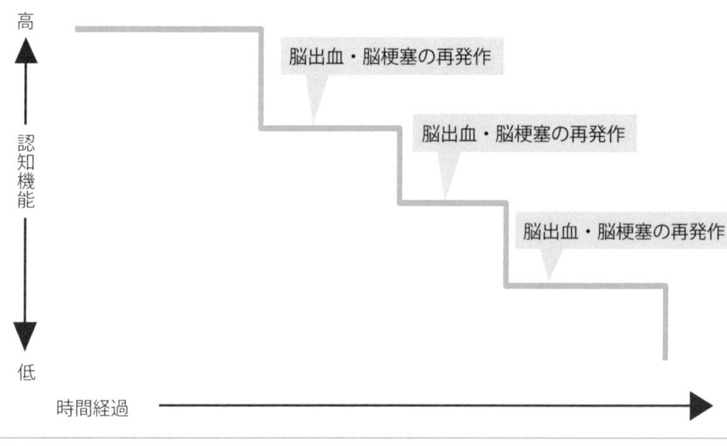

図４　脳血管性認知症の経過

3）治　療

アルツハイマー病と同様に、記憶障害そのものを治す方法は現段階では存在しません。ただし、脳出血や脳梗塞の再発作や脳血管の損傷がなければ進行は食い止められる可能性が高いため、血圧のコントロールや適度な運動、バランスのとれた食生活を心がけることによって急速な悪化が食い止められると考えられています。麻痺や失語に対するリハビリテーションも予防のための重要な要素です。

また、脳梗塞や脳出血発作を起こした人では、意欲や自発性の低下、抑うつなどがよくみられますが、このような状態に対して抗うつ薬を用いると、気持ちが落ち着くこともあります。怒鳴ったり、怒りや興奮が目立つようになる人もいますが､その場合は脳循環代謝改善剤が効果的に働くともいわれています。

4）ケアの方向性（表5）

脳血管性認知症は脳血流の障害が主たる原因のため、血圧の管理、食習慣の見直しといった脳出血や脳梗塞の再発作を予防する看護を実施します。また、脳出血や脳梗塞の既往のために、麻痺があったり、嚥下障害、構音障害、半側空間無視を伴っていることが多いので、神経学的なアセスメントのもと、効果的なアプローチを図ります。脳梗塞・脳出血後のリハビリテーションも念頭におきながら実践していきます。

さらに、脳血管障害のために、覚醒レベルが日によって異なっていたり、会話をしていてもはっきりしているところとそうでないところがあったりするので、日内変動のなかから、どんな要素が変動に影響しているのかをアセスメントできるとケアの可能性が広がります。

3●ピック病（前頭側頭型認知症）

1）原　因

前頭側頭型認知症は、比較的若年期に多くみられる認知症です。脳細胞が萎縮し、ピック小体という異常物質ができるために起こると考えられています。頭部のCT・MRI撮影を行うと前頭葉の萎縮が著明なので、前方型認知症と呼ばれることもありますが、側頭葉にも萎縮がみられることから前頭側頭型認知症としてここでは紹介します。
治療に関して根本的な解決を見出すものは、残念ながら見つかっていないのが現状です。

2）症状・経過

通常、認知症の初期は記憶障害が目立ちますが、ピック病の場合は、性格の変化が先に現れることが多いという特徴があります。たとえば、衝動買いが増える、化粧が派手になる、服装に頓着しなくなる、怒りっぽくなるといった具合に、社会のルールや生活規範を守ることにルーズな傾向がみられ、約束を忘れても平気でいたり、万引きをするようなこともあります。こうした様子が、ストレスや生活への不満、怠惰などとみなされ、早期対応がしばしば遅れることが危惧されています。
記憶障害は病気の進行とともに目立ってきます。また、自分のリズムを守ることを重視し、決まった時間に決まったことをしようとする常同行動、時刻表生活という状態がみられるようになります。加えて、好きなことに対しては、他人の事情などを考えることなく異常なほどに集中し、徹底的に行おうとする脱抑制という状態が現れるので､周囲との間にトラブルが生じやすくなります。一連の経過は２～15 年ほどと幅がありますが、平均すると６年くらいとされ、アルツハイマー病よりも短い傾向にあります。

3）ケアの方向性（表5）

前頭側頭型認知症の人は、感情のコントロールがうまくできなかったり（脱抑制）、機嫌のよい時と悪い時の差が激しく、自分の欲求をストレートに他人にぶつけるために、集団のなかで浮いたり、人間関係のトラブルを起こしやすくなります。一方で、アルツハイマー病の人に比べると、いくつかの事柄を組み合わせて行うことができるため、その人に合ったアクティビティを取り入れることができれば、その人のよい面をたくさんとらえることができます。
少し症状が進むと常同行動や時刻表生活が現れるため、早い段階から、その人に合った日課をつくることで、スムーズに生活が送れる可能性があります。また、ある特定の人と特定の事柄で結びつくと落ち着くため、なじみのスタッフが音楽なら音楽、裁縫なら裁縫といったことを一緒に行うと、集中する時間や楽しみの時間をもつことができます。

一方、自分のペースを守り抜こうとするピック病の人は、特定の物や習慣だけでなく、特定の人に対するこだわりを示すこともあります。なかには、特定の看護師に、いつも同じことを繰り返し訴えたり、話しかけてくることがあります。そうなっては内容がどんなものであれ、声をかけられる看護師としては、うんざりしたりネガティブな感情を抱きやすくなり、その人を避けたいような気持ちに陥りかねません。しかし、ピック病の人のケアで問題になるのは、このネガティブな感情によって問題の本質が見えなくなっていくことだといえます。

もし、このようなかかわりが続き、ネガティブな感情でいっぱいになったとき、あるいはなりそうなときは、その人と物理的な距離をおくようにしてください。そして、協働する他の看護師とともに、ピック病の人の言動をとらえ、ケアの方向性を考えていくとよいでしょう。３人以上のスタッフで情報交換をしつつ、また、負担が一人に偏らないようにしながら、以下の項目を分析した結果をもとにケアを展開します。

- **１日のうち、何時にどんな言動をとっているか。**
- **トラブルを引き起こす言動の発生にパターンがあるか。**
- **トラブルを起こす時間・状況に共通性はあるか。**
- **トラブル発生のサインはあるか。**
- **身体合併症をもっているか。**
- **過去に対処した方法のなかで、さらに混乱させたり、興奮させたことはあるか。あるとしたらそれはどんなときだったか。**
- **過去に対処した方法のなかで、気持ちを和らげることにつながったことはあるか。あるとしたらそれはどんなときだったか。**

なお、これらの項目は、他のタイプの認知症の人へのケアでも用いることが可能です。ピック病の人のケアにおいては、前述したようにとりわけ問題が見えにくくなりやすいため、ここで紹介しました。

4●レビー小体型認知症

1）原因・治療

日本の小阪憲司医師らが1976年から報告を始めた認知症のタイプです。発症の割合は、日本の場合で、認知症の人のうちの数％～20％以上とはっきりしたところはわかっていません。確定診断がまだつかない状態であることから、このような曖昧なデータになるようです。

レビー小体とは、パーキンソン病の人の脳にみられる異常な物質をいいます。認知症の人のなかにはこの物質が多くみられる人がおり、運動障害や幻覚などの特徴的な症状を示すことからレビー小体型認知症の名が付きました。

レビー小体型認知症はレビー小体が脳のどこにみられるかによって、脳幹型、移行型、びまん型、大脳型の4つに分類されます。発症にアセチルコリンの低下が関与していることが示唆されていることから、アセチルコリンを増加させる治療を行うことで、もの忘れの改善が期待されます。早期に正確に診断が確定すれば、コリンエステラーゼ阻害薬を用いることで、アルツハイマー病よりも治療効果が期待できるともいわれています。

2）症状・経過

記憶障害のほか、しばしば幻覚、錯覚が現れます。「壁を虫がはっている」「人がジーッとこちらを見ている」という言葉が聞かれたり、特に暗い所では、花瓶が猫の姿に見えるなど錯覚も現れやすくなります。

また、気分や態度の日内変動が大きく、眠ってばかりいたり、気力がなさそうに見えたかと思えば興奮するといったような状態が繰り返されることもあります。

さらに、筋肉のこわばり、手の振戦、緩慢な動作といったパーキンソン病でみられるような運動障害（パーキンソン症状）も生じます。そのため、転倒しやすかったり、寝たきりになりやすいともいえます。加えて、自律神経の障害もレビー小体型認知症の特徴です。便秘や尿失禁を起こしやすかったり、起立性低血圧など血圧の調節障害がみられます。

3）ケアの方向性（表5）

初期は、注意力や覚醒レベルの変動があるため、転倒など身体損傷を起こすおそれがあります。そのため、アクティビティを行うときやトイレ移動時には、常に行動を始める前に覚醒レベルを確認する必要があります。同時に、行為に集中できるような環境を整え、万一転倒しても大きな事故につながらないよう物品の配置なども考慮します。

また、数分～数時間という幅で認知能力の急速な低下がみられます。幻視やパーキンソン症状があるため、精神・神経症状のアセスメントが欠かせません。

幻視の多くは、本人にとって恐ろしいものだったり、不安を駆り立てるようなものであることが多いものです。看護師は、「見えるか見えないか」に固執することなく、本人が感じている恐怖や不安を受け止めるよう努めます。「大丈夫ですよ」と声をかけたり、「あそこに人がいて、わたしを見ている」などと言う場合は、「怖いのですね。では、落ち着ける場所に移りましょう」というように恐怖や不安が和らぐよう働きかけます。

＊

認知症というと脳の病気と思われがちですが、神経変性疾患以外で生じることもあります。代表的なものでは、内分泌・代謝疾患のアジソン病、甲状腺機能低下症、糖尿病などがあります。身体疾患が原因となっている場合は、それぞれの疾患をコントロールすることで、記憶や認知機能の回復が期待できます。

身体疾患と認知症との関係で念頭においてほしいのは、アルツハイマー病では100％認知症が現れるのに対し、甲状腺機能低下症や糖尿病ではすべての人に現れるわけではないという点です。たとえば、甲状腺機能低下症で認知症が現れる割合は10～15％ほどとされています[3)]。このことから、アルツハイマー病など脳の変性疾患を認知症の一次要因、身体疾患を二次要因と呼ぶこともあります。

Ⅳ　認知症のタイプとそのケア

Ⅲでは認知症を引き起こす病型別にそれぞれのケアの方向性についてまとめましたが、生活のなかでみられる認知症の人の様子をいくつかのタイプに分け、ケアを考えることもできます。病型別とタイプ別の関係は、たとえてみれば次のようなものでしょうか。

身体症状の一つである発熱に対しては、発熱を引き起こしているのが感染症なのか、熱射病なのかといった原因・誘引別に看護を考える場合と、熱型や随伴症状をもとに看護を考えるという２つのアプローチのしかたがあります。認知症も発熱と同じように症状や状態を示すものですから、同じように２つのアプローチのしかたがあるというわけです。

ここでタイプ別の分類として紹介するのは、竹内孝仁氏が３つに分類したものです[4)]。なお、アプローチのしかたは、竹内氏の分類にわたしの経験知を踏まえて記述しています。

1●葛藤型

仕事で社長職など大きな役割を担ってきた人や、頑張って生きてきたという自負がある人によくみられます。かつての自分を取り戻そうとして頑張るもののうまくいかず、どうすればよいかわからなくなって混乱し、怒りなどとして表出されることが多くなります。わたしの経験では、葛藤型は男性に多くみられるようです。体格のしっかりした男性が混乱し怒っているときは、女性の看護師１人で対応できないこともあります。加えて、明治・大正・昭和初期に生まれ育った高齢の男性のなかには、その時代的背景から女性を自分より低い立場にみなす場合もあり、女性の看護師や介護者が言ったのでは、まともに取り合ってくれないこともあります。かと思えば、男性である自分が守らなければならないと考えるのか、女性や子どもの前では紳士的に振る舞う人もいます。

このように、一口に葛藤型といってもその言動はさまざまなので、その人の状態に合わせ、かかわるスタッフやその人数を検討します。しかし、基本的に葛藤型の人たちは、「社長」「会長」「先生」といった社会的立場で頑張ってきた自分を誇りに思う一方で、介護される身になった現在の自分を受け入れられずにいます。いわば、自分の存在が脅かされる不安と闘っている状態なので、本人が過去も現在も頑張っていることを、周囲が認めていると示すようなかかわりが大切です。それを表す接し方として、その人がこれまで築き上げてきた地位や立場の名称で呼んだり、その人の得意分野を活かせるような役割づくりを行います。

また、このタイプの人は、一度「この人は信じられる」「ここなら安心」という人や場所ができると落ち着くことが多いので、その人にとっての特別な人、特別な場所をつくるケアも大切です。

2●回帰型

もうなくなっていることを知っているはずなのに、「実家に帰してください」と要求したり、外出しようとしたり、あるいは、すでに80歳を越えている女性が、自分はまだ20歳代で育児中だという言動がみられたりします。また、介護スタッフや周囲の人を自分の幼なじみや知人といった過去にかかわりのあった人と間違えることがあります。

回帰型の人は、現在でなく、過去に自分の居場所を見出していると考えられます。そこで、本人が安心して過ごしていられる過去のつながりを大切にしながら、今の世界で自分の居場所を見出せるような働きかけが必要となります。「家に帰る」と言って歩き出すようなら、それにつき合いつつ、生活のなかでその人ができることを探し、役割をもってもらったり意義を感じられるように働きかけます。

3●遊離型

現実に耐えきれず、自分だけの世界に閉じこもることで自らを守ろうとします。何もせず、独り言が目立つようになるなど、会話も成り立ちにくくなります。ケアの方向性としては、スキンシップを心がけたり、アクティビティに誘ってみるなど、外の世界に関心が向くように働きかけます。

V　認知症が疑われる症状

Ⅲ・Ⅳでは認知症を病型やタイプ別にみてきましたが、実際には認知症の原因疾患が特定される人はそう多くなく、診断がつかないまま在宅や地域で暮らしている人が少なくありません。

認知症の早期発見・早期対応のためには、日常生活のなかで認知症の始まりをうかがわせるような症状を看護師が把握しておくことが重要です。そこでここでは、認知症を疑わせる生活上のサインをいくつかあげました。特にアルツハイマー病を中心にしていますが、他の認知症でもある程度共通してみられるものです。いずれも、本人または家族が毎日の生活のなかで気づけるものなので、看護師が認知症が疑われる人や家族から相談を受ける際にも役立つのではないでしょうか。

ただし気をつけてほしいのは、下記にあげた症状がすべてみられるから認知症だとか、１つしか当てはまらないから認知症ではないというものではないということです。

認知症の原因となる疾患は多くあるので、引き金になっている疾患によっても現れ方は異なります。また、症状の現れ方は個人差も著しいものです。以下にあげるような症状が頻繁にみられたり、仕事や家事などでミスを連発するようなとき、また、経験したことをまるごと忘れたり、周囲の人から見て何らかの違和感がある場合は、記憶や認知機能について注意を払うことが大切です。

1●もの忘れや勘違いが増える

認知症の主たる症状は記憶障害です。そのため､もの忘れや勘違いが続くと、本人も周囲も「もしかして……」と考えやすいものです。

もの忘れとは、人の名前がとっさに浮かばなかったり、よく使っている物のしまい場所がわからなくなったり、話のなかに「あれ」「これ」といった指示代名詞が増えたりといった状態を指します。車を運転する人では、駐車場で自分の車を止めた場所がわからなくなったり、アクセルとブレーキのペダルをとっさに判別できなくなるようなこともあります。

こうした症状は、初期の段階ではそれほど頻繁に起こるものではなく、本人も周囲の人も､「たまたま間違えたのかな」と思う程度です。物をどこかに置き忘れても､ゆっくり時間をかければ思い出すこともでき､日時を間違えても､周囲の人に指摘されれば「あ、そうだったね」と間違いに気づけるので、それほど目立たないこともあります。

2●同じ話を繰り返す／話がくどくなる

昨日話したばかりのことを、今日も再び同じように、同じ表現を使って話すというように、短期間のうちにまったく同じ話を繰り返します。このとき、本人はすでに話したということをすっかり忘れており、初めて話すのだと思っています。

また、話の結論にたどり着くまでに時間がかかり、しばしば脈絡のない会話になることがあります。

3●人と会うのを避ける／興味・関心が低下する／表情が乏しくなる

もともと社交的で人と会うのが好きだったはずの人が、人と会ったり外出するのを嫌がるようになります。また、鬱々とした感じで表情が暗くなり、物事に対する興味や関心が低下したり、喜怒哀楽の表現があまりみられなくなるなど表情の変化に乏しくなります。

4●感情が爆発したり不機嫌なことが多くなる

これまで穏やかな性格だった人が、周囲の人からすれば大したことがないようなことに激高したり、どことなくいら立っているような振る舞いを見せるようになります。言葉づかいや行動が粗雑になったように見えることもあります。

5●服装や化粧がどことなく乱れる

以前はおしゃれだったり、TPO に合わせた服装をしていた人が、しわが寄った服を平気で着ていたり同じ服ばかり着るなど服装にかまわなくなったり、ノーメイクや無精ひげを伸ばしたままで人と会う、髪が乱れていても気にしているそぶりがないなど、どことなくだらしなくなった様子がみられます。

6●話を合わせるだけだったり、返答を他人に任せる

一見すると会話がスムーズに進んでいるようですが、後で振り返ると、ただうなずいて相づちを打つだけで、とりたてて発言らしい発言もなく、新しいアイデアが生まれたり、話のテーマが発展するようなことはなかったという状況です。

もちろん、これは会話のテクニックによっても左右されるものなので、認知症のサインとばかりはいえませんが、意見を求められている場面で、話の焦点がずれたり返事が得られない場合は、言葉のキャッチボールに滞りが生まれていることが考えられます。

また、意見を求められている場面で返答をほかの人に任せたり、訪問看護の場などでは、本人に話しかけたにもかかわらず、具体的なこととなると家族に視線を送り、それを受けた家族が返事をするという構図がみられます。

ただしこれも、女性はあまり出しゃばってはいけないと教育されてきた世代

ではありがちなことかもしれませんし、もともと自分を前面に出す性格でないということもあるでしょう。それらをよく考慮し、軽率に認知症だと判断しないよう気をつける必要があります。

7●原因不明の身体不調や睡眠障害がある

高齢者では精神的な問題が身体的な症状に反映されやすいため、腕が上がらなくなった、胃が痛む、といった身体的な問題（不定愁訴）が認知症のサインとなることもあります。

ただし、このような状態は認知症だけでなく初老期うつ病の場合もあります。もちろん身体的な問題による不調もありますが、どの診療科にかかっても原因がわからず、診断がつかない場合は、認知症やうつ病の初期という可能性が考えられます。

8●視力や聴力が低下したように見える、または本人がそれを訴える

話をしたところ聞き返したり、文字を何度も読み直すような動作が増えます。本人も一生懸命なのですが、よく聞き取れない感じがしたり、見えにくく感じているといった発言がある場合もあります。

ただしこの状態から、目や耳の機能に障害が起きているのか、あるいは目や耳から入った情報を脳が解釈できなくなっているのかを判別することは困難です。

9●急に体格が変わる／顔色が悪い／老け込んだ感じがする

認知症が生活に影響を及ぼしてくると、まず生活のリズムが乱れ、基本的ニーズが満たされなくなってきます。とりわけ、一人暮らしであったり高齢者世帯の場合は、食生活が大きな影響を受けます。その結果、短期間のうちに太る、あるいはやせるといった体格の変化として現れたり、栄養不足・偏りから顔色が悪くなったり、老け込んだ様子を見せることがあります。

10●自助具・補助具の使用・管理ができなくなる

自助具・補助具の管理というと一大事のようですが、身近な例では、合わない義歯をそのままにしていたり、度数の合わない老眼鏡をかけていたり、身体

に合わない長さの杖を使い続けているといった状況です。

これは経済的な状況によって買い替えできずにいる場合もあるでしょうし、愛着があったり物を大切にする思いから、替える気にならないとも考えられます。杖などは動く際に必要で、合わないものでは不便を感じやすいはずなので、身体に合わないもの、持っても持たなくても同じ、あるいはむしろ不便になっているようなものを使っている場合は、一つの目安としてよいと思われます。

Ⅵ　認知症と間違えやすい疾患・状態

認知症によく似た状態としてあがるのが、うつ病とせん妄です。これら３つは英文表記の頭文字（認知症；dementia、抑うつ；depression、せん妄；delirium）をとって「高齢者の３D」と呼ばれることもあるように、高齢者に起こりやすいうえ、判別も難しいものです。特にうつ病の症状は認知症に似ているため、専門家でもかなり用心深く診断する必要があるといわれます。

高齢者のうつ病は、著しい抑うつ気分はなくても、生きがいや興味・関心の消失、漠然とした不安感を主症状とした訴えが多いのが特徴です。不眠、倦怠感、食欲不振、めまいなどの身体症状が目立つという特徴もあります。時には、「みんなが悪口を言っている」といった被害妄想、あるいはその他の種類の妄想を伴うこともあります。さらに、落ち着きがなく興奮状態に陥るといった不安感、焦燥感が極めて強いタイプのうつ病になることもあります。こうしてうつ病の特徴をあげてみると、認知症の特徴とよく似ていることがわかるのではないでしょうか。

一方、せん妄とは、入院して環境が突然変わったり、かぜをひいて寝込んだりした後、急にもの忘れが目立つようになったり、つじつまの合わないことを言い出すといったものです。「不穏（状態）」「混乱（状態）」などという言葉で表現されることもあります。

せん妄では時に、「天井に虫が走っている」とか「だれかが見ている」と、周囲の人には見えないものが見えると訴えることもあります。

せん妄も認知症と非常によく似ていますが、せん妄において、見えないものが見えたり聞こえないものが聞こえる場合の特徴があります（表６）。一つは、日中は比較的しっかりしているのに対し、夕方から夜間にかけて表情が険しく

表6　せん妄の特徴

● **記銘力障害・見当識障害**――記銘力障害ないし健忘があり、その結果、現在の日付や時間、今いる場所がわからないなどの見当識障害が起こる。
● **集中困難**――会話や行動にまとまりがなくなり、それぞれが完結しない状態になる。
● **気分や感情の不安定**――ボーッと眠そうで夢見るような状態から、一転して、興奮、攻撃、怒り、恐れなどを見せることがある。
● **多　動**――常に身体を動かし、落ち着きがない。
● **睡眠障害**――夜間一睡もせず興奮状態を呈し、逆に昼間はウトウト眠っているなど昼夜逆転となる。
● **幻覚・錯覚**――夜間に天井や壁の模様や汚れをネズミやムカデなどの小動物と間違えたり、ひどくなると幻聴、幻視などが現れる。

※認知症との大きな違いは症状の時間的変化である。せん妄では普通に話していたかと思えば、数分後には意味不明なことを言い出すなど症状の変化が大きい。

なり、その場に会わないちぐはぐな言動や注意力・集中力の低下が目立つようになるという点です。話しかけても、相手の言葉がほとんど耳に入っていないようなそぶりでいることもあります。

また、認知症が不可逆的であるのに対し、せん妄であれば、環境を整えたり、身体の苦痛を取り除いたり、睡眠や栄養のバランスをとることで、元の状態に戻ることが可能です。

認知症とうつ病、せん妄との見極めは、医師の診断によって行われるものです。しかしケアにおいては、うつ病もせん妄も看護師のアプローチが大変重要です。認知症と区別する必要があるものですが、一方で、認知症の人もせん妄やうつになることがあるということを認識しておくことで、認知症が進行したと思われるときのアセスメントに活かすことができます。

Ⅶ　認知機能のアセスメントスケール

認知症に関係するアセスメントスケールは複数あり、認知症の人の状況をさまざまな側面から知ることができるので、診断だけでなく、治療やケアにも役立つものです。アセスメントにあたっては、用いるスケールがどの側面をみるものなのかということを認識し、いくつかのスケールを組み合わせて状況を見極めることが大切です。

アセスメントスケールは大きく分けると以下の４つのタイプがあります。

1●記憶力、理解力、判断力、知的能力をみるもの

記憶力、理解力、判断力、知的能力のアセスメントでは、質問に答えてもらう質問式を用います。病院を初めて受診したときには、認知症か否かをみるスクリーニング検査として、まず質問式の検査が行われます。ここでは代表的なものとして、改訂版長谷川式簡易知能評価スケール（表７）、ミニメンタルステート（MMSE、表８）、時計描画テスト（表９）をあげておきます。

これらスクリーニング検査は、認知症か否かを判断するのに有効とされているものなので、何点以下だと認知症が疑われるのかという境界となる点数を知っておく必要があります。また、認知症か否かを判別するものであり、○点だから重症、あるいは軽症などと重症度をみるのに用いるのは賢明ではありません。重症度のアセスメントスケールとしては、観察型の柄澤式老人知能の臨床的判定基準（表 10）、臨床認知症評価尺度（CDR；clinical dementia rating、表 11）、FAST（function assessment staging、表 12）などがあります。

病院では医師や心理士がこうしたスクリーニングを担当することが多いのですが、正しいやり方を知っていれば看護師も実施できます。訪問看護師や地域で活動する看護師がこうしたスクリーニングの方法を知っていると非常に役に立つのではないでしょうか。

注意が必要なのは、質問式のアセスメントスケールは日付や年齢を尋ねたり、単純な計算をしてもらうので、人によっては「こんな子どもじみたことを聞かれるなんて……」と感じたり、「こんな簡単なことまでわからないのか」とショックを受ける場合があるということです。こうしたことがないよう、スクリーニングにあたって十分なサポートを行うことも看護師の重要な役目です。

2●日常生活動作能力、手段的日常生活動作能力をみるもの

日常生活動作能力、手段的日常生活動作能力をアセスメントするスケールとしては、認知症以外でもよく活用されているN式老年者用日常生活動作能力評価尺度（N-ADL、表 13）、IADL 評価尺度（表 14）、バーセル指標（barthel index、表 15）があります。

表７　改訂版長谷川式簡易知能評価スケール

1	お歳はいくつですか？（２年までの誤差は正解）		0　1
2	今日は何年の何月何日ですか？　何曜日ですか？ （年、月、日、曜日が正解でそれぞれ１点ずつ）	年 月 日 曜日	0　1 0　1 0　1 0　1
3	私たちが今いるところはどこですか？(自発的にできれば２点。５秒おいて、「家ですか？　病院ですか？　施設ですか？」のなかから正しい選択をすれば１点)		0　1　2
4	これから言う３つの言葉を言ってみてください。あとでまた聞きますのでよく覚えておいてください（以下の系列のいずれか１つで、採用した系列に○印をつけておく） １：a）桜　b）猫　c）電車　　２：a）梅　b）犬　c）自転車		0　1 0　1 0　1
5	100から７を順番に引いてください（「100－７は？　それからまた７を引くと？」と質問する。最初の答えが不正解の場合は打ち切る）	(93) (86)	0　1 0　1
6	私がこれから言う数字を逆から言ってください（６－８－２、３－５－２－９を逆に言ってもらう。３桁逆唱に失敗したら打ち切る）	2-8-6 9-2-5-3	0　1 0　1
7	先ほど覚えてもらった言葉をもう一度言ってみてください。（自発的に回答があれば各２点。もし回答がない場合、以下のヒントを与え、正解であれば１点）a）植物　b）動物　c）乗り物		a) 0　1　2 b) 0　1　2 c) 0　1　2
8	これから５つの品物を見せます。それを隠しますので何があったか言ってください（時計、鍵、たばこ、ペン、硬貨など必ず相互に無関係なもの）		0 1 2 3 4 5
9	知っている野菜の名前をできるだけ多く言ってください（答えた野菜の名前を右欄に記入する。途中で詰まり、約10秒間待っても出ない場合にはそこで打ち切る）０～５＝０点、６＝１点、７＝２点、８＝３点、９＝４点、10＝５点		0 1 2 3 4 5

※満点30点／20点以下は認知症が疑われる／21点以上は非認知症

（加藤伸司，他：改訂長谷川式簡易知能評価スケール（HDS-R）の作成、老年精神医学雑誌，2（11）：1339-1347,1991より引用）

表8　ミニメンタルステート（MMSE）

1	日　時（5点）	●今年は何年ですか？ ●今の季節は何ですか？ ●今日は何曜日ですか？ ●今日は何月何日ですか？
2	現在地（5点）	●ここは何県ですか？ ●ここは何市ですか？ ●ここは何病院ですか？ ●ここは何階ですか？ ●ここは何地方ですか？
3	記　憶（3点）	●相互に無関係な物品名を3個聞かせ、それをそのまま復唱させる。1個答えられるごとに1点。すべて言えなければ6回まで繰り返す。
4	7シリーズ（5点）	●100から順に7を引いていく。5回できれば5点。間違えた時点で打ち切り。・あるいは「フジノヤマ」を逆唱させる。
5	想　起（3点）	●3で示した物品名を再度復唱させる。
6	呼　称（2点）	●時計と鉛筆を順に見せて、名称を答えさせる。
7	読　字（1点）	●次の文章を繰り返す。「みんなで、力を合わせて綱を引きます」
8	言語理解（3点）	●次の3つの命令を口頭で伝え、すべて聞き終わってから実行する。 「右手にこの紙を持ってください」「それを半分に折りたたんでください」「机の上に置いてください」
9	文章理解（1点）	●次の文章を読んで実行する。「眼を閉じなさい」
10	文章構成（1点）	●何か文章を書いてください。
11	図形把握（1点）	●次の図形を書き写してください。 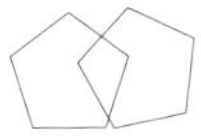

※30点満点。24点未満だと認知症が疑われる。

（ジョゼフ・J・ガロ，他：高齢者アセスメントマニュアル，井上正規監訳，メディカ出版，2006, p.46より引用。原典はFolstein,M.F.ら，1975）

3●認知症に伴う精神症状、行動障害をみるもの

認知症に伴う精神症状、行動障害をみるものとしては、認知症行動障害スケール（DBDS；dementia behavior disturbance scale、表16）、老年うつ病スケール（GDS）、せん妄評価尺度（DRS）があります。

表9　時計描画テスト

本人に対して11時10分を示すような時計を描いてもらう。1項目1点として採点する。

1．時間を示す方法は複数認められている。
2．時計のシンボルである秒針。数字などのすべての記号を分類（識別）することができる。
3．時計は完全に閉じた形であり、ずれはない。

数字について辺下の項目に該当すれば採点する。

4．針が向いていなくても数字の2は示されている。
5．時計のほとんどの部分は描かれているが大部分に空白がある。
6．3つ、もしくはそれ以上の時計の象限に、12－3、3－6、6－9、9－12の時計の4象限に対応した形で数字が示されている。
7．ほとんどのシンボルは順番どおりで時計回りか反対回りである。
8．ほとんどのシンボルは時計の中に描き込まれている。
9．針が向いていなくても数字の11が示されている。
10．すべての1～12の数字が示されている。
11．繰り返しがない。
12．ローマ数字かアラビア数字である。
13．12以上の数字はない。
14．すべての数字が時計の縁から等間隔に並んでいる。
15．連続する数字が7つ以上並ぶ。

針について以下の項目に該当すれば採点する。

16．針は中心から出ている。
17．針の一方は明らかに他方より長い。
18．針は分かれており違う方向を向いている。
19．すべての針は時計の中にある。
20．1つまたはそれ以上の針は時間を指し示している。

（ジョゼフ・J・ガロ，他：高齢者アセスメントマニュアル，井上正規監訳，メディカ出版，2006，p.100より引用。原典はFolstein,M.F.ら，1975）

4●家族介護者の疲労・負担をみるもの

家族介護者の疲労・負担をみるものとしては、Zarit介護負担尺度日本語版（表17）が用いられたり、介護者の一般的な健康状態チェックなどがあります。介護者が感じる負担感が非常に強い場合は虐待へとつながるおそれもあるので、介護者の負担をアセスメントすることも認知症看護においては重要な視点です。

介護負担感を知ることは介護者の気持ちを知ることであり、同時に介護されている人との関係も浮き彫りになってきます。アセスメントスケールを用いれ

表 10　柄澤式老人知能の臨床的判定基準

判定（評価レベル）			日常生活能力	日常会話・意思疎通	具体的例示
正常	0	（－）	●社会的・家庭的に自立	●普通	●活発な知的活動持続
	1	（±）	●同上	●同上	●通常の社会生活と家庭内活動可能 ●社会的な出来事への興味 ●関心が乏しい
異常衰退	1	軽度（＋1）	●通常の家庭内での行動はほぼ自立 ●日常生活上、助言や介助は必要ないか、あっても軽度	●ほぼ普通	●話題が乏しく、限られている ●同じことを繰り返し話す、尋ねる ●今までできた作業（事務、家事、買い物など）にミスまたは能力低下が目立つ
	2	中等度（＋2）	●知能低下のため、日常生活が一人ではちょっと覚束ない ●助言や介助が必要	●簡単な日常会話はどうやら可能	●慣れない状況で場所を間違えたり道に迷う ●同じものを何回も買い込む ●金銭管理や適正な服薬に他人の援助が必要
	3	高度（＋3）	●日常生活が一人ではとても無理 ●日常生活の多くに助言や介助が必要、あるいは失敗行為が多く目が離せない	●簡単な日常会話すら覚束ない ●意思疎通が乏しく困難	●慣れた状況でも場所を間違え道に迷う ●さっき食事したこと、さっき言ったことすら忘れる
	4	最高度（＋4）	●同上	●同上	●自分の名前や出生地すら忘れる ●身近な家族と他人の区別がつかない

（柄澤昭秀：老年期痴呆,3（3）：82,1989 より引用）

表 11　臨床認知症評価尺度（CDR）

	健　康 CDR　0	認知症の疑い CDR　0.5	軽度認知症 CDR　1	中等度認知症 CDR　2	重度認知症 CDR　3
記　憶	記憶障害なし。時に若干のもの忘れ	一貫した軽いもの忘れ。出来事を部分的に思い出す。良性健忘	中等度記憶障害。特に最近の出来事に関するもの。日常生活に支障	重度記憶障害。高度に学習した記憶は保持。新しいものはすぐに忘れる	重度記憶障害。断片的記憶のみ残存
見当識	見当識障害なし		時間に対しての障害あり。検査では場所・人物の失見当なし。しかし時に地理的失見当あり	常時時間の失見当。時に場所の失見当	人物への見当識のみ
判断力と問題解決	適切な判断力・問題解決	問題解決能力の障害が疑われる	複雑な問題解決に関する中等度の障害。社会的判断力は保持	重度の問題解決能力の障害。社会的判断力の障害	判断不能。問題解決不能
社会適応	仕事、買い物、ビジネス、金銭の取り扱い、ボランティアや社会的グループで普通の自立した機能	左記の活動の軽度の障害もしくはその疑い	左記の活動のいくつかにかかわっていても自立した機能が果たせない	家庭外（一般社会）では独立した機能は果たせない	
家庭状況および趣味	家での生活、趣味、知的関心が保持されている	同左、もしくは若干の障害	軽度の家庭生活の障害。高度の趣味・関心の喪失	単純な家事のみ。限定された関心	家庭内不適応
介護状況	セルフケアは完全		ときどき激励が必要	着衣、衛生管理など身の回りのことに介助が必要	日常生活に十分な介護を要する。しばしば失禁

（ジョゼフ・J・ガロ , 他：高齢者アセスメントマニュアル , 井上正規監訳 , メディカ出版 ,2006, p.100 より引用。原典は Folstein,M.F. ら ,1975）

表 12　FAST

ステージ	臨床診断	FAST における特徴	臨床的特徴
1（認知機能の障害なし）	正常	主観的にも客観的にも機能低下を認められない	過去（5～10 年）と比較して、職業あるいは社会生活上、主観的および客観的にも変化はまったく認められず、支障をきたすこともない
2（非常に軽度の認知機能の低下）	年齢相応	物の置き忘れを訴える。喚語困難	名前や物の場所、約束を忘れたりすることがあるが、年齢相応の変化であり、親しい友人や同僚にも通常は気づかれない。複雑な仕事を遂行したり、込み入った社会生活に適応していくうえで支障はない。多くの場合、正常な老化以外の状態は認められない
3（軽度の認知機能の低下）	境界状態	熟練を要する仕事の場面での機能低下が同僚によって認められる。新しい場所に旅行することは困難	重要な約束を忘れてしまうことがある。初めての土地への旅行などの複雑な作業を遂行する場合には、機能低下が明らかになる。買い物や家計の管理、あるいはよく知っている場所への旅行など日常行っている作業をするうえでは支障はない。熟練を要する職業や社会的活動から退職してしまうこともあるが、その後の日常生活のなかでは障害は明らかとならず、臨床的には軽微である
4（中等度の認知機能の低下）	軽度のアルツハイマー型認知症	夕食に客を招く段取りをつけたり、家計を管理したり、買い物をしたりする程度の仕事でも支障をきたす	買い物で必要なものを必要な量だけ買うことができない。だれかがついていないと買い物の勘定を正しく払うことができない。自分で洋服を選んで着たり、入浴したり、行き慣れている所へ行ったりすることには支障がないため、日常生活では介助を要しないが、社会生活では支障をきたすことがある。単身でアパート生活している老人の場合、家賃の額で大家とトラブルを起こすようなことがある
5（やや高度の認知機能の低下）	中等度のアルツハイマー型認知症	介助なしでは適切な洋服を着ることができない。入浴させるときにも何とかなだめすかして説得が必要なこともある	家庭での日常生活でも自立ができない。買い物を 1 人ですることはできない。季節に合った洋服が選べず、明らかに釣り合いがとれていない組み合わせで服を着たりするために、きちんと服をそろえるなどの介助が必要となる。毎日の入浴を忘れることもある。なだめすかして入浴させなければならない。自分で体をきちんと洗ったり、お湯の調整はできる。自動車を適切かつ安全に運転できなくなり、不適切にスピードを上げたり下げたり、また信号を無視したりする。無事故だった人が初めて事故を起こすこともある。大声を上げたりするような感情障害や多動、睡眠障害によって家庭で不適応を起こし、医師による治療的かかわりがしばしば必要になる

表 12　FAST（つづき）

ステージ	臨床診断	FAST における特徴	臨床的特徴
6（高度の認知機能低下）	やや高度のアルツハイマー型認知症	a）不適切な着衣	寝巻きの上にふだん着を重ねて着てしまう。靴ひもが結べなかったり、ボタンをかけられなかったり、ネクタイをきちんと結べなかったり、左右間違えずに靴を履けなかったりもする。着衣も介助が必要になる
		b）入浴に介助を要する。入浴を嫌がる	お湯の温度や量が調節できなくなり、体もうまく洗えなくなる。浴槽への出入りもできにくくなり、風呂から出た後もきちんと体を拭くことができない。このような障害に先行して風呂に入りたがらない、嫌がるという行動がみられることがある
		c）トイレの水を流せなくなる	用を済ませた後、水を流すのを忘れたり、きちんと拭くのを忘れる。あるいは済ませた後に服をきちんと直せなかったりする
		d）尿失禁	特にｃの段階と同時に起こるが、これらの段階の間には数か月間の間隔があることが多い。この時期に起こる尿失禁は、尿路感染や他の生殖器・泌尿器の障害がなく、適切な排泄行動を行ううえでの認知機能の低下によって起こる
		e）便失禁	この時期の障害はｃやｄの段階でみられることもあるが、通常は一時的にしろ別々にみられることが多い。焦燥や明らかな精神病様症状のために施設入所が考慮されることが多い
		f）混迷および昏睡	アルツハイマー型認知症の末期ともいえるこの段階は、本疾患に付随する代謝機能の低下と関連する
7（非常に高度の認知機能低下）	高度のアルツハイマー型認知症	a）最大限６語に限定された言語機能の低下	語彙と言語能力の貧困化はアルツハイマー型認知症の特徴であるが、発語量の減少と話し言葉の途切れがしばしば認められる。さらに進行すると、完全な文章を話す能力はしだいに失われる。失禁がみられるようになると、話し言葉はいくつかの単語あるいは短い文節に限られ、語彙は２・３の単語のみに限られてしまう

表 12　FAST（つづき）

ステージ	臨床診断	FAST における特徴	臨床的特徴
7（非常に高度の認知機能低下）	高度のアルツハイマー型認知症	b）理解しうる語彙はただ1つの単語となる	最後に残される単語には個人差があり、ある患者では“はい”という言葉が肯定と否定の両方の意志を示すときもあり、逆に“いいえ”という返事が両方の意味をもつこともある。病気が進行するに従って、このようなただ1つの言葉も失われてしまう。一見言葉が完全に失われたと思われてから数か月後に突然、最後に残されていた単語を一時的に発語することがあるが、理解しうる話し言葉が失われた後は、叫び声や意味不明のブツブツ言う声のみとなる
		c）歩行能力の喪失	歩行障害が出現する。ゆっくりとした小刻み歩行となり、階段の上り下りに介助を要するようになる。歩行ができなくなる時期は個人差があるが、しだいに歩行がゆっくりとなる。歩幅が小さくなっていく場合もあり、歩くときに前方あるいは後方や側方に傾いたりする。寝たきりとなって数か月すると拘縮が出現する
		d）着座能力の喪失	寝たきり状態であっても、初めのうちは介助なしで椅子に座っていることは可能である。しかし、しだいにそれもできなくなる。この時期ではまだ笑ったり、噛んだり、握ることはできる
		e）笑う能力の喪失	刺激に対して眼球をゆっくり動かすことは可能である。多くの患者では把握反射は嚥下運動とともに保たれる
		f）混迷および昏睡	アルツハイマー型認知症の末期ともいえるこの段階は、本疾患に付随する代謝機能の低下と関連する

（本間沼：看護師が知っておきたい認知症の医学的理解と外来における役割，看護学雑誌，69（10）：982-989, 2005 より引用）

表 13　N式老年者用日常生活動作能力評価尺度（N-ADL）

	歩行・起座	生活圏	着脱衣・入浴	摂　食	排　泄
10点	正常	正常	正常	正常	正常
9点	短時間の独歩可能	近隣	ほぼ自立、やや遅い、体は洗えるが洗髪に要介助	ほぼ自立	トイレで可能、後始末が不十分なことがある
7点	杖歩行、階段昇降困難	屋外	遅くて時に不正確、頭髪・足など洗えない	お膳を整えてもらうとほぼ自立	ほぼ自立
5点	つたい歩き、階段昇降不能	屋内	脱衣可能、着衣は部分介助を要する、自分で部分的に洗える	部分介助を要する（食べにくいものを刻む必要あり）	時々失禁する（気を配って介助すればほとんど失禁しない）
3点	寝たり起きたり、押し車などの支えが必要	室内	着衣困難、脱衣は部分介助を要する、入浴も部分介助を要する	介助を多く要する（途中でやめる、全部細かく刻む必要あり）	失禁することが多い（尿意・便意を伝えることは可能、常時おむつ）
1点	寝たきり（座位不能）	寝床周辺	着脱衣はほぼ全面介助（指示に多少従える）、全面介助入浴	経口全面介助	常時大小便失禁（便意・尿意あり、失禁後不快感を示す）
0点	寝たきり（座位不能）	寝床上（寝たきり）	着脱衣は全面介助、特殊浴槽入浴	経口摂取不能	常時大小便失禁（便意・尿意が認められない）

10点	正　常	自立して日常生活が営める
9点	境　界	自立して日常生活を営むことが困難になり始めた初期状態
7点	軽　度	日常生活に軽度の介助または観察を必要とする
5点・3点	中等度	日常生活に部分介助を要する
1点・0点	重　度	全面介助を要する（0点は活動性や反応性はまったく失われた最重度の状態）

（小林敏子，播口史郎，他：行動観察による痴呆患者の精神状態評価尺度および日常生活動作能力評価尺度，臨床精神医学，17：1653-1668，1998より引用）

表 14　IADL 評価尺度

A．電話のかけ方	
1．自由に電話をかけることができる	1点
2．いくつかのよく知っている番号であればかけることができる	1点
3．電話で応対できるが、電話をかけることはできない	1点
4．まったく電話を使うことはできない	0点
B．買い物	
1．1人で買い物ができる	1点
2．少額の買い物であれば1人でできる	0点
3．だれかが付き添っていれば買い物ができる	0点
4．まったく買い物ができない	0点
C．食　事	
1．人数にあった支度をして必要十分な用意ができる	1点
2．材料が用意してあれば食事の支度ができる	0点
3．食事をつくることはできるが、人数にあった用意ができない	0点
4．他人に支度をしてもらう	0点
D．家　事	
1．力仕事など以外は1人で家事をすることができる	1点
2．食事の後の食器を洗ったり布団を敷くなどの簡単なことはできる	1点
3．簡単な家事はできるが、きちんとあるいは清潔に維持できない	1点
4．他人の手助けがなければ家事をすることができない	1点
5．まったく家事をすることができない	0点
E．洗　濯	
1．1人で洗濯できる	1点
2．靴下など小さなものは洗濯できる	1点
3．他人に洗濯してもらう	0点
F．移動・外出	
1．自動車を運転したり、電車・バスを利用して出かけることができる	1点
2．タクシーを自分で頼んで出かけられるが、電車やバスは利用できない	1点
3．付き添いがあれば電車やバスを利用することができる	1点
4．付き添われてタクシーや自動車で出かけることができる	1点
5．まったく出かけることができない	0点
G．服薬の管理	
1．きちんとできる	1点
2．前もって飲む薬が用意されていれば自分で服薬できる	0点
3．自分ではまったく服薬できない	0点
H．金銭の管理	
1．自分でできる（家計簿、家賃、請求書の支払い、銀行での用事など）	1点
2．日常の買い物は管理できるが、大きな買い物や銀行へは付き添いが必要	1点
3．金銭を扱うことはできない	0点

※得点は男では0～5点、女では0～8点

（Lawton MP, Brody EM:Assessment of older people;Self-maintaining and instrumental activities of daily living, Gerontologist, 9:179-186, 1969）（大塚俊男 , 本間昭監：高齢者のための知的機能検査の手引き , ワールドプランニング , 1991 より引用）

表 15　バーセル指標（修正版）

	自立		依存	
	完全にできる	部分的にできる	介助を要する	まったくできない
コップから飲む／皿から食べ物をとる	10	5	0	0
上半身の着替え	5	5	3	0
下半身の着替え	5	5	2	0
補装具や義肢の装着	0	0	−2	0
身だしなみ	5	5	0	0
清拭または入浴	4	4	0	0
尿失禁がある	10	10	5	0
便失禁がある	10	10	5	0
トイレでの陰部ケア／排泄時に衣服を整える	4	4	2	0
車椅子へ移乗	15	15	7	0
トイレへの移動（移乗）	6	5	3	0
浴室・シャワー室への移動	1	1	0	0
平面を 50 ヤード（約 45.7m）か、それ以上歩く	15	15	10	0
階段を 1 階分かそれ以上の昇降	10	10	5	0
車椅子で 50 ヤード移動する（歩行不可の場合のみ）	15	5	0	0

（ジョゼフ・J・ガロ, 他：高齢者アセスメントマニュアル, 井上正規監訳, メディカ出版, 2006, p.82 より引用。原典は Folstein,M.F. ら, 1975）

ば何でもわかるというわけではありませんが、適切に活用すれば、虐待などのリスクを早い段階でキャッチするのに役立ちます。

Column コラム　高齢者の虐待とその予防

近年、高齢者の虐待が報告されることが多くなってきました。しかし、公になっているのはごく一部で、実際にはそれ以上の数の高齢者が虐待の被害を受けているともいわれています。

高齢者の虐待が発見されにくい理由としては、①在宅や施設など他者の目に触れないところで起こっていることが多いこと、②虐待者・被虐待者が共に虐待をしている／されているという意識に乏しいこと、③高齢者の側に介護してもらっているという遠慮や、家族を訴えることはできないという思いがあること、などが考えられます。しかし、虐待を放っておいては生命の危機にかかわるような事態が起きないとも限りません。また、介護者が介護に起因するストレスから虐待を働いている例も多いとされています。これでは被虐待者・虐待者ともに不幸な状態です。

そこで高齢者虐待の防止・早期発見を目指して2006年に施行された法律が高齢者虐待防止法です。「高齢者の虐待の防止、高齢者の養護者に対する支援等に関する法律」という正式名称からもわかるように、高齢者と介護者（養護者）双方を支援する法律として位置づけられています。

同法では虐待行為を次のように分類しています。

- 身体的な暴力行為
- 長時間放置などの養護放棄（ネグレクト）
- 暴言を吐くなどの心理的虐待
- 性的な嫌がらせ
- 財産を勝手に処分するなどの経済的虐待

これらに類する行為、または疑われる状況を発見した周囲の人々は、市町村に通報する義務を負っています。もちろん、高齢者の生活の場でかかわる看護師もこの義務を果たさなければいけません。虐待か否かを判断するのは難しいものですが、その判断は通報後に専門家が行います。慎重な判断は必要ですが、通報は、虐待という不幸な状況から早く抜け出すための支援の一つともいえます。

Ⅷ　認知症が疑われるときに活用できる社会資源

1●認知症が疑われるときに受診する病院・診療科

認知症の人が受診をするには、「もの忘れ外来」「認知症外来」といった名前の科が最も適しています。総合病院や老人専門病院などに設けられており、精神科医や神経内科医が診察します。

受診を考えていたり、受診を控えている認知症が疑われる人やその家族には、以下のような事柄について情報提供しておくとよいでしょう。

表 16　認知症行動障害スケール（DBDS）

1．同じことを何度も聞く
2．よく物をなくしたり、置き場所を間違えたり、隠したりする
3．日常的な物事に関心を示さない
4．特別な理由がないのに夜中に起き出す
5．根拠なしに人に言いがかりをつける
6．昼間寝てばかりいる
7．やたらに歩き回る
8．同じ動作をいつまでも繰り返す
9．口汚くののしる
10．場違いあるいは季節に合わない不適切な服装をする
11．不適切に泣いたり笑ったりする
12．世話をされるのを拒否する
13．明らかな理由なしに物をためこむ
14．落ち着きなくあるいは興奮してやたらに手足を動かす
15．引き出しやたんすの中身をすべて出してしまう
16．夜中に家の中を歩き回る
17．家の外へ出て行ってしまう
18．食事を拒否する
19．食べ過ぎる
20．尿失禁する
21．日中、目的なく屋外や屋内を歩き回る
22．暴力をふるう（なぐる、かみつく、ひっかく、蹴る、つばを吐きかける）
23．理由なく金切り声をあげる
24．不適当な性的関係をもとうとする
25．陰部を露出する
26．衣服や器物を破ったりする
27．大便を失禁する
28．食物を投げる

※それぞれの質問について出現の範囲を、全くない：0点、ほとんどない：1点、時々ある：2点、よくある：3点、常にある：4点、の5段階で評価し、さらに合計得点を算出する。合計得点0～112点のうち、より高得点であれば、多くの行動障害が高い頻度でみられることになる。

（Baumgarten M, Becker R, Gautheir S:Validity and reliability of the dementia behavior disturbance scale, J Am Geriatr Soc, 38:221-226, 1990）（大塚俊男 , 本間昭監：高齢者のための知的機能検査の手引き , ワールドプランニング , 1991 より引用）

表 17　Zarit 介護負担尺度日本語版（J-ZBI）および短縮版（J-ZBI_8）

各質問について、あなたの気持ちに最も当てはまると思う番号を○で囲んでください

		思わない	たまに思う	時々思う	よく思う	いつも思う
1	介護を受けている方は、必要以上に世話を求めてくると思いますか	−0	−1	−2	−3	−4
2	介護のために自分の時間が十分にとれないと思いますか	−0	−1	−2	−3	−4
3	介護のほかに、家事や仕事などもこなしていかなければならず「ストレスだな」と思うことがありますか	−0	−1	−2	−3	−4
◎4	介護を受けている方の行動に対し、困ってしまうと思うことがありますか	−0	−1	−2	−3	−4
◎5	介護を受けている方のそばにいると腹が立つことがありますか	−0	−1	−2	−3	−4
△6	介護があるので、家族や友人とつき合いづらくなっていると思いますか	−0	−1	−2	−3	−4
7	介護を受けている方が将来どうなるのか不安になることがありますか	−0	−1	−2	−3	−4
8	介護を受けている方は、あなたに頼っていると思いますか	−0	−1	−2	−3	−4
◎9	介護を受けている方のそばにいると、気が休まらないと思いますか	−0	−1	−2	−3	−4
10	介護のために、体調を崩したと思ったことがありますか	−0	−1	−2	−3	−4
11	介護があるので、自分のプライバシーを保つことができないと思いますか	−0	−1	−2	−3	−4
△12	介護があるので、自分の社会参加の機会が減ったと思うことがありますか	−0	−1	−2	−3	−4
△13	介護を受けている方が家にいるので、友達を自宅によびたくてもよべないと思ったことがありますか	−0	−1	−2	−3	−4
14	介護を受けている方は「あなただけが頼り」というふうにみえますか	−0	−1	−2	−3	−4
15	今の暮らしを考えれば、介護にかける金銭的な余裕がないと思うことがありますか	−0	−1	−2	−3	−4
16	介護にこれ以上の時間は割けないと思うことがありますか	−0	−1	−2	−3	−4
17	介護が始まって以来、自分の思いどおりの生活ができなくなったと思うことがありますか	−0	−1	−2	−3	−4
◎18	介護をだれかに任せてしまいたいと思うことがありますか	−0	−1	−2	−3	−4
◎19	介護を受けている方に対して、どうしていいかわからないと思うことがありますか	−0	−1	−2	−3	−4
20	自分は今以上にもっと頑張って介護するべきだと思うことがありますか	−0	−1	−2	−3	−4
21	本当は自分はもっとうまく介護できるのになあと思うことがありますか	−0	−1	−2	−3	−4
		全く負担ではない	多少負担に思う	世間並みの負担だと思う	かなり負担だと思う	非常に大きな負担である
22	全体を通してみると、介護をするということは、どれくらい自分の負担になっていると思いますか	−0	−1	−2	−3	−4

※◎：J-ZBI_8personal strain、△：J-ZBI_8role strain
（荒井由美子：家族介護者の介護負担、日本内科学会雑誌、94(8)：1548-1554、2005 より引用）

- 担当医の診療曜日・時間。
- 予約していったほうがよいかどうか。
- 受診にかかる時間の目安。
- 受診に必要な書類の確認。
- かかりつけ医に、紹介状や情報提供書を書いてもらうと、情報が伝わりやすいこと。
- 病院の最寄り駅や駅からの道のり、車で行く場合の病院までの道のり。や駐車場の有無。
- 気になっていることをメモなどに整理しておくと医師の前で話がしやすいこと。

2●受診時の検査

1）問　診

認知症が疑われる人に対し、心配ごとの有無や最近の体調などについて質問します。家族が付き添っている場合は、家族にも話しかけながら進められます。通常ここで、前述の長谷川式簡易知能評価スケールやMMSEなどを用いて、記憶や認知機能の程度を把握します。

2）血液・尿検査

血液検査と尿検査を行い、貧血の有無や血糖値、栄養状態など全身の健康状態や身体疾患の有無などを確認します。

3）頭部画像検査

CT（computed tomography；コンピュータ断層撮影）、MRI（magnetic resonance imaging；核磁気共鳴コンピュータ断層撮影）、SPECT（single photon emission computed tomography；単光子放射線コンピュータ断層撮影）、PET（positron emission tomography；ポジトロン断層撮影）があります。

CTとMRIは、脳の全体の形を撮影することによって脳の萎縮の有無を観察します。萎縮がみられた場合は、どの部位がどの程度萎縮しているかを知ることができます。CTはMRIに比べ、撮影時間が短い、撮影中の機械音があまりしない、撮影する空間が閉塞的でないといった利点がありますが、認知症の初期では脳の萎縮があまり目立たないので、この時期にCTだけで判断することは困難です。

MRIは、人の身体に影響がない程度の低い電磁波を使って脳の形を見るもので、CTよりもさまざまな角度から撮影することができます。心臓ペースメーカーを入れている人や、脳動脈瘤手術などの既往があり金属クリップが埋め込まれているような人は、検査を受けることができません。また、アイシャドウに含まれている金属が反応することもあるので、アイシャドウを厚く塗っている人は落としてから検査するようにします。アクセサリーとして身に着けている貴金属類も外します。

看護師はこうした注意点を本人や家族に説明するとともに、検査中は体動を控える必要があるので、不安や混乱が最小限になるよう努めます。

SPECT、PETは、脳の栄養分である血液、ブドウ糖、酸素が行き渡っているかどうか、また行き渡っていない場合はその部位と程度がわかります。脳への栄養供給が十分でなければ、脳の働きも弱っているとみなすことができます。SPECTで脳の血液の流れが、PETではブドウ糖と酸素の流れを知ることができます。ともに、CTとMRIで萎縮の有無と程度を調べたうえで、検査時は血液の流れが鮮明にみられるように薬剤を注射してから行います。

4）脳波検査

脳波検査は、大脳皮質の主な神経の電気的な活動をみるものです。意識の乱れや変化をみることができます。

アルツハイマー病の初期では、あまり特徴的な所見はありませんが、認知症と間違われやすいせん妄やうつ病では特徴的な脳波がみられるので、鑑別に有用です。

＊

これらの検査を組み合わせ、認知症の有無、認知症の原因となっている疾患、あるいは似た症状を引き起こしている原因は何かを診断します。

3●地域の社会資源

地域には、認知症が疑われる段階で相談できる機関がいくつか存在します。本人や家族が自分たちだけで悩み考え、追い込まれていくことがないように、こうした社会資源を周知しておくことも大きな働きかけとなります。これらはふだん生活している地域のなかにあったり、電話相談なども行っているので、病院を受診するほど気負うことなく、利用しやすいといえます。本人や家族がいろいろな人の意見を聞いたり相談するなかで、受診を決意したり症状と向き合っていく決心がつくこともあります。

1）認知症疾患医療センター

都道府県が指定した保健医療福祉機関で、老人性認知症者の専門医療相談（電話相談等）、初期治療、鑑別診断、治療方針の選定、受診先紹介、夜間や休日の救急対応などを行います。また、地域保健・医療・福祉関係者に技術援助などを行い、地域の老人性認知症者に対する保健医療福祉サービスの向上にも努めています。

2）保健所・保健センター

地域で日頃から健康保健業務を行っている機関です。保健所は都道府県、政令指定都市、中核市などに、保健センターはより身近な地域保健の拠点として市町村レベルで設けられています。介護上の問題や地域での療費において不安なことがあったときに訪ねることができる窓口が設けられており、相談に応じてくれたり、より適した相談場所をアドバイスしてくれます。

3）精神保健福祉センター

都道府県ならびに政令指定都市に設置されており、地域の精神保健活動の支援を行う機関です。精神科医、心理士、ソーシャルワーカー、看護師といった専門職がいて、相談に応じてくれます。また、患者・家族会の活動支援や紹介も行っています。

4）地域包括支援センター

介護保険法に基づき、各市町村に設置されている機関です。地域住民の心身の健康維持や生活の安定、保健医療福祉の向上、財産管理、虐待防止などさまざまな課題に取り組み、地域における介護面の総合的なマネジメントを担います。

5）高齢者総合相談センター（シルバー 110 番）

各都道府県に1か所設置されており、高齢者や家族が抱える健康、就労、年金、介護などさまざまな疑問・不安にアドバイスしてくれる機関です。電話で「#8080」にかければ、無料で最寄のセンターにつながります。また、電話相談だけでなく面談も受け付けています。

6）認知症の人と家族の会

認知症の人を抱える家族、専門職、ボランティアによる全国的な民間団体で、だれでも会員になれます。介護上の問題や悩みを語り合う場や研修会を催したり、行政に対しては、認知症の人の介護政策などについての提言も行っています（ホームページ：http://www.alzheimer.or.jp/jp）。

7）ぼけ予防協会

認知症の人や家族が明るく希望に満ちた暮らしが送れるよう、研修や調査・研究、出版活動などを行っています。

無料の電話相談「ぼけ 110 番」（電話：0120-654874）を開設しており、休日を除いた月曜と木曜の午前 10 時〜午後３時まで相談を受け付けています（ホームページ：http://www.mainichi.co.jp/bokeyobou/）。

Ⅸ　MCI（軽度認知機能障害）とは

MCI（mild cognitive impairment；軽度認知機能障害）とは、認知症とまでは言い切れず、かといって正常とも言い切れない状態を指します。記憶障害は明らかに存在しているものの、その他の認知機能は正常で日常生活に大きな影響がない状態、あるいは、複数の高次機能障害があるものの、全体的な機能低下が認知症といえるレベルには至っていない状態です。

MCIの判断基準は、①主観的な記憶障害の訴えがある、②家族も記憶障害があると感じている、③年齢に比べて異常な記憶力低下がみられる、④記憶以外の全般的な認知機能は正常である、⑤車の運転や家庭生活などの日常生活は送れている、⑥認知症ではない、というものです[5]。

この基準では曖昧な部分が多いようですが、実際のところ、そのとらえ方については研究者によって大きく2つの見方が存在しているのが現状です。一つは、normality modelと呼ばれる考え方で、加齢に伴う記憶障害（age-associated memory impairment、またはaging-associated cognitive decline）と呼び、加齢現象の延長としてとらえる見方です。この見方では、人は年をとればある程度の認知機能低下が起こり、その到達点にMCIがあるというものです。

もう一つの考え方は、pathology modelと呼ばれます。通常の加齢現象では神経細胞数が減少せず認知機能が低下しないのに対し、MCIはアルツハイマー病など認知症を引き起こす疾患に移行する危険性があるものだとする考え方です。

後者の考え方だと、MCIは認知症のハイリスク状態であり、認知症予備群ということになります。つまり、MCIの時点で何らかの介入やフォローアップが行われることが認知症の予防には重要だということになります。

現在、MCIに該当する人たちを追跡し、そのままの状態を保ち続ける人と、認知症に移行する人の割合をみる調査が続けられています。それによると、MCIだからといって100％認知症に移行するというわけではないようですが、一方で、アルツハイマー病を発症した人もいるため、アルツハイマー病の前駆段階とみなせる例もあるという状況です。

ただし、これはある程度経過を追わないことにははっきり断言できませんし、MCIの基準自体がやや曖昧なので何とも言えません。今後研究が進めば、よりMCIの定義がはっきりし、介入が必要なMCIとそうでないMCIとが明らかになってくるものと期待されます。

地域の認知症ケアの場では、このMCIに注目し、フォローアップをしようという流れもあります。

＊

この本ではMCIについて、「認知症を思わせる症状が現れた段階」としてとらえ、加齢現象の延長としてとらえる見方ではなく、pathology model に近い見かたで看護を述べています。

X　認知症を取り巻く状況と課題

1●認知症をめぐる新たな流れ

2008 年春から初夏にかけて、厚生労働省は「認知症の医療と生活の質を高める緊急プロジェクト」という認知症対策に関する検討会を設けました。そこでは、認知症の総合的対策として、①実態の把握、②研究開発の加速、③早期診断の推進と適切な医療の提供、④適切なケアの普及および本人・家族支援、⑤若年性認知症対策の推進という５つの柱が掲げられました。

このプロジェクトで画期的な点は、研究・開発の促進にあたり、具体的な期限を目標としてあげているところです。それによれば、アルツハイマー病の促進因子・予防因子を明らかにすることに関しては今後５年以内、画像診断や血液・尿中のバイオマーカーなど早期診断技術の実用化も今後５年以内、根本的治療薬の実用化については今後 10 年以内とされています。期限を決め、かなり具体的に何をすべきかが明らかにされているのは、認知症の人や家族はもちろんでしょうが、ケアに携わる者としても非常にうれしいことです。

また最近は、認知症の人が講演やシンポジウム、本や雑誌、新聞、テレビなどを通して、自分の体験や思いを率直に語り、周囲の人や社会の仕組みに対して望むことを発信する動きが活発になってきました。インターネットやマスメディアを通じて､家族会などネットワークをつくる動きも活発になっています。

こうした動きのおかげで、看護師が認知症の人自身の思いや希望を直接知る機会も増え､その人にとってよいケアを考える手がかりが多くなってきました。こうした動きに触れると、ケアをするうえで助かるというだけでなく、認知症を取り巻く社会が少しずつよい方向へ変わりつつあることが感じられます。さらにこの動きが進み、認知症の人や家族を社会全体で支えていけるようになることが望まれます。

2●それでも残る偏見

認知症の人や家族を取り巻く世界がよい方向へ向かっていることを感じつつも、依然として変わらない面があることもまた事実です。

2004 年以降、認知症という名称が一般に使われるようになりました。しかし、名称は変わっても、誤解と偏見の根強さに、人々の意識が変わるまではまだまだだと思わされるときがあります。「認知症だなんてご近所に知られたら恥ずかしい」と話す家族もいれば、「あの人、認知症なんだって」というヒソヒソ声も聞こえてきます。

確かに、認知症になるのは喜ばしいことではありません。できることなら避けたいことです。しかし、そうした思いと、相手を軽蔑したり低く見る風潮が一緒くたにされるとは、どういうことなのでしょうか。これが認知症の人への早期対応を阻む大きな壁となっています。

認知症は病気によって引き起こされるものです。ちっとも恥ずかしいことではありませんし、遠巻きにして噂話をするようなものでもありません。このことをわたしたち看護師は常に意識し、正しいとらえ方を広めていかなければなりません。

また、認知症の人以上に、偏見や改善されない状況のなかで大変な思いをしているのは、介護している家族という見かたもできます。

1972 年に有吉佐和子氏が書いた小説『恍惚の人』で、主人公・昭子は夫の父親である茂造を介護することになります。当時、介護は女性の仕事という見かたが今よりずっと強く、昭子は、夫や親せきから当たり前のように主たる介護者としてすべてを任され、仕事をやめてまで茂造の介護にあたります。自らもそれに強く反発することはありません。

今日では、女性ばかりが介護者役割を引き受ける必要はないといわれていますし、介護保険制度を活用することで、家族だけが介護で苦労しないようなシステムがつくられています。それでも、認知症の人やその家族の相談のなかには、「女性が介護を背負わなくてもよいと言うけど、実際には背負わざるをえない」「介護保険サービスがあっても使えない。そもそも本人が使おうとしない」「施設に預けたら夜中に大騒ぎし、迎えにいったら、うちではみきれないとやんわり言われた」「ショートステイを利用したら、足はむくみ、昼夜逆転になって帰ってきた」といったものが少なくありません。

介護に対する理想的な考え方やサービスのかたちは以前よりも整ってきているのに、実際には使えないという現実……。女性ばかりが介護を引き受ける必要はないというメッセージが様々な場所で流れている現状……。介護休暇は男性も取得できるわけですし、介護保険サービスも存在するのですから、それを使わないのは使わない側の責任となり、表立って意見を述べにくくなっているため、余計に問題が複雑化しています。

また、施設に預けたことで重荷を負ってしまったという話も聞きました。施設に母親を預けたその人は、施設のあるスタッフのケアがやや雑なのではないかと思い、そのスタッフにどのような方法でやっているのか尋ねてみたそうです。スタッフから的を射た答えが得られなかったため、家族は施設管理者に話をしました。その際も、スタッフが一方的に責められることがないようずいぶん気をつかったといいます。ところが、その後施設を訪ねるとスタッフ全員の態度がよそよそしくなっていることに気づきました。声をかけようとするとスッと去られたり、手が離せないからと断られることが増えたといいます。「どうもわたしは、クレームをつける問題家族だとみられているようなのです。モンスターペアレントなんていいますけど、さしずめわたしは、モンスター介護家族というわけです……」とその人は話していました。

施設に預けるにはこれほど気兼ねをしなければいけないのでしょうか。こんなことに巻き込まれるくらいなら、施設など利用せず、多少無理してでも自宅で介護したほうがましだと思う人もいるでしょう。

かといって、家庭内にしたところで問題がないわけではありません。自宅で夫の母親を介護しているある人は、夫と言い争うことが増えたといいます。その人は、義母の介護自体は嫌ではないといいます。しかし、疲れきったところで、ふと台所のシンクに夫が食べた後の食器がそのまま乱雑に置かれているのを見たりすると、夫に対する怒りを感じるそうです。

「『もうっ、だれの親をみてると思ってるの！　少しくらい協力してくれ』って。でも私が言えば、夫もいろいろ言い始めるでしょ。結局言うだけ無駄だから、わたし一人でやったほうがいいんですよ」

こうした思いを感じている人がまだ大勢いることは確かです。夫に言えるだけこの人は、まだよいほうかもしれません。家族の圧力を受け、自分の至らなさを責めつつ、一人で何とかしようと考え、思いつめたあげくに虐待が起こったり、生命を断つような痛ましい事態も起こっているのが現状です。

また、夫が主たる介護者になった場合にも特有の問題が生じます。認知症高齢者のデイケアで働き、男性介護者の思いについての研究にも取り組む森泉[6)]は、介護者が夫の場合、これまで妻に苦労をかけてきた感謝と罪悪感のような思いから、自分一人で最期までみようと抱え込むことが多いといいます。わたし自身も、周りがさまざまなサービスを紹介し活用するよう勧めても、「大丈夫です」とこたえ、追い込まれている男性介護者に出会うことがあります。

一口に介護者といっても、おかれている立場や認知症の人とのこれまでの関係など、さまざまな要素が絡み合って、それぞれの介護スタイルが生まれます。介護に対する考え方が、もっとみんなが幸せになれる方向へ変わっていくことを願い、そのためにわたし自身も取り組みたいと思っています。

3●ケアの質を測る目をもっと豊かに

認知症ケアの場は多岐に及びます。また、認知症の人はうまく言葉で伝えられないことがあるため、閉鎖された環境にあるケアの現場では、虐待などの問題が生まれやすいといえます。こうした状況に対応するため、ケア施設にはケアの質を高めるための研修会の実施やケア内容の評価・監査が義務づけられています。もちろん、これらは必要不可欠なことですが、義務づけられた研修会が１か月に２～３回あるうえ、勉強会や会議もあり、さらにはいろいろな機関からのアンケート調査に答えるという現状を考えると、こうしたことももう少し整理できるのではないかと感じます。

また、ケアの質の評価についても、評価者によっては調査用紙の項目に沿ってチェックするだけということもあります。ケアの質を評価するというのは難しいことでしょうが、わざわざ足を運んできたのに、認知症の人と職員のかかわりの様子に目を留めることなく、項目に当てはまるか否か首っぴきで用紙を見ているのでは、互いにもったいないことをしているような気がしてしまいます。

笑い話のようですが、こんな実話があります。グループホームで出すお茶やコーヒーについて、監査に来た役所の人が次のように言いました。

グループホームの運営は、介護保険と入居者のお金から成り立っている。ホームでコーヒーやお茶を出すときに、ある入居者は２杯飲み、ある入居者は１杯だとしたら、１杯しか飲まない入居者はコーヒー１杯分損をするので不公平である。お茶やコーヒーは本人たちがそのつど飲めるように、自動販売機を設置するほうが望ましい。

どうなのでしょう。自動販売機を設置するというのはちょっといきすぎなような気がしてなりません。そもそも、お茶が飲みたくなるたびに自動販売機で買うということが負担です。それに、グループホームは入居者が自分の家として生活する場です。普通の家の中に自動販売機などあるでしょうか。もう少し、人を対象にしていることをよく理解したうえで、ケアの中身を監査していただきたいものです。

4●使いたいサービスを使えるように

認知症ケアは認知症の人が住み慣れた環境で行うことが効果的だとされ、地域密着型のケアが提唱されるようになりました。その理念は非常によいのですが、現場ではゆがみが生じています。住み慣れた地域で支える→地域で支えなければならない→他の地域には渡さない、という流れです。これでは、自分に合う施設や受けたいケアが他の地域にある場合、そこに行けないようなことが起こりかねません。ケアの質が標準化されていたとしても、雰囲気が合う・合わないということもあります。加えて、近年の市町村合併推進の結果、自治体が再構成されましたが、合併したばかりの自治体では、まだ全体を自分の地域とみる意識が育っていないこともあります。

たとえば隣どうしのＡ市とＢ市があったとしましょう。Ａ市に住んではいても限りなくＢ市に近く、買い物や人づき合いはＢ市のほうがなじみが多いという人にしてみれば、その人にとってはＢ市も自分の住み慣れた地域だといえます。「住み慣れた地域でケアする」という理念に照らせば、Ｂ市の施設を利用しても悪くないはずです。ところが、原則としてそれができないのが現状です。例外といえば、Ａ市内の施設が満員で入れないときくらいでしょうか。

厚生労働省は、本人や家族が望むのであれば、居住している自治体以外のサービスを受けてもよいとしていますが、地方自治体レベルではそれができにくくなっています。

Ａ市の人がＢ市の施設に入所したいと、Ａ市の窓口に手続きに行ったところで、A市の施設を使うよう職員に言われれば、本人も家族もそれ以上は強く言えない。また、B市の施設に行きたいとB市の施設に申し出、そこが空いていたとしても、B市市民でその施設に入りたい人がいないことを確認してからでないと、A市民の入居は許可されない。

これが、地域密着型サービスといわれる認知症グループホームに関する現実です。自分の目で確かめ、「ここだ！」と思うところにもう少し自由に行き来できるようにならないものでしょうか。

また介護保険制度では、本人や家族が自由に使えるように、小規模多機能サービスというものがあります。これは、地域の整備された拠点に日中通ったり、一時的に泊まったり、緊急時や夜間に自宅に訪問してもらったり、自宅での生活が難しくなった場合は施設に住んだりと、認知症の人や家族の状態に応じて、さまざまな介護サービスが切れ目なく在宅に届けられるサービス体系です。認知症の人や家族にとっては、たとえ夜でも気軽に預けることができたり、訪問してもらえるのですから魅力的なサービスのように思えます。

ところが、実際の運営面では問題が生じています。小規模多機能型の介護報酬は「在宅」に位置づけられますが、入所施設と同様に１か月単位の定額報酬制です。介護報酬は要介護３以上で厚く、要介護２以下では薄く設定されているのですが、介護報酬の高い人、つまり介護度の高い人は寝たきりやそれに近い人が多く、小規模多機能サービスの利用は難しくなります。介護度の高い人は訪問のニーズが高まりますが、小規模多機能には応じられる数の職員が配置されていないのです。むしろ、積極的に利用してもらえるのは、介護度が軽く、報酬も低い認知症の人となります。けれど、日中通ってくる人が常に宿泊するわけではないので、人件費やハード面の維持費などが捻出できないという問題が出てくるのです。

実際、小規模多機能サービスを行っている施設は、赤字経営に陥っていることが多いといわれます。病院や老人保健施設、特別養護老人ホームなどが母体のところは何とかやりくりしていても、単独で運営しているところはかなり追い詰められているのです。サービスを受ける側と提供する側が、ともに支え合えるかたちづくりが今後の認知症の人のケアを考えるうえで論点の一つとなりそうです。

5●ケアを支える人たちが楽しく働けるように

認知症の人のケアの場は、地域、在宅、病院、老人保健福祉施設など多岐にわたります。支えている人も看護師､医師といった医療職だけでなく介護福祉、教育、ボランティアなど様々です。だれもが熱心に取り組んでいますが、その対価ともいえるケアスタッフの給与はあまりにも低いのが現状です｡とりわけ、地域や在宅のケアを支える保健福祉分野ではこの傾向が顕著です。子育てしながら生計を立てるにはいくつかかけもちしないといけないくらいの給与なのです。これではやる気のある人材、優秀な人材が現場から離れていきますし、集まってきません。一人の人間を看護すること、ケアすることはとても責任の重い仕事です。それに対する報酬のあり方を検討していくべきです。

また､「介護労働実態調査」にも目を向けてみましょう[7)]。この調査では、過去1年間で業務中にけがをしたり事故に遭ったことがある介護スタッフは全体の12%、介護サービスの利用者から暴言や暴力、セクハラ（性的嫌がらせ)を受けた介護スタッフは全体の45%という数字があがっています｡そして、こうしたトラブルに対応する窓口の設置は6割程度にとどまっています。

この調査は、認知症の人のケア現場のみで調査したわけではありませんが、ケアスタッフにとって、暴言や暴力などを受けることは心の傷や恐怖をまねきかねません。暴言や暴力が日常茶飯事なうえ、報酬も見合わないというのであれば、現場を去るという選択も妥当なことに思えます。

認知症の人は、記憶や判断力を徐々に失う不安や混乱のなかにあり、また高齢者に多いことから、老化に伴う身体的な変化をとらえつつみていくことが大切です。つまり、その人を理解するための深い知識と技術が必要なのですが、熱意をもった人を現場に呼び、しっかり知識や技術を身につけてもらう、また、とどまってもらうには今の環境はかなり苛酷といえます。

また、保健福祉の場で認知症の人のケアに携わる看護師からは、福祉職のほうが多い現場にいて、職種としての孤独を感じたり、看護師としてのアイデンティティを見失いそうで苦しいとの声が聞かれます。看護師どうしがネットワークを広げて支えあう必要もあります。

病院から地域へ出た看護師が「認知症の人の看護というけれど、半年やってみてわかった。認知症の人の看護は、ただのお世話。看護師はいらないのかもしれない。看護の専門性なんて必要ない分野」と言って去っていきました。看護の領域も色々あるので、向き・不向きや情熱を傾けられる分野は人それぞれかもしれません。けれど、同じ看護の仲間がそう感じてしまうのは寂しいことです。認知症の人の看護のやりがいや喜び、困難な点を語りながら、認知症の人の看護を発展させていく必要があります。

6●終末期をどう支えるか

認知症や認知症の人への理解が徐々に深まるにつれ、いまや認知症の人がどこで最期を迎えるか、迎えたいと希望するところで、少しでも安楽な最期を迎えるにはどうしたらよいかを考える時期にきています。

現在、認知症の人の看取りに関してはさまざまに検討がなされており、グループホームなどでも積極的に看取りのケアを取り入れる動きがあります。個々人が、「ここだ」と思える場で、「この人と」と思える人のそばで、その時を迎えられることが望ましいものです。

一方で、人の死を看取るとは大変なことであり、仕事としてそれを行うには、心はもちろんのこと、「看取る技術」も必要ではないでしょうか。

かつてのように、家で看取ることが少なくなった現代、看取りの経験を多くもつ人などほとんどなく、死や看取りについて学生の頃から学んでいる看護師でさえ、初めての看取りには大きな衝撃を受けますし、その後も慣れることはありません。

たびだちの直前になると、人は全身の倦怠感を抱えて身のおきどころがなくなったり、呼吸が苦しくなることもあります。また時には、混乱から自分の命綱ともいえる点滴や胃瘻のチューブを抜こうとする人もいます。そのようなときは安全と抑制のジレンマという壁にもぶつかります。

そのつど皆で話し合いを重ねていくわけですが、こうした認知症の人の終末期の様子や起こっていることをきちんと検討し、何が満たされればよりよい終末期になるのかを考えなければ、たびだっていく人や家族、終末期を支えるスタッフたちは、感じなくてもよい負担を背負うことになってしまいます。

「死にゆく人に」ではなく、今生きているその人の苦痛を和らげ、少しでも安楽・安心を感じてもらえるようにするには、ハードとソフト両面から看取りの条件をそろえる必要があります。

第3章

認知症看護の基本

Ⅰ　認知症看護の場と援助

認知症の人の看護の場は、在宅、地域、保健福祉施設、病院など多彩です。認知症の人に向き合う看護の理念や考え方、一つひとつのケアの方向性は共通していても、場によって、取り囲む人々の事情、背景、環境や用いることのできる社会資源に違いがあるため、たとえば、治療の場である病院での看護を生活主体の福祉施設でそのまま実行できるかというと、それは無理ですし、そうするべきではありません。

そこでこの本では、①身体疾患の治療や認知症が進行して混乱が激しくなり入院した際の病院での看護、②地域、在宅といったコミュニティでの看護、という２つに大きく分けたうえで、それぞれの看護の場を想定しながら、認知症看護の基本となるコミュニケーションと認知症の進行段階に沿って展開する看護について事例を交えて述べていきます。

ところで、認知症看護の基本について読み進める前に、ぜひ皆さんがとらえている現時点での認知症看護について、表18をもとに確認してみてください。きっと、ふだん何となく認識しているのとはまた違った発見があると思います。

Ⅱ　認知症の人とのコミュニケーションの基本

認知症の人にとって、周囲の人の対応、規則正しい日常生活を送ること、適切な環境のもとで過ごすこと、適切な服薬がなされることは、症状の進行・悪

表 18　認知症看護のとらえ方に関する 23 の質問

1　認知症や認知症看護について解説した本や雑誌の特集等を 5 冊以上読んだことがある。	○　or　×
2　認知症とは、治ることのない脳の疾患である。	○　or　×
3　認知症と間違われやすい疾患、症状、状態を 2 つ以上あげることができる。	○　or　×
4　認知症の始まりやその経過をイメージできる。	○　or　×
5　認知症は高齢者に多くみられる。	○　or　×
6　認知症の人の徘徊を止めるためには、身体抑制もやむをえない。	○　or　×
7　認知症の人の看護のポイントを 3 つ以上思い浮かべることができる。	○　or　×
8　認知症の人に、怒りをぶつけられたり、暴言を吐かれたことがある。	○　or　×
9　認知症の人のケアについて、同僚間で認識や意識に違いがあると感じる。	○　or　×
10　認知症の人は、他の疾患の人に比べ、転倒などの事故に遭いやすい。	○　or　×
11　認知症の人が活用できる社会資源をあげることができる。	○　or　×
12　病院での認知症の人の看護では、家族など、だれかそばで付き添う人が必要だと思う。	○　or　×
13　質の高い認知症看護のためには、看護師の人数を増やす必要があると思う。	○　or　×
14　認知症の人とコミュニケーションを円滑にするための工夫を 3 つ以上思い浮かべることができる。	○　or　×
15　認知症の人と接しているとかかわりを避けたくなるときもある。	○　or　×
16　認知症の人に食事、更衣、排泄などのケアを拒否されたり、嫌がられたことがある。	○　or　×
17　認知症（特にアルツハイマー病）では記憶・認知機能が低下するが、直接死にかかわることはない。	○　or　×
18　認知症の人に対してよく用いられる薬物を 2 種類以上思い浮かべることができる。	○　or　×
19　記憶・認知機能のアセスメントスケールを利用したことがある。	○　or　×
20　認知症の人に、感覚器や神経系などのフィジカルアセスメントを行っている。	○　or　×
21　大声を出したり暴言を吐く人に対する自分なりのアプローチをもっている。	○　or　×
22　認知症を引き起こす疾患や病型を 4 つ以上あげることができる。	○　or　×
23　認知症の人の看護で、うまくいったと思える経験がある。	○　or　×

化を防ぐうえでとても重要な要素です。また、こうした面への働きかけは、看護師の能力を存分に発揮できる部分でもあります。

認知症の人は、相手の言葉を受け取る力、受け取ったことを解釈する力、自分の思いを表現して相手に伝える力に問題が生じている状態です。そのような状態にある認知症の人との日々のコミュニケーションにおいて看護師に求められるのは、認知症の人の状態をよくみること、自身の発する言葉やしぐさ、さらにはその存在までもが認知症の人にとって不快なものにならないように、また、受け取りやすい刺激になるよう考えてメッセージを送ること、認知症の人のメッセージを注意深く受け取り、それにこたえることの繰り返しです。

以下ではこれらをもう少し具体的に表現しながら13項目にまとめました。どれも認知症の初期から後期までのあらゆる段階で活用できるもの、言ってみれば認知症の人とのコミュニケーションの基本となるものです。ただし、注意してほしいのは、これらの事項に沿いながらも、目の前にいる認知症の人のコミュニケーション能力を発掘し、それに合わせて味付けをしたうえで活用してもらいたいということです。

たとえば、２番目の項目としてあげているのは、「何を飲みたい？」と聞くよりは、「コーヒーと緑茶どちらがいい？」というように、選択肢をあげて選んでもらうというものです。基本的にはこのように行うのですが、言語的能力、表現能力が非常に高い人の場合は、「何を飲みますか？」と聞いたほうがその人がもっている力をより活用していることになります。看護師は、かかわりながらその人のもっている能力を発掘し、発掘した能力を活用できるようかかわりに取り入れていくことが大切だということです。

1●繰り返される質問に答え方をいくつか用意する

認知症の人は、同じ話を何度も繰り返したり、判で押したように同じ行動を繰り返すことがあります。認知症の人への対応について書かれた本などではよく、同じことを聞かれたら、繰り返しそれに答えることが原則とされていますが、毎日毎日それが続くと何とかならないものかと考えてしまいます。特に、地域・在宅など生活の場としての要素が強いケアの現場では、ふだん何気なく行っている生活の営みのなかで、さっき尋ねられたこととまるで同じことを、また一つひとつ質問されたのでは、自然に流れるはずの時間がそのたびに止められ、遅々として作業が進まなくなります。

返事のタイミングや声の抑揚を変えるといったささやかな工夫をスタッフがしても、相手はまるで初めてであるかのように尋ね、同じように反応します。これではスタッフは、自分たちのこれまでの答え方やかかわりが振り出しに戻されてしまうような気持ちにもなるでしょう。

繰り返し尋ねられたときは、同じように繰り返し答えるしかないのですが、認知症の初期の人であれば、「それは○○のことでいいのですか？」などと問い直して確認したり、聞き返してみます。こうすることによって、相手に質問する際の言葉の力、会話能力を引き出すことができ、答える側も質問に変化が起こることで内容が把握しやすくなります。

また、初期の段階の人のなかには、同じ質問を繰り返しているのではないかという不安から、「このこと、前も聞いたかしら？」と確認する人もいます。そのようなときは、正直に「ええ、３度目ですよ」などと答えます。本人は確認した内容を忘れて不安なわけですから、何度でも確認してよいのだということを加えるようにします。

あまりにもすぐ忘れて何度も繰り返すような事柄は、会話でのやりとりで済ませず、文字で表したり、カセットテープに声を吹き込んだりしてみるのもよいかもしれません。

事例 Case　うさぎの名前を繰り返し尋ねるＢさん

グループホームで生活しているＢさん。アルツハイマー病と脳血管性認知症の混合型です。ホームではウサギを飼っています。リビング近くに置かれたケージの中でちょこんとしているウサギ。名前はサクラといいます。

Ｂさんはサクラがお気に入りで、毎日目を細めてその様子を見ています。ところが、いつも名前が出てこなくなるのです。毎日何度も、「ああ、かわいいわ！　このウサギちゃんなんて名前？」とスタッフに尋ねます。スタッフが「サクラっていうんですよ」とか「サクラちゃんです」と答えると、「まあ、そうなの」とうれしそうにうなずき、「サクラちゃん」と話しかけます。

しばらくしてトイレに行ったBさん。用を足すと、再びサクラをじっと見ています。そこへスタッフが通りかかると、「ねえ、かわいいわね。このウサギちゃんなんて名前？」とBさん。時間が巻き戻ったかのように同じ質問です。

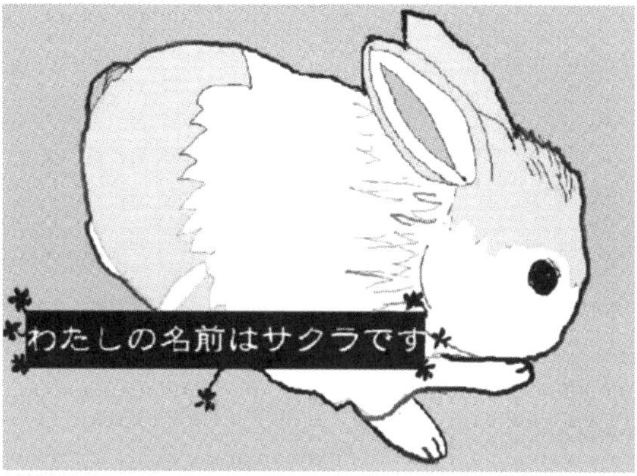

何度も名前を答えるのが嫌だというわけではありません。ただ、いろいろ答え方を工夫しても、まるで変わらずに聞いてくるので、スタッフもどうにかならないかと考え始めました。

そこでまず、Bさんがサクラの名前をどのくらい尋ねるのか数えてみました。結果は、朝9時から11時半までの間に22回！　みんな何となく、ケージの前から足が遠のいています。何とかならないものかと、さらにスタッフはミーティングを重ねました。

「サクラに選挙候補者がかけているようなタスキでもつけたらどう？」

「Bさんがケージの前にきたら、自動的に音声が流れるようにするってのは？」

不思議なことに、みんなでいろいろアイデアを出し合うのは楽しいものです。Bさんのたび重なる質問に、スタッフの気持ちは煮詰まっていたのです。けれど、あーでもない、こーでもないと話し合っていると、できることがまだまだあるように思えてきます。

ところで、Bさんがサクラの名前を聞く回数が22回というのもさりながら、これは、Bさんがサクラの前で過ごす時間がいかに長いかということでもあります。つまり、ホームの中でBさんがいる場所は、たいていがサクラちゃんの所というわけです。これはBさんにとって、サクラのほかに役割や楽しみがないからではないでしょうか。

それからもう一つ。毎日何度となくサクラの名前を聞かれ、それに答えているので、Ｂさんと話しているような気でいましたが、実のところスタッフたちは、Ｂさんにサクラの名前を答えているだけなのです。もちろん、食事やお茶の時間には会話がありますが、Ｂさんと１対１でゆっくり話す時間はあまりとれていなかったことに気づきました。

「Ｂさんの“サクラ時間”を減らそう！」

サクラの前にいるのがいけないわけではありません。Ｂさんの１日のスケジュールやホームでの役割を考えたり、気分転換になるように散歩などを日課に加えてみました。

今日もＢさんは相変わらずサクラの名前を聞いてきます。でも、その回数はだいぶ減ってきました。何よりＢさんとサクラ以外のことでのやりとりが増え、Ｂさんのことがよくわかってきたみたいです。

Ｂさんの事例が教えてくれるのは、繰り返し尋ねられたときに、その質問に直接答える方法もありますが、同じことを繰り返すという状況――この場合はＣさんが退屈しているために、サクラにばかり関心がいくこと――に注目し、繰り返し答えるだけでなく、Ｂさんの時間の使い方を工夫するという方法もあるということです。

２●質問するときは選択できるようにする

たとえば、お茶の時間に飲みものが何種類かあるとしましょう。このようなときは、「何を飲みたいですか？」と聞くよりも、「コーヒーと緑茶どちらがいいですか？」という具合に、選択肢をあげて選んでもらうようにします。認知症が進んでいる人に対しては、コーヒーのボトルやお茶の缶を見せながら、どちらがよいか声をかけ、選んでもらいます。

この方法は、コミュニケーションを円滑にするだけでなく、本人が好きなものを選ぶ力を活用するという意味合いもあります。

大切なのは、本章の冒頭でも述べたように、その人の能力に合わせて選択のしかたにも幅をもたせることです。認知機能の低下がそれほどひどくない人に、二者択一を用いていると、複数の候補から自分の好きなものを選ぶ力をもぎ取ってしまうので、注意が必要です。

3●ケアする「わたし」の感情を伝える

認知症の人とのコミュニケーションで生じやすいのは、看護者が「お散歩しませんか？」「トイレはこちらです」「洋服はここにしまってくださいね」といった生活を営むうえで必要なことをやってもらうための声かけばかりになることです。

景色を見ながら「ああ、きれいですね。わたし、あの花が好きなんですよ」といった看護師自身の思いを伝えたり、かたわらにいる認知症の人の思いを聴くなど感情を交わすやりとりも大切です。

感情を交わすとは、お互いに今の自分の気持ちを表し、感じ合うことです。自分が今感じていることに正解も不正解もありません。その時感じた気持ち――楽しい、うれしい、悲しい……何を思っても自由です。それは認知症の人も看護者も同じです。人前で失敗をしないように、人に迷惑をかけないようにと自分を武装する必要はありません。お互いにその時感じたことを自由に表現することは、個々人の不安や緊張を解きほぐし、お互いを知り合う意味でも重要な働きかけになります。

4●表現したいことを受け止め、修正してこたえる

桜の花びらが舞っているのを見た認知症の人が、「あ、雪が降ってきた」と言ったら、どう答えるべきでしょうか？

「雪ではありません。花びらですよ」などと真っ向から訂正するのは得策ではありません。確かに雪が降ってきたというのは間違いなのですが、空から何かが降ってきたのは本当のことです。ですから、「そうですね。まるで雪が降ってきたみたいですね」と受け止め、また表現を修正します。あるいは花びらを手に取って見せながら、「雪かと思ったら花びらですね」と納得してもらうのもよいでしょう。

看護師は認知症の人の失敗や間違いを指摘する人ではありません。そばにいて場所、時間、空間を共にするパートナーであり、サポートする人でもあります。言葉のなかからその人の表現したいことを受け止め、その思いに共感しつ

つ、間違っているところはうまく修正するというかかわりが大切です。それが認知症の人にしてみれば、少しくらい間違えても受け止めてくれる人だという信頼感につながるはずです。

5●やりとりのなかで手がかりを示す

認知症が進んでいたり、それほど症状は進んでいなくても疲れがたまっているようなときは、言葉で言ってもそれが何を示しているのか思い浮かべることが困難になりがちです。

このようなときは、実際に話題になっているものを目の前に示すと、理解しやすくなります。たとえば、「折り紙ではし置きを作りませんか？」と誘ったのに断られたとしましょう。この場合は、はし置きを作るのが嫌なのではなく、はし置きがどんなものなのかわからなかったり、失敗を恐れて拒んでいる可能性もあるのです。それなのに、認知症の人のケアの初心者では、誘いを断られると、この人はやりたくないのだととらえ、誘うのをあきらめてしまうことがあります。

相手のことを思って何か誘っても、ことごとく拒まれたのでは、誘ったほうも意気消沈してしまうでしょう。認知症の人が何をするのかわかったうえで乗り気でないことを無理に勧めるのはよくありませんが、そうでなければ誘い方しだいで誘いに乗ろうという気分になることもあります。

このようなときは、「こういうものを一緒に作りませんか？」というように、見本となるものを見せながら誘うのが一つの方法です。人は目から情報の80％近くを得ているといわれます。昔から「百聞は一見にしかず」というように、見せることで理解しやすくなるのです。

事例 Case　方言を話すCさん

心臓バイパス手術を受けるために入院している77歳のCさん。２年ほど前に奥さんを亡くし娘さん一家と同居するまでは、遠く離れたX県で暮らしていました。娘さんからは、最近、認知症らしき症状がみられるという情報を得ています。そのCさん、よく病棟内をウロウロと歩き回る姿が見られます。術前の不安などもあって落ち着かないようです。

ある日、不安なCさんをサポートしようと、看護師がCさんの病室を訪ねました。Cさんは、「おぅ！　看護師さん、来てくれたの？」ととてもうれしそう。人懐こい笑顔で迎えてくれました。

が、その後のCさんの話がまるでわかりません。いえ、内容が支離滅裂というわけではないのです。ただ、「おらとこの＊＊＊＊が＋＋＋＋しとって、＃＃＃＃なんだよなあ」というようにしか聞こえない……。どうも、Cさんが長年暮らしていたX県の方言のようなのですが、看護師にはちんぷんかんぷんです。一方、Cさんは話し相手ができたのがうれしいのか、早口で次々と話を重ねてきます。

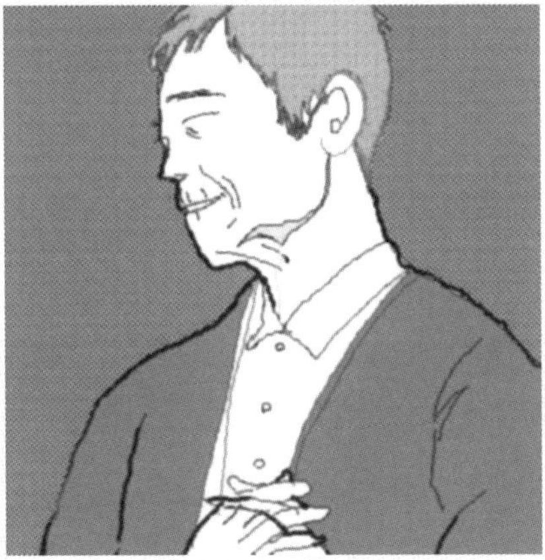

一応、看護師は相づちを打ったりしていましたが、わかったのは30%くらい。嬉々として話すCさんに申し訳ない気になり、うなだれてナースステーションに戻ってきました。その様子に気づいた先輩看護師がこんなアドバイスをしてくれました。

「見えない言葉だけに頼ってたら、難しいんじゃない？　何かこう、共有できるように目に見えるものを使ってみたら？」

翌日、看護師はCさんが住んでいた町の風景が載っている写真集を手に、再びCさんの部屋を訪れました。２人の間に写真集を広げると、Cさんには見覚えのある景色だったようです。うれしそうに、「ここは、○○って所でなあ」と話し出しました。

相変わらず言葉はわからないところが多いのですが、写真を指差しながら話してくれるので、写真の解説と合わせて話を聞くことで、Cさんがしゃべる内容をだいぶ理解することができたのです。病室に２人の楽しそうな笑い声が何度も響いていました。

この事例は、写真集という目に見えるものを用いたことで、Cさんよりも看護師が助かったような事例です。

一生懸命話そう、伝えようとしてくれる人を前に、その内容がわからないというのは心苦しいことです。そこでコミュニケーションの場に、目に見えるものを取り入れることによって、お互いにとって気持ちの通じ合う会話になることがあるのです。

6●表情豊かに話すことでイメージを伝える

認知症の人は、症状が進んでも、相手の表情を読み取る力はかなり残っています。笑顔で話しかけられれば、内容はよくわからなくても楽しい話のようだと感じ取れますし、涙ながらに話をしていれば、悲しいことを話しているとわかります。話し方の工夫も大切ですが、話す側が伝えたいと思っている全体のニュアンスを表情に表すことで、だいぶ思いと内容が伝わりやすくなります。

事例 Case　夫を亡くしたDさん

夫と仲むつまじく2人で暮らしてきたDさん。ところが、Dさんに認知症がみられるようになりました。やがて症状が進んできたことから、離れて暮らす息子さんも含めて話し合った結果、Dさんは特別養護老人ホームに入りました。今から1年ほど前のことです。入所後は夫が毎日のように面会に訪れ、だれから見ても仲のよい夫婦でした。

ところが先日、家で脳梗塞を起こしたDさんの夫が、救急車で搬送された病院で息をひきとったのです。葬儀のために戻ってきた息子さんは、迷ったもののDさんに夫の死を告げることにしました。迷ったのは、Dさんの認知能力がこの1年でだいぶ衰えていたからです。

「母さん、親父が死んだよ」

息子さんの言葉に、Dさんは「そう」とだけ言うと、何も言わず、泣くこともなく、それまで眺めていた本に目を落としました。その様子を見た息子さんは、なじみの看護師につらい思いを吐露しました。

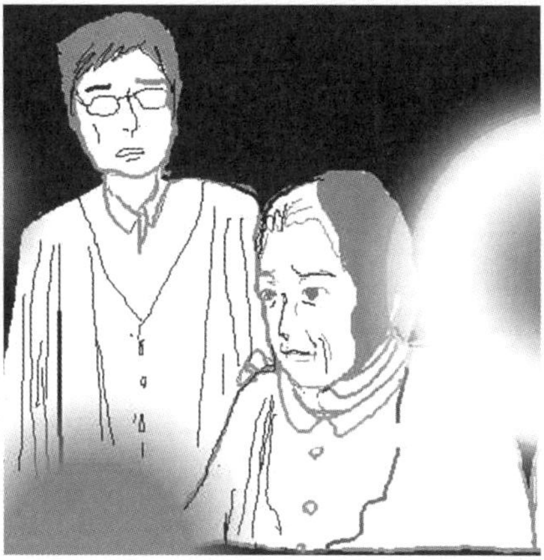

「母さんが、親父が死んだこともわからないなんて！　これじゃ、葬式に出たって何にもならない！」

しかし、ふだんからDさんと過ごしてきた看護師は、Dさんが無感動で夫の死もわからなくなっているとは思えませんでした。看護師は息子さんに夫の写真を見せながら、もう一度Dさんに話してみてはどうかと提案しました。

そして今度は息子さんと一緒に、看護師もDさんの部屋に行きました。Dさんからよく顔が見える位置に２人が座り、まず、看護師が話しかけます。

「Dさん、悲しいお知らせです。ご主人が亡くなったそうです」

息子さんは携帯電話に入っている夫の写真をDさんに見せました。Dさんはじっと写真を見つめ、そして、ゆっくり息子さんの顔を見て、さらに看護師の顔も見ました。途端に頬を涙がつーっと流れ、「死んでしまったの……？」とDさんは泣き始めました。それを見た息子さんは思わず「母さん！」と叫び、Dさんを抱きしめました。この一件の後、Dさんは夫の葬儀に出席し、愛する夫とのお別れを済ませることができました。

この事例でもし、息子さんが夫の死をDさんに１回伝えただけであきらめていたら、Dさんは長年連れ添ってきた夫を見送る機会を逃し、息子さんもDさんを、何もかもわからなくなってしまった母親だとみなしていたでしょう。Dさんの様子を毎日見ていた看護師の働きかけによって、Dさんに豊かな感情が流れていることがわかりました。

このように働きかけしだいで認知症の人の反応は変わることがあります。かかわる側のアプローチのしかたによって、認知症の人の能力や可能性がつぶされることもあれば、引き出される可能性もあるというわけです。

7●文章は短くし、情報は1文に1つとする

認知症の人に限らず、結論に行き着くまでが長いと、話を聞いているほうは混乱してくるので、なるべく簡潔に、短い文章で話すようにします。また、1つの文章に含める情報は1つだけにします。

食事の場面を例にあげてみましょう。「右手でスプーンを持ち、それでお粥を食べてください」と言うより、「右手にスプーンを持ってください」「お粥を食べてください」というように、動作1つに対して1つの声かけをするということです。こうすることで、あれもこれもと急かされる感じがなくなり、認知症の人も行動しやすくなるのです。

8●言い換えたり違う表現をしてみる

認知症の人に、2～3回同じ声かけをしても理解していないようであれば、違う言葉に言い換えたり表現を変えてみます。

人というのは不思議なもので、あまり同じ言葉だけを繰り返していると、うんざりし、だんだん大きな声になっていくものです。大きな声は怒っているようにも聞こえるので、聞いている側は萎縮したり慌ててしまい、余計に頭のなかに言葉が入ってこなくなります。

また、認知症のためにわからないのではなく、世代や住んでいる場所によって言い方が異なるために理解できなくなっていることも考えられます。その言葉を知らない、使ったことがないから通じないということもあります。話し手が豊富な語彙をもったり、さまざまな表現方法を知っておくことが大切です。

9●お互いの声がよく聞こえるように話す

認知症の人と話すときは、テレビやラジオなど、ほかの人の話し声が聞こえる所では話さないようにします。ほかの人の声で聞きづらくなるのを避けるためでもありますが、認知症の人の注意がそれるのを防ぐためでもあります。互いの声が無理なく聞こえる静かで落ち着いた場所を選ぶようにします。

10●本人がこたえるための時間をつくる

認知症の初期～中期の人は、少し時間をかければ自分なりの言葉や態度でこたえることができます。こたえる前に急かしたり、話を中断しておきながら、

症状が重いと誤解しているようなことはないでしょうか。大切なことは、認知症の人がこたえようとする気持ちを奪うことがないように、待つ姿勢で接することです。

11 ●家族との話は本人も交えて行う

認知症の人の家族と看護師の間で、認知症の人の状態について話をするときは、その場に本人がいながら、そっちのけで話をするようなことなく、本人も話し合いに巻き込み、意見を聞くようにします。

認知症の人にとっても、自分の目の前で家族と看護師が何やら話をしている様子を目の当たりにするのは気分がよいものではないはずです。しかも、話している内容のなかに自分の名前が出てきたりすればなおさらです。

認知症の人に伝えないほうがよいと考える話をする場合は、本人のいないところでします。

12 ●認知症の人が伝えたい内容を推測し、提示する

認知症の人は、「え……と、あれ……」などと言葉が出てこなくなることがあります。会話の内容などから、何という言葉が思い出せずにいるのかわかる場合は、助け舟を出すのが親切なように思えますが、そのことがかえって話したり考える能力を奪うことにもなりかねません。

このようなときは、前述したように、まずしばらく言葉が出るのを待ってみてください。それでも、なかなか言葉が出ず困っているようであれば、これまでの文脈からいくつか候補の単語や言葉を出したり、その直前の話に出てきた単語を示すようにします。

認知症の人は、通常よりも集中できる時間が限られ、疲れると徐々に思考がまとまりにくくなります。本人が混乱したり、不安にならないように少しだけ補うようにしましょう。

III　認知症の人のもてる力を強化するかかわり

1 ●見当識を強化する

認知症の初期、あるいは認知症の初期ではないかと疑われる段階では、そ

の人のもっている記憶力や見当識を強化する働きかけが重要です。ここでいう見当識の強化とは、複雑な脳トレーニングをするとか、脳の血流を高めるといったものではありません。以下のことを本人が感じ取れるようにすることです。

- **今日が何月何日なのか（また現在何時なのか）。**
- **自分はだれなのか／今、目の前で話をしている人はだれなのか。**
- **今、どこにいるのか。**
- **周囲で今、何が起きているのか。**

認知症が疑われる段階の人の多くは、「あれ、今わたし何をしようとしていたっけ？」という具合に、自分の思考の道筋が途切れたり、日にちや時間、人、場所などがふとわからなくなる体験をしています。そのようなときに、上にあげたような情報が入れば、安心することができますし、再び思考をめぐらすこともできるからです。

上にあげた事柄は、すべて会話のなかにさりげなく挿入できるものですから、病棟などで認知症を思わせる人に働きかけるときも簡便にできる方法です。また、働きかけのときは、見当識強化の手助けになるグッズを使うとより効果的です。

たとえば、日にちについてはカレンダー、時間は時計を見ながらといった具合です。自分がだれなのかについては、「あなたのお名前を言ってください」と始めるよりも、「自己紹介ゲームをしましょう」とゲームの要素を取り入れたり、名刺を使ったりするのもよさそうです。問題は、その人に合った強化がどのようになされているかです。

認知症の人の精神状態が不安定な時に「今日は何月何日で……」などと話そうとしても、本人を苦しめるだけです。また、かかわる側が「記憶の訓練・強化！」と強く意識しすぎても、相手を威圧してしまうおそれがあります。柔らかな接し方で、「いつ、どこで、だれが、何をするか」についての情報を、認知症の人と共有する気持ちで取り組んでください。詳しい方法は後述しています。ちなみに、こうした取り組みをより系統的なアプローチとして行うのがリアリティオリエンテーション（コラム参照）です。

表 19 は、わたしの経験と研究・文献などをもとにし、ケアをしながらその

人の記憶・認知をアセスメントする視点をまとめたものです。前述の見当識を高める働きかけをしながら、表中の項目を確認し、確認した結果を働きかけに活かしていくことで、よりよいアプローチにつながるはずです。ぜひ試してみてください。

Column コラム　リアリティオリエンテーションと回想法

認知症の人は、特に初期の段階であれば、ある程度の認知能力をもっており、積極的にアプローチすることで現実を認識することができるという考え方に基づいて取り組まれるオリエンテーションがリアリティオリエンテーション（RO）です。

これには２つのタイプがあります。一つは、認知症の人が起きている間を通して行われる方法（24 時間 RO）、もう一つは、30 分ほどの限られた時間のなかでセッションを行う方法です。

24 時間 RO では、ボードに日にちを記載しておいたり、「おはようございます。今日は寒いですね。いよいよ冬が来たようですね」「今日は３月３日です。３月３日といえばひな祭りですね」などと、会話のなかに季節感のある言葉を入れるようにします。

一方、短時間のセッション形式のものは、認知機能が同じ程度の人たちでグループをつくり、胸に名札をつけ、自己紹介などから始まって、グループメンバーの様子を見ながらボードに今日の日にちや天気を書いたり、地図を使って場所について話をするなど、目に見えるかたちで、時間・場所・人についての情報を提供し、現実の認知を高めてもらいます。

また、リアリティオリエンテーションに並ぶアプローチとして、回想法というものもあります。これは、認知症の人の思い出に意図的に働きかけることで、人生に対する再評価や自己の強化を促し、心理的な安定や記憶力の改善を図るものです。子ども時代、結婚、子育てなどをテーマに、昔の写真などを用いながら本人に語ってもらう方法です。

表19　ケアをしながら記憶・認知をアセスメントする視点

- 話したばかりのことをすぐに確認してくる／同じ話を繰り返す――記憶の障害
- 30分話すうちに、同じフレーズ・質問を何度も繰り返す（繰り返す内容・回数を確認することで経過を追ってアセスメントする）――記憶の障害
- 今日の日時を勘違いしている、あるいはわからない――時間の見当識の障害
- 今いる場所がわからない／迷う――場所の見当識の障害
- 目の前にいる知っているはずの人の名前が出てこない、あるいはわからない――人の見当識の障害
- 寒い日に薄着で出かけようとする／暑い日に厚着で出かけようとする――判断力の低下

2●見当識強化のオリエンテーションを行う

1）人のオリエンテーションをする

初対面の人に囲まれるというのはだれでも緊張します。認知症ではないかと病院を訪れた人は、初めて外来や相談室に入り、見慣れない環境のなかで人一倍緊張しているはずです。また、電車やバスに乗ってきた人は、その道程でいろいろな人に会ったでしょうし、自家用車で来た人も外出の準備や移動のために疲れていると思われます。

このような人と接する場面では、まず、ゆっくりと足を止め、その人に向き合い、自分がだれなのか紹介してください。「こんにちは。わたしは外来看護師の○○と申します」といった具合です。これは認知症の人が相手でなくても、実践していることでしょう。

また、記憶や判断力に問題のない人であれば、服装や様子から、「この人は看護師なんだな」とか、「忙しい時間帯なんだな」「よくわからないから聞いてみよう」と判断ができます。

その人の記憶力や判断力の状況によって異なりますが、認知症初期の段階でも、新しい環境のなかで瞬時に何かを把握しなければならない状況では、時間を要したり、緊張で逃げ出したくなったり、感情をコントロールするのが難しくなることがあります。その人の様子をみながら、初対面の人として当たり前のあいさつをし、看護者である自分の存在をオリエンテーションしてください。

外来などの看護師は、認知症の人に自分が看護師であることを名乗らず、話しかける様子が時折見られます。ユニフォームを着ているので看護師であるこ

とは一目瞭然だと思っているかもしれませんが、認知症の人では、いきなり名前を呼ばれ、親しげに話しかけられたのではびっくりすることもあります。あくまでも相手に合わせることが大切であり、「わたしは看護師です」「保健師の○○です」と何者であるかを明らかにしてから話を始めるようにしてください。

2）場所のオリエンテーションをする

認知症が疑われたり、認知症初期の段階で受診した人が、診察の順番を待つ間に最も起こりやすいのはトイレの失敗です。トイレの場所などは付き添ってきた家族が看護師に聞いたり、自分たちで解決することかもしれませんが、診察カードを出したときなどに、さりげなく本人や家族にトイレの場所を伝えたり、家族が医師と話をしているときなどに、トイレに誘導してみます。

また、検査室に行くなど移動をするような場合は、ただ誘導するのではなく、これからどこへ行くのかを伝えてから誘導するようにします。そうでないと、会って間もない人にどこへ連れられて行くのかと認知症の人は不安になってしまいます。

3）時間のオリエンテーションをする

診察を受けるまではしばらく待たなければならないことがよくあります。このようなときは､待ち時間の目安を伝えます。前の人の受診が長引いたりして、案内した時間より遅れそうな場合は、診療が遅くなっていることや、再度診察までの時間の目安を伝えます。また、診察や検査にかかる時間の目安なども伝えておきます。

3●家族が医療者と話す時間をつくる

診察時に、医師が本人のいないところで家族の話を聞きたいという場合があります。また、家族のなかには、一緒に暮らすうえでの疲労や悩みを医療者に聞いてもらいたいという人もいるでしょう。ただ、これは看護師が単独で何かするというのではなく、医師やソーシャルワーカーなどと他職種と連携して行うことが望ましいものです。

一方で、家族が医師と面談したり、医療者と相談したいというときに、安心して認知症の人から離れていられるような配慮も必要です。また、診察の待ち時間に用を足したり、飲み物を買ってきたいという家族もいます。たとえ２～３分のことでも、認知症の人をおいて離れるのは、家族にしてみれば不安なことです。そのようなときに、看護師から「みていますからどうぞ」と声がかかったら、家族は助かることでしょう。

４●認知症の人の言葉を聴く

外来では、認知症の人の記憶や認知機能の検査はするものの、本人の体験世界を聞かずに診察を終えてしまうことがあります。けれど、認知症の人自身が自分の体験していることを語れる時間をつくることは大切です。

わたしが今取り組んでいる認知症初期の人を対象としたデイサロンでは、「こんなふうに頭が悪くなって切ない」「もの忘れが始まってから、不安がいつもつきまとっている」「立った瞬間に何をしようと思っていたのかわからなくなるので、人に迷惑をかけそうで心配だ」などと、症状に対する思いをゆっくりと語ってくれる人もいれば、「ほかの人には聞けないのですが、アルツハイマーって本当のところどんな病気なんでしょう？」と病気について知りたいというニーズを示す人もいます。また、「実は目がよく見えるときと見えないときがあるんです」と状態を教えてくれる人もいます。そして、こうして語ることで、ほっとした様子を見せたり、自分が次に何をすればよいかが少し見えてきたという人もいます。

認知症の人の口を無理やりこじ開けるようなまねは決してしてはいけません。すべての人が自分の体験を話したいと思っているわけではないでしょうし、話したいときと話したくないときというのもあるでしょう。この場所で、この人になら話せるという心を開ける条件がそろう必要もあります。

わたしがかかわるデイサロンでも、認知症の人がこうした話を始めるまでは時間を必要とします。時間とともに、スタッフがいつでも何でも話していい（あるいは話さなくてもいい）という雰囲気が生まれるように努めた結果、いずれも認知症の人自ら、先ほど紹介したような話を始めたのです。

これまで認知症の人のケアでは、その人のできないところをさりげなく補い、「もの忘れが多くなって……」と認知症の人が言えば、「そんなことないです。大丈夫ですよ」と安心させることを中心にしてきました。このケアはこれからも重要でしょうし、続けていく必要があるでしょう。

でも一方で、「もの忘れが多くなって……」などと話し出す人は、意を決して自分の状態を話そうとしているのだとも感じます。それに対し、「大丈夫ですよ」とこたえたのでは、自分の思いを思い違いだと否定されたような気にはならないでしょうか。「この人に話しても無駄」「わかってくれない」と、せっかく開きかけた心を閉じてしまうこともあり得るでしょう。

当たり前のことですが、認知症と向き合っているのは認知症の人自身です。だからこそ、認知症の人がいつでも自分の思いを語れる場があることが重要なのです。

第2部

認知症のステージ別看護

認知症の経過にはいくつかのステージ（段階）があります。これは認知症の進行に伴うものでもあれば、認知症の人や家族が悩む時期、判断を求められる時期を踏まえたものでもあり、それぞれのステージに応じた対応と、個々の認知症の人やその家族への対応とを組み合わせることで、その人に適した認知症看護が生まれてきます。

第２部では、認知症の人が歩む道を７つのステージに分け、症状・状態、認知症の人や家族の様子、それらを踏まえた看護師の対応についてまとめました。

第1ステージ

認知症の疑い――
不安を覚え、それを打ち消そうとする段階

I　このステージで生じやすい問題

- 物を紛失することが増え、探すことに１日の多くの時間を費やしたり、大切なことを思い出せないことが増える。
- 思い出せないことがストレスとなり、いら立ちや不安が募る。
- 頭重感、不眠、倦怠感、食欲不振、集中力の低下、易疲労など、身体的な変調が現れる。
- 視力や聴力が低下したり、味覚や嗅覚が鈍化したような気になる。
- 身体的な不調が誘因となり、栄養バランスや活動と休息のリズムが乱れる。
- 栄養バランスの乱れや睡眠不足が認知症を悪化させる。
- うつ病と間違われ、抗うつ薬を服用することで症状が悪化する。
- もの忘れの不安を周囲の人に話しても、一笑に付されたり、安易な励ましで済まされ、適切な対応がなされない。
- 診断が確定するまでは公的なサービスを受けることが難しい。
- 病感があっても、それを認めたくない本人と、本人の様子を心配しながらも、記憶違いや間違いを指摘したり正そうとする家族との間で口論やトラブルが生じる。
- 不安や焦燥のために当たり散らしたり、何もせず怠惰な様子を見せることで、本人と家族の間に感情の隔たりが生まれる。

- 家族と口論やトラブルが生じることで、孤独感や孤立感が深まる。
- 身体疾患や合併症の問題で検査・手術を行う際に、混乱したり、つじつまの合わない言動をとることで安全が脅かされる。

II　このステージでの看護

- 認知症の徴候に関するアセスメントを行い、受診に向けて働きかける。
- 記憶や認知機能だけでなく、身体的な不調や不快感の有無をアセスメントする。
- 以前から服用している薬やサプリメントがあれば、名称、効能、飲み方を確認する。
- 生活習慣や生活リズムを知る。
- 認知症が疑われる人・家族と良好な関係を築き、それぞれの思いを聴く。
- 本人と家族の話から、生活のなかで今生じている出来事や認知症のとらえ方、不安などを具体的に把握し、整理する。
- 家族や周囲の人との関係について、本人・家族だけでなく地域の保健師やケアマネジャーなどと連携しながら情報をつなぐ。
- 本人・家族の認知症に関する知識、とらえ方をもとに、認知症や今後起こり得る経過について説明する（ただし、気持ちの整理がついていないときに、大量の情報提供はしない）。
- 身体的不調のために病院で検査や治療を受けるときは、本人をよく知る家族に付き添ってきてもらい、問診などをとおして関係を築く。

1●遅れている認知症の早期対応

認知症を思わせる症状が、生活のなかで頻繁にみられるようになってきたら、他の疾患と同様、早期にそのサインをキャッチし、対応することが重要です。ところが、認知症においては、早期発見と早期対応が十分でないことが多く、

2006年に実施されたアルツハイマー病の家族介護者536人に対する面接調査では、認知症を思わせる初期のサインが現れてから、受診するまでに平均2年かかっていることが報告されています[8)]。

わたしがかかわっている認知症の人の介護相談を振り返っても、受診までに時間がかかっている人が多くいます。「相談に踏み切れなかった」、あるいは「深刻になるとは思わなかった」という声がたくさん聞かれます。また、「今にしてみれば、4～5年前から何となくおかしい気がしていた」と話す人も多くいます。

気になる症状がみられてから4～5年経過している場合、たいてい相談に訪れるのは家族です。「どこかに相談したかったけど、親せきに反対されていた」「反対はされなかったけど、嫁なのに姑の介護が嫌なのかという無言の圧力を感じた」と話した人もいれば、「どうしようもないと思ってあきらめていたけど、このままじゃこちらが死んでしまうと思って……」と切羽詰まった状態でやってきた人もいました。

また、思い切って受診したところ認知症ではないと言われ、そのままでいたところ、今では夜中に歩き回ったり大声を出すようになり、行き場を失って相談に来たという家族もいました。

「おかしい」と感じたらできるだけ早く専門家のもとを訪ねることが望ましいのですが、いくつかあげた声からは、それがなかなかできないことを痛切に感じます。背景にある問題を一つずつ確認しておきましょう。

1）根強い思い込みや偏見

認知症の早期対応が遅れる理由として、認知症に対する思い込みや偏見が根強いことがあげられます。前述の相談者の声もほとんどがその類です。いまだに、認知症とは頭がおかしくなる病気だという誤った認識、ああなったら人間としておしまいという偏見があるのです。また、自分が、あるいは自分の身近な人が認知症になどなるはずがないという、いわば根拠のない思いが受診に対する抵抗を生んでいる場合もあります。

認知症の始まりは、加齢や疲労などによるもの忘れと似ているため、おかしいと感じ、生活に影響が現れ始めても、大したことではないと考えます。認知症、および認知症と深い関係にある老化に対する誤解が絡み合って生じているといえます。

2）孤軍奮闘する家族

この本では再三、介護は家族が担うものという従来の意識が変わりつつあるものの、いまだに、家族が介護するのが当然であり、家のことを第三者に話すなんてもってのほかという意識が払拭しきれていないと述べてきました。これが認知症の早期対応を阻む壁にもなっています。

家族内で協力して介護する態勢ができていればまだよいのですが､特に「嫁」の立場にある人が、孤軍奮闘していることが珍しくありません。専門家に相談したり、保健福祉サービスを活用したいと思っていても、周囲がそれを許さない、あるいはそのように感じさせる雰囲気があるのです。

「嫁なんだから、親の世話をして一人前」「おふくろのことは君に任せる」などとダイレクトに言われた人も多いですが､「えらいわねえ、○子さんは。おばあちゃんは家でみてもらって喜んでいるわ」「やっぱり家でみてあげるのが一番よね」といった、周囲の人の何気ない言葉を聞くと、期待にこたえなければと思ったり、保健福祉サービスの利用など言い出せないと孤軍奮闘してしまうのです。

3）認知症伝説の縛り

認知症や老化については、専門の研究者でさえわからないことだらけです。それなのに､だれもが自分なりの解釈や周囲から得られる一部の情報をもとに、ある種の「認知症伝説」や「老化伝説」「介護伝説」をつくって、それにがんじがらめにされているような気がします。

これは一般の人に限ったことではありません。専門的な知識や経験があるという自負のために､看護師も自縄自縛に陥ってはいないでしょうか。これでは、その人の可能性を信じて看護することなどできるはずがありません。

たとえば、認知症の人は忘れたり理解できず何度も繰り返し聞くのだから、認知症のことを説明しても無駄だという説があります。しかし、認知症の初期は、忘れることはあっても、何もわからないわけではありません。認知症だからという理由で、本人に病状が説明されないとはおかしなものです。

アメリカ・アルツハイマー病協会が300人以上の初期のアルツハイマー病の人の思いをまとめた報告書[9]によると、不満に感じることとして、「親しい友人や家族でさえも、自分たちを劣った人間としてみなしたり、自分たちが適切な診断、治療、ケアにアクセスすることが難しい」「自分のことなのに自分を通り越して家族にのみ説明がなされる」といったことがあがっていました。

また、認知症の人はすぐ忘れてしまうから本人は気楽なのだという説があります。確かに認知症の人は、何度も同じことを繰り返し言っても伝わらなかったり、また、衝撃的な出来事に対してあっけらかんとした様子をみせることもあるので、周りの人にとっては、本当に自分自身のことがわかっているのだろうか、状況を把握しているのだろうかと思えてくることもあります。しかし、細かいことは記憶できなくても、また、無表情なように見えても、その場の雰囲気や他者の視線は届いているのです。

看護師が認知症の人をどうとらえるかによって、認知症の人から受け取るもの、認知症の人へ伝わるものは大きく変わってきます。そのことに気づかず、「本人は気楽」だと思って看護していれば、どんどん認知症の人の可能性を摘み取っていく雑な看護になってしまいます。

事例 Case　認知症の不安を訴えていたEさん

子どもがないまま夫を早くに亡くし、高校で国語の教師として定年まで勤め上げたEさん。定年後は週１日ほどの割合で趣味の茶道を楽しんだり、かつての教え子の訪問を受けたりしながら、のんびりと毎日を過ごしていました。

そんなEさんは68歳を迎えた頃から、自分の思考がよくまとまらないという感じを抱くようになりました。お茶の道具のしまい場所が思い出せなくなったり、手紙を書いていても漢字や表現が思い浮かばないことがあるのです。

不安を覚えたEさんは、こまめにメモをとるようにしました。また、地域のもの忘れ予防講座にも出席しました。

ところが、その講座で講師が黒板に書く様子を見たEさんは、書き順はめちゃくちゃ、時折誤字もあるその板書にびっくり。講義の内容もプリントに書かれていることをボソボソと読み上げる程度です。長年教師をしてきたＥさんは、これでは教わる気になれないし、自分の不安を話す気にもなれないとうんざりし、２回ほど通っただけで行かなくなってしまいました。

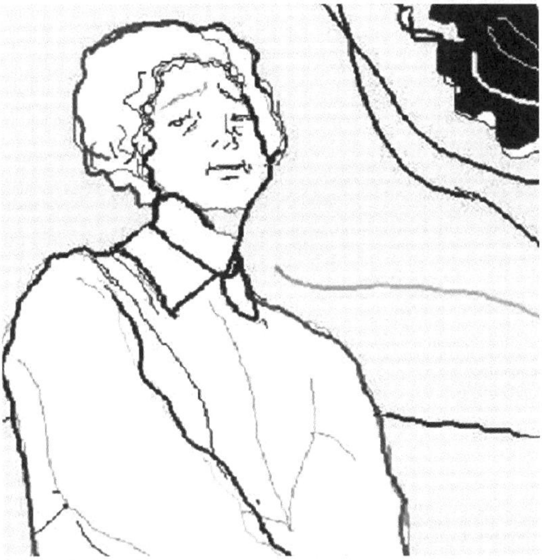

ある時、10年近く前の教え子３人がＥさんの家を訪ねてきました。久々の再会ですが、顔を見れば多少雰囲気が変わっていても、Ｅさんの口からは３人の名前がスラスラと出てきます。

４人で食事をしながら話に花が咲きました。その席上でＥさんは、最近もの忘れが多くて不安なことや、自分なりにメモをとったり予防講座に出かけたことを話しました。昔と変わらない様子に、教え子たちはこぞって、「先生、全然心配いりませんよ」「わたしだってよく忘れます」「メモをとっていれば大丈夫じゃないですか」などと言いました。Ｅさんも「そうね、そうよね」とうれしそうに答えました。

話が一段落したところで、Ｅさんは銀行に勤めている一人に、「ねえ、銀行の預金が勝手になくなるなんてことあるかしら？　久しぶりに記帳したら金額が少ないのよ」と言い出しました。もちろん、勝手に引き出すことなどできません。ほかの２人も交え、キャッシュカードを落としたりしていないかと話し、明日にでも銀行に聞いてみてはどうかということになり、それ以上その話が続くことはありませんでした。

それから半年ほどして、以前訪ねた教え子の一人がスーパーマーケットで偶然にＥさんと出会いました。Ｅさんは以前会った時よりもやせて見えるうえ、義歯も合わないようで、話すたびに義歯が顎から浮き上がります。教え子は、「先生、おやせになったようですけど、お加減でも悪いのですか？」と聞きました。Ｅさんはにこやかに、「心配してくれてありがとうね。でも、夏は食欲が落ちちゃって、たいていこうなのよ」と答えます。ふと以前の預金の話を思い出した教え子が、その後どうなったか尋ねると、Ｅさんの返事は、「え、預金がどうかした……？」とまるで初めて聞いたような様子です。

教え子は「あれ!?」と思い、詳しく話をしたほうがいいだろうかと思いましたが、ちょうどその時、Ｅさんが呼んだタクシーが到着したため、Ｅさんが乗り込むのを見送り、別れました。

それから１年ほど後、Ｅさんは貧血で倒れ、入院しました。入院中に点滴を抜去したり、「学校に行かなければ」と病棟から出て行こうとすることが何回かあり、専門医にみてもらったところ、アルツハイマー病と診断されました。Ｅさんの様子を聞いた教え子たちは、Ｅさんが不安がっていたのに何もできなかったこと、話を詳しく聞かなかったことをたいへん悔やみました。

Ｅさんの事例で残念なのは、Ｅさん自身が不安を覚え、相談も兼ねてもの忘れ予防講座に参加した時、相談に至らなかったことです。看護師や保健師がかかわる最大のチャンスはこの時だったといえるでしょう。相談していれば、Ｅさんが倒れる１年半前から何らかの手が打てたかもしれません。Ｅさんは講師の話し方や板書に嫌気がさしてやめてしまったということですが、Ｅさんはすでに、認知症によって相談することが億劫になっていたのかもしれません。

認知症の初期は、人の話を聞いたり自分が話をするときに、集中しないと解釈しにくくなります。集中すれば理解は可能ですが、大勢の人がいたり、話し声や物音が多い場所では、話を理解するのに大変な労力を要し、それだけに疲労やいら立ちも覚えやすくなります。

看護師はＥさんが参加したような予防講座を主催する立場になることもあります。認知症が疑われる人たちを対象とした催しを開くときは、認知症の人の集中力と疲労の関係を考慮して企画することが大切です。また、開催時には相談できなくても、機会を改めて相談したいというニーズにこたえられるように、電話相談などの場も設け、それを参加者に周知するのも有効でしょう。
また、Ｅさんの様子に、「何となくおかしい」と思いながら、結局何もできなかった教え子たちは、自分を責めることになってしまいました。何となくおかしいと感じた時点で、もう一歩踏み出していれば、違った展開が期待できたことでしょう。
しかし、教え子たちにしてみれば、どこに相談すればよいかわからなかったのかもしれません。地域で認知症らしき症状がみられる人と出会っても、どこへ相談に行けばよいのか知っている人というのは、そう多くないと思われます。地域によっては、保健師や民生委員が定期的に声をかけて回ったり、高齢者クラブ（老人会）のメンバーどうしで訪問活動を行っているところもありますが、個人情報だから、プライバシーに触れるからと、電話連絡網が廃止されたり、あえて近所づき合いをしないようにする風潮さえある時代ですから、相手の生活に一歩踏み込むことになる訪問活動を実施するのも簡単なことではありません。
Ｅさんの受診が遅れたのは非常に残念ですが、教え子のなかの一人は、この時の後悔から、現在認知症サポーターとしてボランティア活動をしています。
看護職は健康ニーズをもつ人に働きかける専門家であること、地域の人をサポートできる存在であることをアピールし、地域の人が健康に関して抱く、「あれ？」「おや？」という思いをすくえるのだということを、その行動をもって示していかなければならないでしょう。看護師個人として活動するとともに、一人ひとりの対象に合った柔軟なサポートができるシステムづくりに看護職が参加していくことも必要です。「来てくれなければ何もできない」というスタンスでは、認知症の人のケアだけでなく、少子高齢化が進む今日、看護職の知識とスキルは発揮できないままになってしまいます。
地域・社会に認知症の定義や具体的な症状に関する知識や認識を広めていくこと、些細な不安を気兼ねなく相談できる存在であること、相談しやすい場をつくることで、看護職が頼れる存在であることを実感してもらい、第１ステージにある人たちのアプローチが、早く適切になされるように取り組む必要があります。

Case 事例　孤軍奮闘の介護で追い詰められたＦさん

もの忘れ相談室を訪れたＦさんの話です。現在38歳になるＦさんは、30歳の時に現在の夫と出会い、33歳で結婚しました。夫は仕事を続けたいというＦさんに特別反対することもなく、結婚後は共働きで二人暮らしをしていました。

ところが、２年前に夫の母親が亡くなったことで、Ｆさん夫婦は残された夫の父親と同居することになりました。義父は過去に患った脳梗塞の後遺症で、生活に支障があったためです。とはいえ、日常生活に介助を必要とするほどでもなく、穏やかな性格の義父とは関係も良好でした。

同居を始めて半年ほどたった頃、Ｆさんは義父がもの忘れをすることに気づきました。しかも、だんだんと頻繁に起こるようになり、１日に何度も日にちや時間を尋ね、不安なためか何かとＦさんの後をついて歩くようになりました。職場では責任ある立場を任されていたＦさんでしたが、義父の介護に専念するため仕事をやめました。義父の介護を厭う気持ちはなかったものの、やりがいのある仕事をやめるのは苦渋の決断でした。

いったん会社はやめたものの、デイサービスやショートステイを利用しながらであれば、非常勤として仕事が続けられるのではないかとＦさんは考えていました。そのことを夫に相談したところ、夫の返事はあまりはっきりしませんでした。

ところが夫と話した翌日、他県で暮らす夫の姉からＦさんに電話がかかってきました。義姉は「Ｆさんがどうしてもっていうならしかたないけど、お父さんを家から追い出すなんてかわいそう」と言いました。この電話でＦさんはサービスの利用を断念し、自分が終日介護することにしたのです。

この時、夫がまともに相談に乗ってくれず、それでいて姉に話したことや、義姉に「お父さんを追い出すなんて」と言われたことは、Ｆさんにとってショックでした。それからは、仕事の分の熱意を介護に当てるつもりで、がむしゃらに父親の介護をしたといいます。

そんなＦさんが相談に訪れたのは、妊娠していることに気づいたためでした。

妊娠・出産は結婚当初から願っていたはずなのですが、それがちっとも喜べないというのです。

わたしは義父の介護のために、好きだった仕事もやめ頑張ってきました。夫は相談してもあまり答えてくれず、義姉は介護の手伝いなんてこれっぽっちもせず、口ばかり出してくる……。わたしの人生って何なんだろうと思うようになりました。

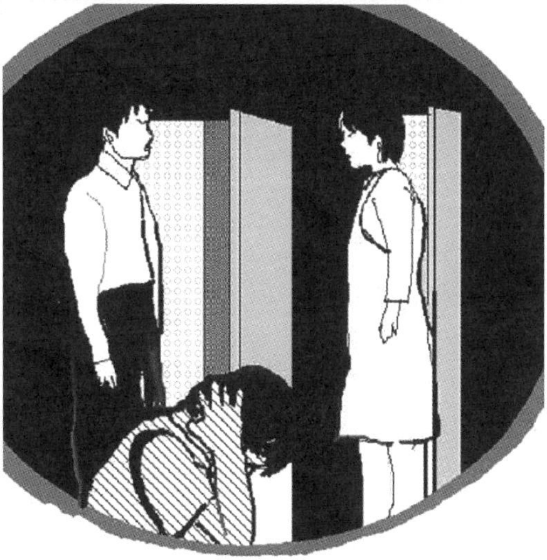

せっかく授かった命だし、子どもが欲しいと思っていたので、産み、育てたいという気持ちもあるんです。でも、最近のわたしは、義父がお茶をこぼしたり下着を汚すと、もう頭がカーッとなって、怒鳴りつけてしまうんです。この間、怒鳴ったら、義父が「怖い、怖い」と小さい子どものように頭に手をやって、わたしにたたかれないように小さくなったんです。ハッとしました。よっぽど怖い、鬼のような顔をしていたんでしょうね。

もう、嫌になってしまいました。わたしのおなかにいる赤ちゃんはこんな鬼のようなわたしの顔や言葉を聞きながら育っているんです。赤ちゃんもかわいそうで……。

Ｆさんの事例で幸いなのは、一人で決断しようとせず、自ら相談室に足を運んでくれたことです。Ｆさんは、介護方法の相談というよりも、自分の気持ちの行き場を探し、妊娠を継続するか否かについてだれかと話したかったようでした。

「これまで一人でよく頑張ってこられましたね」

Ｆさんに、まずこの言葉を伝えました。そして、Ｆさんが感じているように、このままでは、Ｆさんにとっても義父にとっても悪循環であること、サービスを利用することでＦさんと義父ともに、よい状況への展開が期待できることを話しました。

介護を一手に担っているＦさんが倒れでもしたら、夫も周囲も困るはずです。今後の介護の方向性については、今まで介護を続けてきた実績のあるＦさんが主導権を握るべきです。義父の介護について思っていることを夫に話し、介護認定や具体的なサービスの説明などは、相談室の職員が同席し、プロが夫を納得させましょうと伝えました。

妊娠については、「おめでとうございます。わたしは産むことに賛成です」と言いました。義父の介護を頑張ってきたＦさん、危機的状況に陥る前に自分の判断で相談に訪れる聡明なＦさんに宿った赤ちゃんです。ちょっとやそっとのことではくじけない、強く、やさしい子が育っているに違いありません。

もちろん、出産・育児は最終的にはＦさん夫婦が決断することですから、周囲の者の判断や価値観を押しつけるのはよくありません。でも、その人がどうしたいのかをつかみ、できるだけその思いが実現できる方向へサポートするのも看護師の役目です。Ｆさんの場合、さまざまな状況に困難を感じながらも、その根底には子どもを産みたいという思いがあるのですから、困難にしている要因を廃するサポートが必要です。

Ｆさんは夫や義姉と話し合いました。サービスを利用することで期待できる効果や、サービスの具体的な内容は、わたしたちが助っ人として説明し、最終的には円満にサービスの利用を開始することができたのです。

その後、Ｆさんから手紙が届きました。そこには、「あの時、産む決断をして本当によかったと思っています。今は子どもが自分の支えです。義父も落ち着いてきました」とありました。

事例 Case　認知症の初期を見過ごされたGさん

ここは病院の外来です。昼を過ぎた頃、70 歳くらいのおばあさんが現れました。彼女はGさん。糖尿病の血糖コントロールの様子をみるために、定期的に外来を受診しています。

Gさんが受付に出した診察予約カードには、次回の受診日時の欄に「○月 20 日・14 時」と書かれています。ところが今日は○月 10 日。どうやらGさんは、受診日を勘違いしているようです。窓口の看護師が、「受診日は 20 日になっていますよ」と言うと、Gさんは、「まあ、そう。今日じゃなかった？」と言い、あわててカードを確認し、こう言いました。

「あら、間違っていないわ。今日は 20 日でしょ。ほら、ここに 20 日って書いてあるじゃないの」

看護師が「今日は 10 日ですよ」と言うと、Gさんは、「え、本当？　今日は 10 日なのね。やだわ、恥ずかしい」と言い、カードをバッグに戻しました。いまひとつ要領を得ないやりとりでしたが、自分の間違いに気づいたようです。

そのまま帰るのかと思いきや、Gさんは、「ところで、看護師さん……」と話し始めました。「本当に情けなくなっちゃうわ。年をとるとあちこち痛いし……。でもね、ありがたいことに毎日用事はあって忙しいの。これが年寄りにはありがたいのよ」などと、忙しい毎日を送っていることや、バスや電車を乗り継ぐので病院に来るのが大変なことなどを看護師に語り続けます。

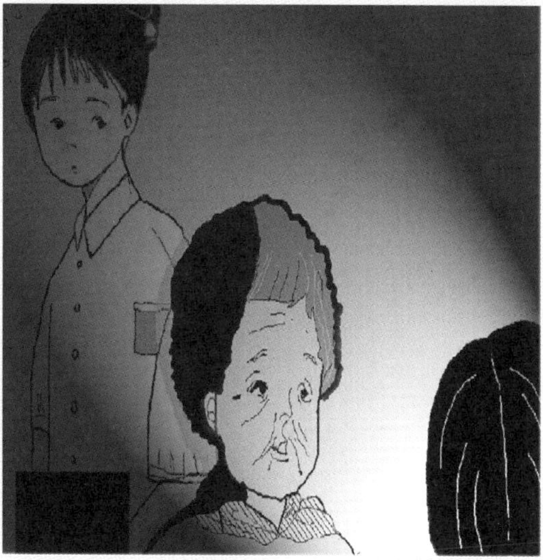

看護師はGさんの様子に不安を覚えました。いつも外来で顔を会わせていますが、ここ最近、様子がおかしいように思えるのです。今日のように、話す内容はつじつまがまったく合っていないというわけではないのですが、口調は落ち着きなく、話題も少しずつずれていくのです。

別の受診者が看護師に質問してきたために、Gさんは話をやめ去っていきました。看護師が大丈夫だろうかと思いながら、後ろ姿を見送っていると、同僚の看護師がやって来て言いました。

「Gさん、最近ちょっと変よね。この間も、診察日間違えて来ていたの。整形外科にもかかってるんだけど、そこでも受診日を勘違いしたみたいだし。それに待っている間も、なんか落ち着きがないのよね……」

どうやらその看護師も、Gさんの様子に不安を感じているようです。しかし、そこで話は途切れ、２人ともそれぞれの仕事に戻っていきました。

患者さんが受診日時を勘違いすることなど病院では日常茶飯事です。しかし、Gさんのように繰り返し間違え、なじみの看護師がGさんの全体的な変化をキャッチしているような状況は、認知症かどうかはともかく、何かの異変が起きているサインだと考えられます。しかも看護師１人でなく、２人が異変を感じているのです。

ただし、Gさんの様子は「なんとなく変」な段階であり、看護師がGさんに、「もの忘れ外来を受診してみましょう」などとストレートに話題にするのは、かなり困難なように思われます。けれど、認知症が何らかの病気によって引き起こされている症状、つまり、痛みや発熱、咳と同じようなものだと考えれば、ここで看護師としてGさんに何らかのアプローチができるでしょう。

たとえば、Gさんが痛みを訴えたり、咳をしている場合、「前回の受診時も痛みを訴えていた」「最近よく咳き込んでいる」ということなら、痛みや咳について本人に聞いたり、よく観察をします。そのうえで、「痛みが続くようなら、○○したほうがいいですよ」などと、Gさんの行動につながるアドバイスをするのではないでしょうか。

認知症が疑われる場合も同じステップを踏みます。もの忘れや勘違いがみられ、何となくおかしいと感じているのであれば、本人とコミュニケーションをとりながら、記憶と認知についてのアセスメントをさりげなく行います。会話のなかで、日にちや時間についての判断があやふやになっていないか、最近の出来事についての記憶はどうかといったことを意識的にみるのです。そのうえでＧさんに対してさらなるアプローチが展開できます。

ところが、看護師はこのあたりのアプローチが苦手、あるいは避けているように感じることがあります。相手を心配しながらも、相手のところに踏み込むことに躊躇するのです。

「何だかおかしい」「認知症かな？」と思いつつ、「老化のせいだ」「もともとそういう性格の人だった」「頑固だからもの忘れ外来の受診なんて受け入れるはずがない」「わたしは認知症専門のスタッフではないから」などと、認知症にかかわる診療科でもないかぎり、おかしいことに気づいていながら、記憶や認知についてのアセスメントをしないまま、「見守っているだけ」ということが多いのではないでしょうか。

特に高齢者の場合は、複数の疾患をもち、いくつかの病院や診療科に長期間にわたってかかることで、定期的に複数の医療者の目に入っているにもかかわらず、認知症の発見の遅れが目立っています。認知症は病気によって引き起こされるのですから､何らかの専門的で積極的なアプローチが必要なはずなのに、気づきや発見はありながらも、それに対して何らアプローチされないでいることが多いのです。

これが痛みや発熱だったらどうでしょうか。そのままにはしないはずです。認知症も症状、状態として現れているのですから、不安を感じたらどんどんアプローチしていくことが大切です。

2●早期受診につながる働きかけ

1）本人や家族と接する機会を増やす

認知症を疑わせる様子がみられても、本人が受診に積極的になれない場合もあります。受け入れてもらうために、まずは関係づくりから始めます。地域や在宅であれば、「血圧を測りにきました」などと、何らかのかたちで認知症が疑われる人や家族と接する機会を多くとるようにします。入院中の患者さんの場合も、訪室回数を増やし、あいさつだけでもよいので、なるべく頻繁に声をかけます。その人にとって、なじみの親近感ある存在になることで、受診の提案を受け入れてもらいやすくなります。

2）本人の記憶・認知能力をさりげなく観察する

認知症が疑われる人と家族が会話している場面に居合わせ、関係をつくりながら、自宅での様子や会話時の話ぶりから、もの忘れの程度を探ります。

看護師から話しかけるときは、本人のもの忘れの様子を知りたいところですが、決して相手を試すような探り方をしてはいけません。ごく自然な会話のなかに、記憶・認知機能を判断する要素を絡めながら、話しぶりやしぐさをていねいに見ます。ポイントの一つは、30分以上会話することです。

病棟などで、長い時間一緒の時間をつくることが難しい場合は、何回かに分けて1日の様子をみていってもよいでしょう。

ごく初期の人との会話の中では「記憶障害は全くみられない」と感じるかと思います。

3）本人の気持ちを聴く

頻繁に顔を合わせることで関係ができてきたことを見計らい、本人が感じていることや心配事の有無・内容を聞いていきます。このとき、あまりことを性急に運ぼうとするのは禁物です。だれでも相手との関係が浅いうちから、自分の思いや考えに踏み込まれるようなアプローチをされては、開きかけた心も閉ざしてしまいます。

いきなり、「もの忘れをしてどうですか？」などと直接過ぎる聞き方もお勧めできません。相手が看護師に期待しているであろうこと、看護師の行動としてイメージしていることを推し量りながら、気持ちに近づいていきます。

4）家族の思いを受け止める

認知症が疑われる場合は、ふだん一緒に暮らしている人から情報を得ることも欠かせません。本人だけでなく家族にも声をかけ、不安な出来事や認知症が疑われる人の生活の様子について具体的に聞きます。

時には、大切な家族の様子がおかしいことで気持ちが動転していたり、同じことを繰り返す姿に腹立たしさを感じているかもしれません。あるいは、育児や仕事を抱えていれば、今後の経過や、だれがどのように介護していくのかといった点で不安が募っていることもあります。認知症が疑われる人の様子を聞くだけでなく、家族の様子にも目を配り、その思いをまるごと受け止めることが必要です。

5）整理しながら家族の話を聴く

家族から話を聞くときは、家族が、認知症が疑われる人を観察して得ている客観的な事実と、起きている出来事に対して感じていることを頭のなかで整理していきます。ひととおり話が終わったところで、実際に生活のなかでどのようなことが起きているか、家族はどのように感じているのかを確認します。そして話を聞きながら、受診時に、医師に伝えるとよい言動などについてアドバイスすると、家族の不安も和らぎます。

事例 Case　ポケットに爪切りを入れている看護師Hさん

認知症ケアユニットに所属している認知症看護のベテランHさん。常々、「病院で待っているだけでは、認知症の人もその家族も救われない」と話し、1か月に数度の割合で地域の保健師と共に認知症が疑われる人の家を訪問しています。受診の必要はないと頑なな高齢者のもとを訪ねることも多く、玄関先で「特別どこも悪くないですから」と笑顔で断られることもしばしばです。

しかし、Hさんはそのくらいであきらめません。何度も足を運んでは、「元気かなと思って顔を見に来ただけですよ」「少しだけ血圧を測らせてください」と声をかけ、話す機会をつくります。玄関先であいさつを交わすことから始め、受診を受け入れてもらうまでになったことも何度かあります。まさに、Hさんの情熱と地域の保健師さんとの強力なタッグがなせる業です。

さて、そんなHさんはいつも爪切りを持ち歩いています。爪切りはHさんにとって、相手との関係を築くための欠かせないパートナーでもあるのです。

ある時、Hさんは仲間の保健師と2人でIさんの家を訪問しました。80歳になるIさんはもの忘れが始まり、あれがないこれがないといっては家の中を一日中探し回っているというのです。一緒に暮らす奥さんはＨさんが探した後片付けをするので大変。病院を受診してもらおうと話しても、「ボケてなんかいない！」「あっちへ行け！」とすごい剣幕で受診を拒むため、手がつけられないとのことです。認知症かどうかはともかくとして、早く何とかしないと奥さんの疲労が心配だということで今日の訪問となったのです。

Ｉさん宅に入ると、確かに奥さんは疲れきった様子です。聞けば、先ほどまでいつものように探しものをし、ようやく落ち着いたところだとか。Ｉさんはブスッとした表情で横を向き、Ｈさんのあいさつにも答えようとしません。他人が家に入ってきたのが気に入らないようです。

同行の保健師が、とりたてて何をしにきたわけではなく、２人が元気かどうか様子を見に来たのだと告げ、ひとまず４人でお茶でも飲もうということになりました。

お茶を飲みながら話しかけると、Ｉさんは相変わらず横を向いたままですが、時折うなずいたりはしてくれます。そのうち、Ｉさんが木工職人で手先が器用だという話題になりました。「Ｉさん、そんな器用な手見せてくれませんか？」と言うと、まんざらでもない様子で、Ｉさんが手を出してくれました。見れば爪が伸び放題です。先ほど、入浴したり着替えをするのを嫌がると奥さんが言っていましたが、清潔に対する意識が払われていない様子です。すかさずＨさんはＩさんに言います。

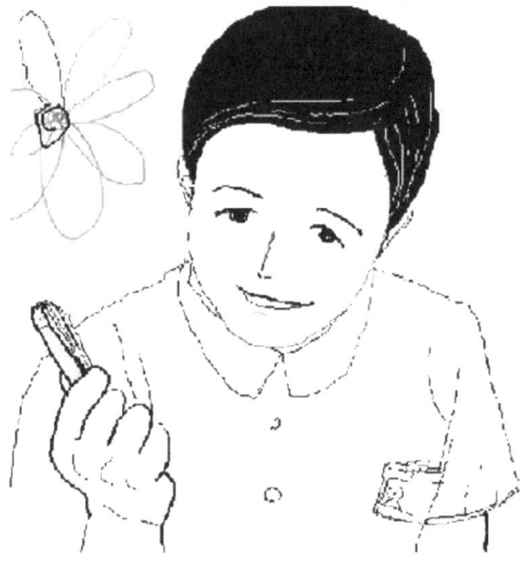

「Ｉさん、せっかくの爪がこれじゃもったいないわ。わたし、爪切り持ってるから切ってあげようか？」

するとＩさんが、「え、切ってくれるのかい。うれしいねえ」と急にニコニコしだしたのです。さっきまでのブスッとした顔とは打って変わって、「久しぶりに人によくしてもらった」と満面の笑顔です。「あんた、名前は何ていうんだ？」「次はいつ来るんだい」と口数も多くなり、これには皆びっくり。これがきっかけとなり、次の訪問でＩさんは受診を承知しました。今回も爪切りがＨさんのアプローチをしっかり助けてくれたようです。

Ｈさんはこう言います。

ケアって、相手がわたしに身を任せてくれるところから始まるものでしょ。そして心地よさを感じてもらえれば、相手と通じ合える。わたしの爪切りを持っているのは、在宅の高齢者は爪のケアがされていないことが多いからなんだけど、この爪切りみたいに、相手との距離をグンと近づけてくれるケアをもって相手とかかわることが大切なんじゃないかしらね。

外出が億劫なためなのか、あるいは認知症と診断されることへの不安からか、認知症が疑われる人のなかには、頑なに受診を拒む人も少なくありません。いくら受診が必要といっても、無理強いするわけにはいきませんし、本人の問題ですから、できるかぎりきちんと話し合い、納得したうえで受診してもらうことが大切です。

思っていた以上に認知症が進んでいたり、不安が強すぎる人の場合は、「もの忘れがあるから病院でみてもらいましょう」という直接的なアプローチに抵抗を示しがちです。特に高齢者のなかには、病院そのものの敷居が高く緊張するから嫌だという人もいます。「健康チェックを受けませんか？」と声をかけてみたり、「心配だから一度みてもらおう」という方向に導くことで、その気になってもらえることもあります。

第2ステージ

認知症の診断——事実を前に動揺し、これからのことを考える段階

I　このステージで生じやすい問題

- 単なるもの忘れではないとわかり、本人も家族も不安が強い。
- 認知症という治らない状態にあることに絶望を感じる。
- 気持ちが安定していないため、医療者の態度によって本人や家族が傷つくことがある。
- 本人が適度にリラックスしていないと、正確なアセスメントにつながらない。
- 社会資源の利用に関する知識に乏しかったり、利用を躊躇することがある。
- 本人・家族は医療者に説明を受けても、具体的なイメージがわかず、何をどうしたらよいかわからない。

II　このステージでの看護

- 必要以上に緊張や不安を抱えずに済むような環境を整える。
- 認知症の人と家族の会話や家族に話を聞くことで、本人への面接・問診ではつかめない記憶・認知機能について知る。
- 不安が生じたときはどこへ連絡すればよいか伝える。

●認知症のために、生活のなかでどのような支障が出ているか確認する。
——どのように1日を過ごしているか。
——基本的ニーズ（特に、睡眠、食事）が満たされているか。
——身体的な苦痛はないか、ある場合はどのような痛みか。
●認知症の人を取り巻く環境を知る
——だれが、いつ、「おかしい」と感じるようになったのか。
——中心となって介護を担う人（担う可能性のある人）、および介護の方針を決める人はだれか。
●認知症の人の思いと家族の思いを確認する。

1●受診時の看護師の役割

認知症が疑われる人とその家族の受診をサポートする場合、看護師は一人で多くの仕事を抱えているため、なかなか思うようにかかわる時間がもてないこともあります。また、病院によっては、認知症か否かの診察は医師が行い、家族の思いやストレスへの対応は心理療法士（心理士）が、介護保険サービスの案内はソーシャルワーカーが行うといったように担当が決められており、看護師がかかわるのは、受診に来た人と家族が待合室で待つ様子を確認し、診察室に呼び入れるときや、診察後に次回の受信日を確認するときくらいしかないというところも多いようです。

受診に訪れたときに看護師が積極的にかかわれるシステムが求められますが、それには外来看護師のマンパワーや勤務体系、また、多職種間での連携のあり方などさまざまな面にまで目を向ける必要があります。これらの改善が強く望まれますが、ここでは限られた機会でもみていける点や、外来で直接接する立場にない看護師にも役立つことを紹介していきます。

2●緊張や不安を和らげる援助

受診に訪れた人は、これから認知症か否かの診断を受けようというのですから、前向きな気持ちでいる人はほとんどいません。待合室で待っている間も、緊張や不安が強い状態にあります。キョロキョロと周囲を見回している人、立ったり座ったりと落ち着きのない人、何度もトイレに行くような人には、一声かけてみてください。場合によっては、カンファレンス用の個室など、他の受診者と離れて落ち着いた場所に誘導し、家族と共に待てるようにすると落ち着けるようです。少しでも緊張がほぐれるようにというちょっとした気遣いですが、これが気持ちを落ち着かせ、ひいては正確な診断につながるとすれば、大きな働きかけだといえます。落ち着いて受診に臨めるように、受診の直前にトイレに行くことを勧める声かけをするといったことも大切な気配りです。

また、認知症の人が落ち着きなくしていると、付き添ってきた家族にしてみれば、トイレや買い物などでそばを離れたくても心配で一人にしておけないということもあるでしょう。そのような様子を察し、用事を済ませる間、しばらくみていることを告げると家族も安心できます。家族の緊張が認知症の人に伝わり、落ち着きのない状態をまねいている可能性もあります。緊張や不安を抱えているのは家族も同じですから、家族への気配りも大切です。

加えて、受診中の医療者の態度も大切です。緊張や不安は認知症の人の意識を過敏にするため、特に意図したわけではない言動を馬鹿にされたように受け取られることもあります。緊張や不安、また馬鹿にされたという思いで医療者への信頼が揺らいでは、自己回答式の認知機能アセスメントスケールなどの結果が正しく表れないこともあります。受診中の言葉づかいや声のトーン、視線の向け方などにも配慮が必要です。

事例 Case　認知機能のアセスメントに憤慨したＪさん

90 歳の男性Ｊさんは、視力がやや遠視がちなものの、老眼鏡をかければ新聞なども支障なく読め、耳の聞こえも十分よい健康自慢のおじいさんです。一昨年、妻を亡くしてから独りで生活していました。

Ｊさんは１か月ほど前、家の庭で転倒してしまいました。幸い骨折などはなかったのですが、それ以後、寝たり起きたりの日々が続いていました。３日前、38 度の高熱を出し寝込んでいるところを訪ねてきたヘルパーが発見し、受診した病院で肺炎と診断され入院となりました。

入院初日の夜、Ｊさんは点滴の管を抜き、ベッド上で仁王立ちになり、「うおー」「わー」と意味不明な言葉で叫びだしました。上半身は裸で、下半身は下着１枚という格好です。

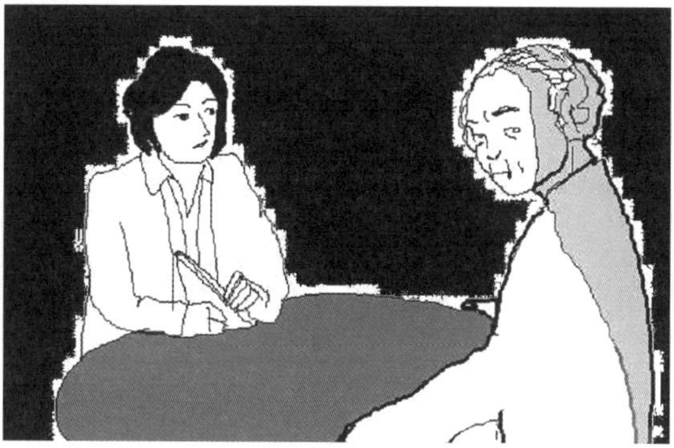

何事かとかけつけた看護師は慌てました。ベッドから転落されては困りますし、Ｊさんの大声で、同室はもちろん周囲の部屋の患者さんも目が覚めてしまったようでした。

こんな出来事があったため、Ｊさんの認知機能のアセスメントが行われることになりました。まずはスケールでの判定です。改訂版長谷川式簡易知能評価スケールをもとに、Ｊさんは「お年はおいくつですか？」「今日は何月何日ですか？」と質問を受けました。

「お年はおいくつだって……。いったい今さら何を聞くんだ？　カルテに書いてあるだろうに！」

Ｊさんは唖然とし、答える気になどなれません。Ｊさんが黙っていると、看護師は同じ質問を繰り返します。しかもこんな話し方で。

「Ｊさぁ〜ん、お・と・し・は・お・い・く・つ・ですかぁ？」

看護師にしてみれば、Ｊさんが聞き取りにくかったのではないかと一言ずつ区切りながら質問したのですが、これがＪさんをさらに憤慨させることになってしまいました。

目の前にいる看護師は30歳代半ばほど。自分の年の半分にも満たない若者に、子どものように扱われ、わからないのが前提のような聞き方をされるなんて我慢なりません。そっちがその気なら、こっちもそれにこたえてやろうと、Ｊさんはすべての質問に対して「わかりません」「知りません」と答えたのです。

Ｊさんの評価は０点になってしまいました。

3●看護の視点からアセスメントする

認知症のサインが現れている人に対しては、検査室で相手と向かい合って認知機能のチェックをすることも大切ですが、何気ない会話を交わすなかから、記憶・認知機能のアセスメントをしたり、認知症に対する不安をとらえることも大切です。「認知症かもしれない」という思いが本人や家族のなかによぎっていても、認知症のイメージが具体化していなかったり、限られた情報だけを鵜呑みにし、不安ばかりが大きくなっていることも考えられるからです。また受診時に、医師に何をどのように話せばよいのかわからずにいることもあります。

相手の不安と認知症、認知症に影響する要素を確実にキャッチすることがこの段階の看護の質に影響します。看護師は、本人や家族が思っていること、感じていることを確認するのはもちろんのこと、睡眠状況や疲労の有無などについても情報収集し、その人の基本的ニーズが満たされているかどうかを把握する必要があります。認知症はその人の基本的ニーズが満たされていないために悪化しているように見えることも多いからです。

4●受診後、言い残したことや聞けなかったことがないか確認する

認知症が疑われる人や家族が受診するにあたり、落ち着いて医師と話ができるようメモなどに話すべきことや聞きたいことを準備しておくとよいことについては、すでに前述しました。しかし、メモを準備していても、実際に医師と向き合うと、言いたいことや聞きたいことをすべて消化できずに終わることもあります。本人や家族にとっても、心残りがありますし、医療者にしてみれば、本人や家族がわざわざ言うほどでもないと思っている事柄が重要なサインを表していることもあります。

認知症の人や家族が言い残しや聞けなかったという思いをもったまま帰宅しなくてよいように、また、余すところなく情報を集めるためにも、受診を終えた時点で、「今日はお話、十分にできましたか？」と声をかけたり、外来で待っている間の様子から、「○○についてはいかがですか？」と具体的に聞いてみてください。

5●付き添ってきた家族の立場を確認する

認知症が疑われる人の受診には、よく家族が付き添ってきます。しかしその家族が、実際に毎日介護していたり、日常生活を共にしているとは限りません。実の娘や息子であっても、独立し、長い間生活を共にしていないと、認知症と思われる症状によって本人がどこに不便を感じているのかはわかりません。むしろ、隣近所の人のほうがよく知っていることもあります。

受診の場に限らず、相談窓口などでも同じことがいえますが、認知症が疑われる人とどのような続柄にある人が付き添っているのかということ以上に、その人が、認知症が疑われる人の生活をどれだけ知っているかどうかを確認したうえで、話を聞くことが大切です。

また、付き添ってきた人がふだんから生活を共にし、主たる介護者の立場にあったとしても、介護サービス利用にあたっての決定権はもっていないこともあります。よくある例が、付き添ってきた主たる介護者が「嫁」の立場にある場合です。

現在のその人の状態を最もよく知っていて、介護サービスについての知識もあり、自身の介護で不足する点や利用したいサービスなどもわかっているのに、周囲の反対に合い、強く主張もできず、状況が一向に進展しないということも少なくありません。

認知症の人の日常の様子を十分把握せずに体面や世間体、自身の思い込みをもとに決定されては、認知症の人に適切なケアがなされなかったり、主たる介護者が大変な思いを続けるだけです。受診の場には、主たる介護者と共に、介護の決定権をもつ人にも同席してもらえるようコーディネートを試みてください。

6●家族に認知症の初期段階に関する情報を伝える

現在、認知症を引き起こす疾患そのものの完治はほとんど望める状況にありません。そのため、認知症の人とその家族が生活のなかで原因疾患とうまくつき合っていく方法を獲得し、また、必要に応じたサービスを利用しながら介護できることが大切です。看護師はこうした面のサポートとして、さまざまな情報やアドバイスを提供することが求められます。

表 20　受診時に家族に確認すること

●本人の生年月日・年齢 ●本人の既往歴、アレルギーの有無 ●本人が現在治療中の疾患 ●本人が服用している薬、過去に服用していた薬* ●聴力、視力 ●介護保険サービスを利用していれば、介護度、利用しているサービス、ケアマネジャーの連絡先 ●最初に「おかしい」と感じたのはいつ頃か ●どのような時に「おかしいな」と感じたか ●最近の様子 ●家族が困っていること、不安なこと ＊薬剤名がわからなければ、薬そのものを持参するか、「おくすり手帳」を持ってきてもらうとよい。

この段階にある本人や家族からよく聞かれるのは、病院では、アルツハイマー病や認知症における脳の変化などは説明してくれるけれど、明日から本人や家族が何をどうしていけばよいかという話はしてくれないというものです。「今のところ治療法はありません」「なるべく今までどおりの生活を続けてください」などと言われるだけでは、病名や認知症というレッテルを貼られに受診したようなもので、今後の生活の希望も指針も得られません。

看護師は、明日からの毎日をどう過ごせばよいかという点について、本人・家族と共に考える必要があります。自分たちの状況に応じた判断ができるように、看護師は本人や家族がおかれている状況や思いを受け止めながら、認知症の症状がどのような影響を及ぼしているかを確認し、本人と家族が知りたいと思っている情報と、医療者側から知らせておくべき情報とを受け入れやすいように伝えてください。

表 20 では、受診時に家族に確認しておきたい項目をあげました。これは言い換えれば、受診までに準備しておくと便利なものだといえます。

7●告知、インフォームドコンセントを支える

1）だれに告知するか

診断によって認知症であることがはっきりした場合、それを本人に伝えるべきかどうか、どの程度伝えるべきか、どのように伝えるべきかという、告知や

インフォームドコンセントに関する問題が生じます。

これまで日本では、本人への告知やインフォームドコンセントはそれほど積極的には行われてきませんでした。理由はいくつかありますが、認知症の人（認知症が疑われる人）が早期に受診することが少なく、ようやく受診する頃には、本人が説明を理解できない段階にまで進んでしまっていることが多かったということも理由の一つです。その他、認知症の専門医が少なく、はっきりとした診断がつきにくかったこと、また、認知症の人には何を言っても無駄だという偏見もあるでしょう。

最近では、早い段階で受診する人も増えてきましたし、認知症に関する理解も徐々に広まってきています。特に、若年期認知症の場合は、本人が積極的に自分の状態を知りたいと自ら告知を望むこともあります。現状では家族と医療者との話にとどまるのがまだまだ主流ですが、がんの告知が本人になされるように変わってきたように、今後、まず家族に告知するという今までの考え方は変化していくものと思われます。

認知症が現れたとなると人生設計を修正する必要が生じます。また、症状が進むにつれ、本人の意思が他者に伝わりづらくなるので、早い段階から、本人が認知症と向き合い、どのように過ごしていきたいかを考え、それを家族など身近な人に伝えていくことが大切ではないでしょうか。もし、早期に診断がつけば、本人が説明を理解し、自分の意思を表明できるのですから、本人抜きで本人の話をするのはおかしいという議論が起こり、本人への告知も促進されると考えられます。

2）どのように告知するか

「告知」とは、診断名をただ伝えるのではなく、「今のあなたはこういう状態です。今後はこういうことが起こります。こういうことが起こる可能性があります」といった具合に、病状経過や予後の説明も含むものです。がんを患う人の病状説明では、SPIKES[10)]（表 21）という 6 つの段階で示したものがよく用いられますが、このように告知・病状説明のあり方に関する真剣な検討が必要であり、その検討は診断する医師だけによらず、看護師を含む多職種が共に行っていくべきです。

いずれにせよ、病名だけを告げるような告知は絶対になされるべきではあり

表 21　SPIKES

Setting（セッティング）	病状説明の第１段階。落ち着いた雰囲気のなかで説明できるように場所・環境を整える。だれがその場に立ち会うかについても決め、立ち会えるよう時間を設定する。会話が双方向になるようにする
Perception（認　識）	病状説明の第２段階。本人が病状や将来の自分についてどう考えているか、理解しているかを知る。本人の不安を緩和し、気持ちを傾聴する
Invitation（確　認）	病状説明の第３段階。本人が何をどの程度知りたいのか確認する。本人が望めばいつでも医療者は情報を提供すること、望まない場合には理由を明らかにし、いつでも情報を共有できることを伝える。
Knowledge（知識）	病状説明の第４段階。医学的情報を提供する
Empathy & Exploration（共感 と 探索）	病状説明の第５段階。本人の感情を受け止め、こたえる。
Summary & Strategy（要約 と 対策）	病状説明の第６段階。これまで話し合ったことを要約し、今後の約束をする。最後に質問がないか確認して終了する。

（氏家幸子監，小松浩子，他編：終末期にある患者の看護，第３版，廣川書店，2006，p.72-73 より引用）

ません。欧米の例ですが、「アルツハイマー病です」と告知された人が自殺を図るということも起きています。きちんとしたサポート、フォローアップがなされることが前提の告知でなければなりません。

3）家族との相談

家族と相談するときは、認知症が記憶や認知機能を障害するだけでなく、アルツハイマー病の場合、進行すれば死に至る病であることについて、家族の準備状態を考慮しながら話さなければなりません。認知症は進行性であること、その過程で本人は不安や恐怖とともにあること、どのような最期を迎えたいのかといったことを周囲に伝えられなくなることなども含めて、医師との連携のもとに伝える必要があります。

しかし、すべてを受診当日に考えるというのは、家族にしたところで無理な話です。家族にとっては、認知症であることが確定しただけでも、心理的なショックは大きいものと想像されます。これに輪をかけるように、一度にさまざまな情報を伝え､選択や意思表示を求めてもよい判断はなされないでしょう。状況は変わっていくものですから、焦らず、しかし頭の片隅で状況に合わせて常に考えていけるようにサポートすることが重要です。たとえば、夜に興奮したり、落ち着かなくなるといった、認知症の悪化や新たな生活上のトラブル徴候が現われたら、電話で相談できるようにしたり、定期的に本人・家族のもとへ顔を出すなどして、早めに認知症の悪化や進行のサインを看護師がキャッチすることで、状況に応じたサポートの土台ができます。

告知の問題は、一人の人間がどのように生き、どのように死を迎えるかということであり、自分のことに関する決定権をだれに委ねたいかを明らかにしていく過程でもあります。

告知するかしないかという二肢択一の議論ではなく、いつ、どこで、どのようなことを、どこまで、本人に伝えるのか、だれがどのように話すのかを家族と医療者､その人のケアにかかわる人との間で話し合っていくことが大切です。

事例 Case　告知されない不満が爆発したＫさん

70歳のＫさん。若い頃から嫁ぎ先の舅と姑､そして夫の介護をしてきました。Ｋさん自身が時に冗談めかして「私の人生は介護人生」と言っていたほど、人のことばかりしてきた人です。面倒見もよく、動くことが苦にならないようで、夫に先立たれた後も地域の役員や近所の雑貨屋の店番などの仕事を進んで引き受けていました。

そんなＫさんが、役員会で出すお茶やお菓子の数を間違えたり、店のお客さんに渡すお釣りの額を間違えたりするようになりました。

「介護、介護で疲れたのかしら。自分のために時間を使えってことかもしれないと思って……」

Ｋさんは友人にはそんなふうに話し、役員や店番の手伝いをやめ、日がな一日、一人暮らしの家で過ごすようになりました。

それから３か月ほどたち、車で１時間ほど離れた所で暮らす娘さんが久しぶりにＫさんを訪ねると、Ｋさんは満足に食事をしていない様子です。動くことを厭わず、小マメな性格だったはずのＫさんが、気分しだいで食べたり食べなかったり、食べたところで出来合いのおかずを少しつまむ程度だというのです。

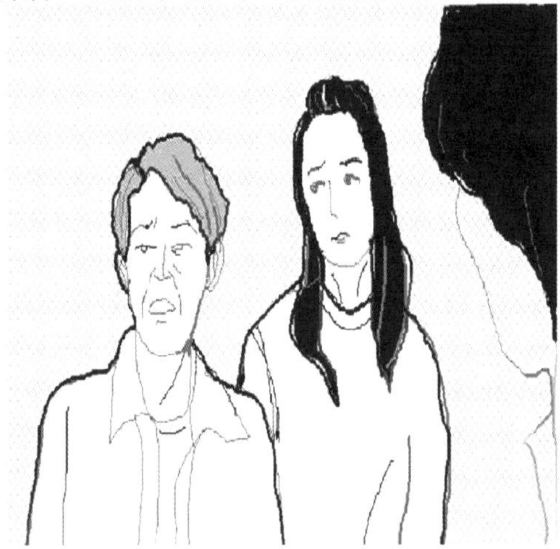

うつ病ではないかと心配になった娘さんは、Ｋさんを連れて病院の精神科を受診しました。受診後、娘さんだけが別室に呼ばれ、Ｋさんにはアルツハイマー病の疑いがあると医師に告げられました。

娘さんがＫさんのもとに戻ると、Ｋさんは「ねえ、母さんどうだった？」と尋ねました。娘さんは、「何だか疲れがたまっているらしいわよ」と言うだけで、詳しい説明はしませんでした。何となく聞けない雰囲気を感じたＫさんはそれ以上聞き返せず、次回の受診の予約をして帰りました。

それ以来、娘さんが毎日のように訪ねてくるようになりました。定期的な受診も娘さんが付き添います。受診のたびに、Ｋさんの頭には、「ただの疲れ過ぎとは思えない」「わたしは何の病気かしら？」という疑問が浮かびましたが確かめることはせずにいました。

そのうち、Ｋさんは娘さんからデイケアの利用を勧められました。あまり気乗りしなかったものの、通うようになってみるとデイケアセンターは居心地がよく、持ち前の世話好きな性格から、ほかの利用者の手伝いをしたり、おしゃべりをしたりと行くのが楽しみになってきました。

デイケアに通うようになって１年ほどたったある朝、Ｋさんと娘さんは大げんかをしました。Ｋさんが一人で散歩に行こうとしたところ、娘さんに「だめ」と言われたことがきっかけです。娘さんにしてみれば、その日のＫさんの言動がどことなく不安定だったため、一人で出歩くのを心配しての言葉でしたが、そんな娘さんにKさんはこんなふうに言いました。

「自分の病気のことも、生活のことも、みんなあなたが決めちゃったじゃない。これはわたしの人生なの！　もう人に支配されるのは嫌なのよ！」

その日のデイケアで、看護師はKさんから娘さんとのけんかの顛末を聞きました。ちょうどその後、Kさんの様子を心配して娘さんから電話がかかってきたので、看護師はKさんから話を聞いたことを伝え、娘さんからも事情を聞きました。

翌日、デイケアを訪れた娘さんは、看護師にこう話しました。

わたし、アルツハイマー病と言われた時点で、母はもう何も一人ではできないんだと決めつけていた気がします。生活を取り仕切って、母のペースを無視していたんですね。わたしも、毎日のように母のもとへ通うのが負担だったんだと思います。でも、それを母のせいにしたくない、しっかり介護しようと思って頑張り過ぎていたんですね。

母は自分の人生を介護に支配されてきた。それが、今度はわたしが母の人生を支配しようとしていたんですね。母ともっと話したいと思います。すみませんが、アルツハイマー病のこと、教えていただけませんか？

Kさんの娘さんのように、認知症の人を思いやっているつもりが、実は相手を傷つけているということもあります。もちろん、認知症の人だれもがKさんのような思いだともいえず、なかには自分のことは親しいだれかに委ねてしまいたいという人もいるでしょう。重要なのは、認知症の人がどんなことを望むのだろうかということを、これまでのその人の生き方などを踏まえながら、かかわるだれもが真剣に考え、その答えに沿って接しつつ修正するという繰り返しを続けることです。

第3ステージ

認知症の初期～中期──認知症と共に生きるために歩みだす段階

Ⅰ　このステージで生じやすい問題

- 環境からの刺激に敏感になり、小さな変化でも混乱する。
- 症状とどうつき合えばよいかわからない。
- 他人に迷惑をかけたり失敗しないようにと、外出を控えたり、保健・福祉サービスを拒む。
- 導入した保健・福祉サービスになじめず、利用するのを嫌がったり疲労を訴えたりする。
- 活動と休息のバランスが乱れたり、身体的苦痛・不快感がある場合に、症状が悪化したように見えたり、周辺症状（BPSD）が強く現われることがある。
- 家族も慣れない介護生活のなかで、認知症に効果的でない対応をしたり、保健・福祉サービスの利用にあたって戸惑うことがある。
- 家族が介護への気負いや不慣れから、疲労したり心理的に追い詰められる。
- 本人・家族ともに、将来について不安がある。
- 保健・福祉サービス提供者との関係が築かれていないと、不安から不信感を抱く。

II　このステージでの看護

- 身体的不快感の有無を確認しながら、基本的ニーズを満たすよう働きかける。
- 人的・物理的環境を刺激としてとらえ、心地よい刺激を提供する。
- 服薬についてのアセスメントを行う。
- 保健・福祉サービスがスムーズに活用できるよう働きかける。
- 介護のしかたや症状出現時の対応について家族・介護者に伝える。
- 家族・介護者がどのような思いを抱え、何に困っているかを明らかにし、疲労やストレスを軽減する。

1●基本的ニーズを満たす

認知症があると、規則的に食事がとれなかったり、そのことで栄養が偏ったり、睡眠が十分にとれないなど、生活リズムの乱れから、基本的ニーズが満たされにくくなります。朝はだるくて起き上がれず、昼近くまでゴロゴロしているという人や、夜中の２時くらいになると目が冴えてきて、不安にかられるという人もいます。

こうした状態にある人たちも、生活リズムが整い、しっかり食事をとることで、肌の色つやがよくなり、発語も増えてきます。その過程を見ていると、まさに劇的な変化です。もちろん、その過程では介護に携わる人々のていねいなかかわりが存在しているのですが、ただやさしく接するとか、相手を思いやるというだけでなく、朝しっかり起き、夜しっかり寝る、栄養バランスのとれたごはんを食べるといった、看護の基礎ともいえる基本的ニードを満たすケアが非常に重要です。

認知症の初期段階は、これまで習慣的に行ってきたことに関しては、周囲の人の声かけなどがあれば自ら行うことが可能です。一方、環境が突然変わったり、新しいことに取り組むとなると混乱しやすいものです。両者の見極めがつかないまま、看護師が誤りがちなのは、その人ができる能力までも奪ってしまうような援助をしてしまうことです。その人ができることは何か、援助を必要としていることは何か、どの程度なら自力でできるのか、どの部分をサポートすればよいのかといった点を見極め、その人のもっている能力を損わないようなケアを行うことが大切な時期です。

認知症の人の看護となると、後述する周辺症状（BPSD）への対応を中心に考えられることが多いのですが、すでに出現している周辺症状への対応とともに、周辺症状を予防するような働きかけも必要です。認知症の初期～中期は、表 22 にあげた項目に基づいてケアを進めることで、周辺症状を極力予防することが可能です。

わたしはこの周辺症状の予防が看護の腕の見せどころだと思っています。実践に活かしながら、互いの経験を蓄積し、情報交換しながら、認知症看護の質の向上に活かしていきたいものです。

表 22　認知症の人のアセスメント

＜アセスメントの視点＞

- 身体状況――バイタルサイン、耳の聴こえ、視力、発熱・便秘・痛み・かゆみの有無・程度、加齢によるホルモンバランスの乱れの有無、易疲労からくる集中力低下の有無
- 服薬の影響（認知機能障害を悪化させるおそれのある薬剤は表 23 参照）
- 睡眠―活動（覚醒）リズム
- 食事・水分摂取量、水分出納バランス
- 抑うつ、妄想、せん妄、焦燥などの有無・頻度・程度
- 神経系のアセスメント（脳の変性疾患による認知症の場合）
- 筋肉の不随意な緊張の有無
- コミュニケーション障害の程度ともっている力
- 家族との関係

＜アセスメントの際に看護師が留意すること＞

- 姿勢、相手との距離
- 声、抑揚のつけ方
- 表情、視線
- 認知症に関する知識
- リラックスを促す環境整備の技術

事例 Case　早寝早起きすることで笑顔が蘇ったＬさん

74歳のＬさんは夫と二人暮らし。２人の娘は結婚し遠方に住んでいます。Ｌさんは好きな手芸や料理を楽しむ毎日。家の中は手作りの小物で美しく飾り、食卓には夫の健康を気遣った手作りの料理を並べていました。

ところが、半年ほど前からＬさんは不眠と頭痛に悩まされるようになりました。特に朝はひどくて、起きようにも起きられません。かかりつけの近所のクリニックを受診し、睡眠薬と頭痛薬をもらったものの、薬を飲むのは何となく抵抗があり、飲まずにいました。

そうこうするうちに身体全体がだるく重くなり、一日中ベッドで横になって過ごす日が続きました。夫は「今まで頑張りすぎたんだな」と文句も言わず、Ｌさんの様子を気遣ってくれました。しかし、寝込むようになってからというもの、ますます身体が重く感じられるのです。さらに、口の周囲がしびれるような感じもあり、気持ちも沈みがちになりました。ボーッとして心ここにあらずのような状態も多くなりました。以前の、笑顔で家中のことをテキパキとこなしていたＬさんが想像できないような姿に、夫はさすがに心配になり、離れて暮らす娘たちに来てもらいました。

Ｌさんの様子を見た娘たちも、「明るくてテキパキしていて太陽のようだったお母さんがこんなふうになるなんて……」とショックを隠しきれない様子です。とにかく病院でみてもらおうと、かかりつけ医に紹介状を書いてもらい、地域の総合病院を受診しました。病院では、心療内科、神経内科、精神科と受診した結果、最終的にアルツハイマー病と診断されました。

診断を受けて、Ｌさんも含めて家族で話し合った結果、夫が介護全般を引き受けるのは心配であり、娘たちも頻繁に様子を見に来ることは困難なため、Ｌさんはグループホームに入居することになりました。

グループホームに入居してからも、Ｌさんはだるさや頭痛を訴え、一日中横になっている日々が続きました。食事も気が向いたときにとるだけで、何も食べずに過ごす日もあります。聞けば、最近は家でもそうだったとか。

そこで看護師は、Ｌさんと共に生活を整える計画を立てました。睡眠については、二度寝をしてもいいから、朝とにかく目を覚ますこと。また、夜間しっかり休むことの大切さと、睡眠薬も処方どおりに飲めば怖くないことをＬさんと夫に理解してもらい、眠れないときには我慢せず飲むことにしました。

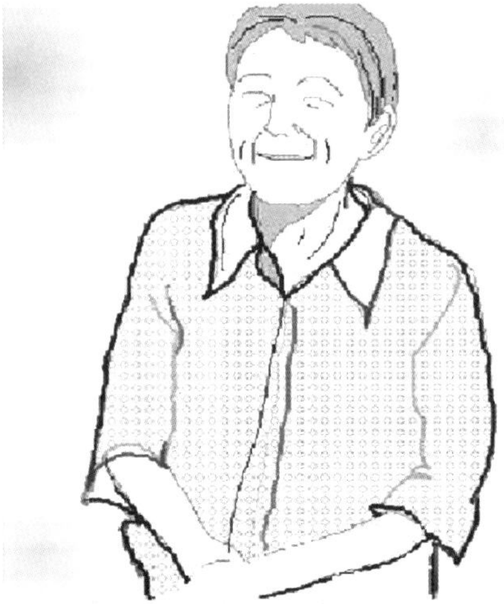

食事については、通常は食堂でみんなそろって食べることにしていますが、部屋の中で食べてもよいことにしました。朝ベッドから出られないというときは、ベッド上で起き上がっておにぎりを食べ、身体を目覚めさせるようにしました。

計画が始まって３か月弱。Ｌさんは徐々に、ベッドから出て食堂を兼ねたリビングに出てくる回数が増えてきました。リビングに出てくると、ほかの入居者とのおしゃべりが始まり、それほどだるそうな様子もみられません。そのうち、入居者と共に庭の花を楽しんだり、時には散歩もするようになりました。外を歩くようになると食欲が出て、夜も睡眠薬なしで眠れるようになってきました。頭痛は時折残るものの、乏しかった表情も柔らかくなり、また、他者からの働きかけへの反応も速くなりました。久々に尋ねてきた娘たちが、その変わりぶりにびっくりするまでになっていたのです。

認知症の人にかかわった場合に限らず、Ｌさんの経過と同様の経験に思い当たるという看護師も多いのではないでしょうか。

日常生活で当たり前のことをすること。これは一見すると、大して労なくできることのようですが、いったん日常生活のリズムを崩し、当たり前のことが継続できなくなった人にとって、もとの「当たり前」に戻るのはなかなか困難なことなのです。しかも、認知症など何らかの症状や疾患を抱えている人にとっては、自分が望んで生活リズムを乱しているのではなく、当たり前のことが当たり前にできないようになっていく症状や疾患とともにあるのですからなおさらです。

認知症の人の基本的ニーズを満たす援助で看護師に必要とされるのは、その人の「今」の様子を見極め、できない部分（障害されている部分）とできる部分（していないけれど実際にはできそうな部分）を考え、無理なくステップアップが図れるよう働きかけることです。

Ｌさんの場合、「朝７時に起きて食堂でごはんを食べる」という目標を立てたのでは、働きかけは成功しなかったかもしれません。ベッドの上でもいいから目を開ける、部屋の中ででおにぎり１つでもいいから食べる、こういった手の届く目標をＬさんと相談しながら少しずつ広げていくところに認知症看護の醍醐味があるのです。

２●身体的な苦痛や不快感を取り除く

身体的な苦痛や不快感は、認知症を一過性に悪化させます。そのため、初期の段階にあるはずの人に、まるで中期の段階のような症状が現れ、周辺症状（BPSD）を引き起こすことがあります。

認知症の人の場合、脳の萎縮とともに、運動機能や嚥下機能など日常生活に必要な動きに問題が現れるため、身体面のアセスメントを行い、苦痛や不快感があれば取り除く必要があります。特に苦痛や不快感に結びつきやすい身体的な問題としては、便秘、脱水、栄養不良、感染症、瘙痒感、圧迫、痛み、疲労などがあります。

３●人的・物理的環境からの心地よい刺激を与える

人は環境から音や光などの刺激を受け取り、それを脳のなかで整理し、自分にとって興味あるもの、大切なものは記憶として蓄えます（入力）。そして、刺激を受け取ったことを言葉や表情、しぐさ、態度として表現します（出力）。ところが認知症の人の場合は、その一連の過程で問題が生じます（図５）。

まず、刺激をとらえる能力の変化があります。視力の低下や耳の聴こえなどに問題はないのに、脳のなかで環境をとらえる力が変化し、音や光が強い刺激に感じられたり、景色がゆがむように感じられることがあるといいます。

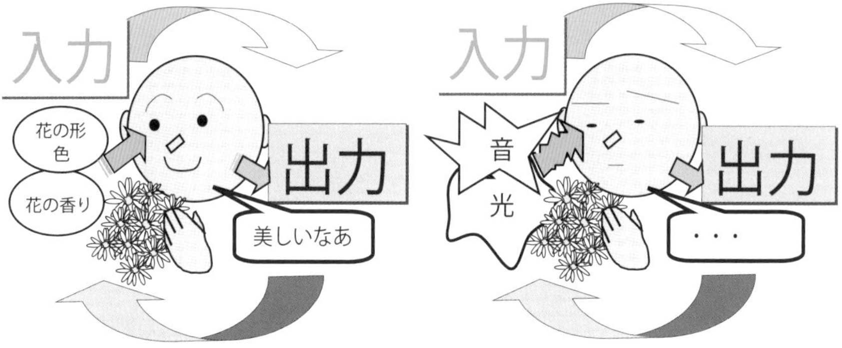

脳は環境の刺激を入力し、それを脳で解釈・処理し、言葉、表情、しぐさ、態度などで出力することを繰り返している。認知症の人は、この刺激の入力→解釈・処理→出力に障害が起きている。

図5　脳への入力・脳からの出力

具体的な例としては、人の話し声やBGMなどが以前よりも耳障りに感じられたり、ほかの人にしてみれば何でもないような光が眩しかったり、平らな場所で足がすくんだりすることがあるといいます。また、だれかと話をしているときに、メモをめくった音が相手の話し声と同じくらい大きな音、あるいは同じくらい注目すべき音のように聞こえ、そちらに気をとられて話に集中できなくなったり、さらには、自分のいる場所が非常に頼りなく感じられることもあるようです。人によっては、何度も眼科に行って眼鏡の度数を合わせても、目が霞んで見えづらく感じることがあったといいます。エレベーターで下りるときにめまいがしたり、とにかく通常の生活を送るなかで受ける環境からの刺激が自分のなかに激しく迫ってくるように感じるという人もいます。

わたしたちも体調が悪いときに、部屋の温度変化や食物のにおい、人の話し声など、いつもは感じない環境のちょっとした変化に敏感になることがありますが、認知症の人は環境からの刺激を受け取って解釈し、反応するという一連の過程が障害されているのですから、周囲の人にしてみればごく自然な環境が脅威になり得るのです。

そこで看護師には、刺激が心地よいものになるよう働きかけることが必要となるわけであり、具体的な方法を以下に述べます。

1）聞く刺激

①刺激を受け取る能力を確認する

- 耳垢の有無――高齢者では時折、耳垢がたまっているために、聞こえが悪くなっていることもあります。耳の聞こえが悪いと感じるようなことがあれば、まずは耳垢の有無を確認します。
- 会話時のしぐさ――話を聞くときに身体を片側に傾けたり、聞き直すときにどちらかの耳に手を当てて聞こうとしたりしていれば、聞こえに左右差があるせいかもしれないので聴力のアセスメントを行います。
- 声の大きさ――耳の聞こえが悪い人はつい自分の声が大きくなりがちです。ふだんの声の大きさを確認してみてください。家族などから情報を得ることもできますが、たとえ同居していても、感覚器については家族もあまり意識してみていないことが多いので確認することが大切です。
- 自助具の使用――認知症が現れると、補聴器などの自助具を適切に使ったり管理することができなくなることがあります。補聴器を使用している人の場合、きちんと耳にセットされているか、補聴器そのものの電池が切れていないか、汚れが付着したままになってないかといった点を確認します。補聴器の調子が悪い場合は助聴器（もしもしフォン®など、図6）を介して話す方法も効果的です。

②受け取りやすい刺激を送る

- 話しかける声――高齢者の場合は特に高い音を聞き取るのが難しくなるので、低めの声で話すよう心がけます。また、話す速さも意識的にゆっくりとし、発声もはっきりさせましょう。
- 話しかける位置――耳からの刺激を受け取る力が低下しているぶんを視覚で補っている人もいます。相手から顔が

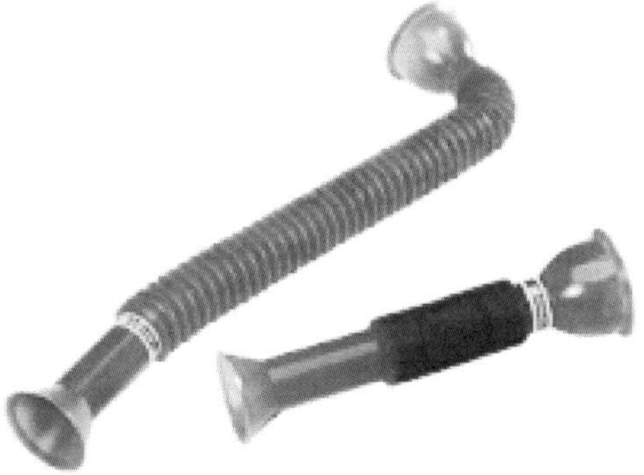

図6　助聴器（もしもしフォン®）

はっきり見える位置、口の動きが見える位置で話しかけます。

- 話す場所——人ごみやBGMの流れている所、テレビがついているような所で話すのは不適切です。また、冷蔵庫のモーター音やエアコンの駆動音などに注意がそがれることもあるので、そうしたものの音がない所を選びます。
- 音のコントロール——音がまったくない静寂のなかでは、かえって刺激がなく不安になることもあるので、静まりかえった所に認知症の人を一人にしておくのは避けてください。聞こえなければならない音が聞こえるように音量をコントロールし、ふだんから聞き慣れている音が邪魔にならない程度にあるようにします。

2）見る刺激

①刺激を受け取る能力を確認する

- 病気や障害の有無——高齢になると一般的に視力が減退しますが、白内障や緑内障をはじめとした視力にかかわる病気も起こりやすくなります。視力を妨げる疾患や障害の有無を確認します。
- 視覚を利用する習慣——認知症が現れると何かに集中することが難しくなります。たとえば、これまで新聞を毎日読んでいた人が読まなくなったとき、視力が減退して読みにくくなったためかと思っていたら、実際は認知症のためだったということもあるのです。新聞や雑誌を読んだり、テレビを見るときの動作、読書などの習慣の有無について認知症の人や家族に確認し、以前と現在の状態を把握することはケアを展開するうえで非常に役立ちます。
- 老眼鏡使用の有無——日ごろの老眼鏡使用の有無とともに、どのような使い方をしているかもみます。眼鏡をかけているのに、新聞や本を読みづらそうにしていないかといった点も観察します。
- アイチャート（視力表）によるアセスメント——通常、視力表を用いたアセスメントはランドルト環や数字・文字の描かれた視力表を使います。アイチャートを用いることができない場合は、生活上の不便さを知るために、本人に新聞や本など身近にあるものを見せて一緒に読んだり、読むのを聞いてみます。留意点は、視力が低下して読めないのか文字がわからないのかを確認することです。
- 視野のアセスメント——60cm離れ、向き合って椅子に座り、目の高さを合わせます。看護師が右目を右手で覆ったら、認知症の人は左目を左手で覆うという具合に、鏡像のように同じ動作してもらいます。また、看護師が中央・上下・左右・鼻の横に自分の手を動かし、その手の動きを認知症の人に追ってもらいます。生活のなかでのアセスメントでは、食事のときにテーブル上の片側の皿にだけ手をつけなかったり、文字や絵を書くときに上下左右いずれかに片寄るようなときに、視野が狭まっていることを疑います。

②受け取りやすい刺激を送る

- 掲示物の工夫——認知症の人の生活の場では、「○○さんの部屋はここです」「トイレはここです」といった具合に、わかりやすく場所を表示することがよくあります。文字で示すだけでなく、時にはボンボンを吊るしたり、花飾りをつけたり、絵で示すこともあります。これらは認知症の人にとって手助けとなるものですが、これらは、ただあるだけで認知症の人が認識できるというものではありません。文字の大きさ・色、壁の色とのコントラスト、見やすい位置など認知症の人の関心を引くように掲示します。
- カレンダーの利用——日にちや時間が混乱するような場合は、何か用事があればカレンダーに大きく目立つような印をつけておくというのもよいでしょう。ただし、カレンダーを用いる場合は1年が1枚に収まっているものでなく、1か月が1枚ずつ収まっているものにしたほうが混乱を防ぐことができます。また、日にちの感覚をもってもらうために、寝る前にその日をマジックなどで塗っていくといった利用法もあります。
- 物の置き場所——よく使うもの、近いうちに使うものは、手に取りやすく、置きやすい場所に置いておくことが原則です。また、物にはその人専用のマーク（特に、刺繍などで美しく飾ったもの、他の人にうらやましがられるようなものがよいようです）をつけておくのもよいでしょう。病院でもらうパンフレットや検査の説明などは、透明なクリアフォルダなどに保存し、何が入っているのかわかりやすくするのも一つのアイデアです
- 情報の伝え方——せっかくの掲示物もあまり多かったり、位置が悪いと裏目に出ることがあります。認知症の人は、刺激を受け取って整理することが苦手になるので、刺激は多すぎても少なすぎても混乱のもとになります。同じ場所に複数の掲示物がないようにし、配置も目の高さや視線のやり場を考慮

します。また、一つの掲示物に複数の情報が入っていると、文字を追うことはできても内容が理解できなくなることがあるので、内容は１文に１つにするようにしてください。

例：○　明日は茶話会があります。午後３時から開催します。１階の和室で行います

×　明日の午後３時から１階の和室にて茶話会を開催します。

3）触れる刺激

①刺激を受け取る能力を確認する

- 触覚のアセスメント――眼を閉じてもらい身体に触れ、触れた場所がわかるか、左右差はないかを確認します。また、手足の震えやしびれ、痛みの有無、身体が動きづらく感じることがないかどうか聞きます。皮膚の傷、乾燥の有無なども見ます。

②受け取りやすい刺激を送る

- ケアとしてのタッチ――認知症の人に触れることを介したケアの研究は盛んです。セラピューティックタッチといって手をかざすようにするものや、通常のタッチング、マッサージなども含めていろいろと行われていますが、ここでお勧めしたいのは、アロマストロークという方法を用いたケアです（コラム参照)。また、スウェーデンでは、タクティールケアと呼ばれるものがあり、認知症の人にやさしく触れることでオキシトシンの分泌を促し、不安感や恐怖感が緩和できるという実践例が多く発表されています。人の脳は、他人からやさしく触れられることで、自分が大切に思われていることや、自分の身体と相手の身体を認識するので、心地よく触れる刺激は効果的に働くと思われます。看護師はケアのなかで自然と相手に触れることが多くなるので、触れることで心地よい刺激を与える技術が高まることで、認知症ケアの質が向上していくことが期待されます。
- 触れる場所――認知症の人からよく見える位置に入ります。背後から触れたのでは、驚いたり不安に思うおそれがあるので、必ず見える位置から触れます。相手との感情的な距離にもよりますが、触れることだけが目的である場合、触れる部位は頭部や肩などよりも、触れられたくない場合に拒否しやすい手や前腕や足がよいようです。

Column コラム　アロマストローク

アロマストロークとは、好みの香りのアロマオイルを皮膚に塗りながら、ゆっくりとなでるように手足から徐々に触れる方法です。「揉む」というよりも、オイルを滑らすようにして、皮膚に浸透させるようにやさしく行います。なお、オイルを使用する前にパッチテストをしておく必要があります。

現在、わたしは、自分のかかわるデイサロンやグループホームでこの方法を取り入れています。血圧や脈拍、筋肉の硬度や唾液によるストレス測定などの指標を用いて効果をみてみると、アルツハイマー病、ピック病と診断された女性の不安やいら立ちの軽減に効果があるようです。

また、興味深いのは認知症の人に好きな香りを選んでもらうときです。「お任せします」という人もいますが、バラの香りの入ったオイルを選ぶ人がかなり多くいます。バラの甘い香りの成分が何か働きかけるのかもしれません。まだ研究を重ねる必要がありますが、皮膚、および臭覚への刺激は脳を活性・安定させる可能性が期待できる分野だと感じています。

- 触れ方——相手が痛みなどをもっていないことを確認したうえで、そっとゆっくり触れるようにします。ガサガサの手で、ゴシゴシとこするように触れたり、グイグイと強い力で触れるのは認知症の人に限らず不快なので気をつけます。事前に手を温めておくことも大切です。

4）においの刺激

①刺激を受け取る能力を確認する

- 嗅覚のアセスメント——アセスメントを行う場合は、コーヒーの香りやオレンジの香りなど、特徴のある香り、あるいは生活のなかでよくある香りを３つ用意し、綿や綿棒につけて認知症の人にかいでもらいます。何の香りが当てられれば、認知機能もかなり保たれていると考えられます。何の香りか答えられない場合は、「香ばしい香り」とか「甘い香り」などと香りの感じを答えられるかをみます。また、３つのうち２つを同じ香りにし、それぞれが同じか違うかを当ててもらいます。用いる香りは、特徴的な香りや生活のなかで一般的な香りにします。

②受け取りやすい刺激を送る

- アロマケア――本人が好む香りをティッシュペーパーや綿に含ませてそばに置く方法や、お湯を張ったベースンや皿、芳香浴用の器にアロマオイルを1～2滴垂らして使います。実施時の注意事項としては、アロマオイルを使用する場合、オイルにはそれぞれ作用（たとえばローズマリーであれば血圧上昇作用）があるので、それを確認することです。また、間違ってオイルを口にしたりしないように、置く場所や本人のコンディションを確認してから実施するようにしましょう。認知機能の低下と嗅覚の低下には関係があるという研究[11)]があります。香りは鼻の奥の嗅上皮に達し、信号として嗅神経を介して脳へと伝わり、精神的・生理的に作用します。まだ、検証が必要ですが、臭覚に刺激を与えることで、認知機能に働きかけられる可能性があるかもしれません。

4●休息をとり、気分転換を図れるようにする

認知症の人は相手の言っていることを理解したり、自分が言いたいことを相手に伝えるのに多大なエネルギーを要します。そのため疲れやすくなり、その疲れがたまることで、できるはずのことがうまくできなくなったり、ともすれば、相手を非難したり攻撃的になったりもします。

認知症の人のもてる力を十分に活かしてもらうためには、無理をさせないようにすることが大切です。そのため活動量は適度にし、活動と活動の合間に少し横になったり、気分転換に、首を回したり手足の曲げ伸ばしといった軽いエクササイズを勧めてみてください。

5●定期的に診察や健康チェックを受けられるようにする

これまで、認知症の人が病院にかかるのは、診断をつけるときと症状が悪化したとき、身体合併症が出たときくらいでした。治療法がないのだから病院を受診したところで何もならないというわけで、認知症と診断された時点で病院との縁は切れてしまっていたのです。

しかし、認知症の人への働きかけは診断がついたときこそが始まりです。認知症の初期は生活上の不便が現れますが、前述したように基本的なニーズを満たし、人的・物理的環境からの刺激を整えることで、出現を抑えたり引き延ば

すことが可能です。そのため、定期的に受診することで経過を追って診察したり、健康チェックを受けられるようにすることが大切なのです。現病歴や合併症のある人は、それらが悪化・進行していないかをみていきます。また、特に問題がない人の場合は、バイタルサインの測定や体重チェックを中心に行います。医師の診察を受けるのは、１～２か月に１回くらいのペースでよいでしょう。受診を意味あるものにするためには、看護師と医師の連携も重要です。

一方、身体状況の悪化は認知症の悪化に直結するため、健康チェックは１か月に１回は行うようにしたいものです。健康チェックはまさに看護師の出番ですから、はりきって行いたいところです。

このような受診や健康チェックの場は、認知症の人や家族が、日常生活上の困難、疑問や思いを吐露する場としても大切なものですから、付き添ってきた家族の様子に目を向けることも忘れないでください。

6●もっている能力をアセスメントし働きかける

認知症の人の看護においては、認知症の人が失った能力を補うだけでなく、もっている力に焦点を当て、それを維持・強化する働きかけが望まれます。とはいうものの、これまでその人が当然のようにできていたことができなくなると、どうしてもできないところにばかり目が向いてしまいがちです。

しかし、認知症の人をよく観察し、その人とかかわっていくなかでは、たくさんの発見があります。能力は繰り返し使っていないと失われていき、廃用性症候群と呼ばれる状況に陥ります。もし、わたしたち看護師が、その人がもっている能力を知ろうとせずに、能力を肩代わりしていたらどうなるでしょうか。それは援助しているのでなく、認知症の人からせっかく使える力を奪っていることになります。

だからこそ、できない部分を見て、それを補うための看護計画を立てるだけでなく、もっている能力を探し、それをどう活かせるかという問題意識のもとに看護の方向性を見出したいものです。

この取り組みは、声かけ一つにも現れます。認知症が進行すると、自分の身体がどこに位置しているのか判断する力が失われ、左右の区別がつかなくなることもありますが、初期の段階ではたいてい左右の感覚が保たれています。左右の感覚が保たれていれば、どこかへ誘導する場合も、「あっちへ行きましょう」

と言うよりも、「左に行きましょう」「右に曲がってください」と左右を示すようにしてください。そうすることで、継続的に左右の感覚を刺激することができます。

参考までに、図7に文献と事例研究をもとにまとめた、認知症の進行と認知症の人がもっている能力との関係を示しておきます。

7●他者と接する機会をつくる

認知症の初期では、その人が疲れない程度に人とつき合えるような機会を定期的につくることが望ましいとされています。脳は人とのコミュニケーションから多くのものを受け取ります。初期の段階は言語能力も保たれていることが多いので、この力を埋もれさせないためにも、他者とコミュニケーションをとる機会は重要です。

ただし気をつけたいのは、他者といってもだれでもいいわけではないということです。認知症の人をゆったりと受け止めてくれる環境のなかで、似たような雰囲気や思いをもつ仲間や、その人の状態を理解している人と過ごすことが

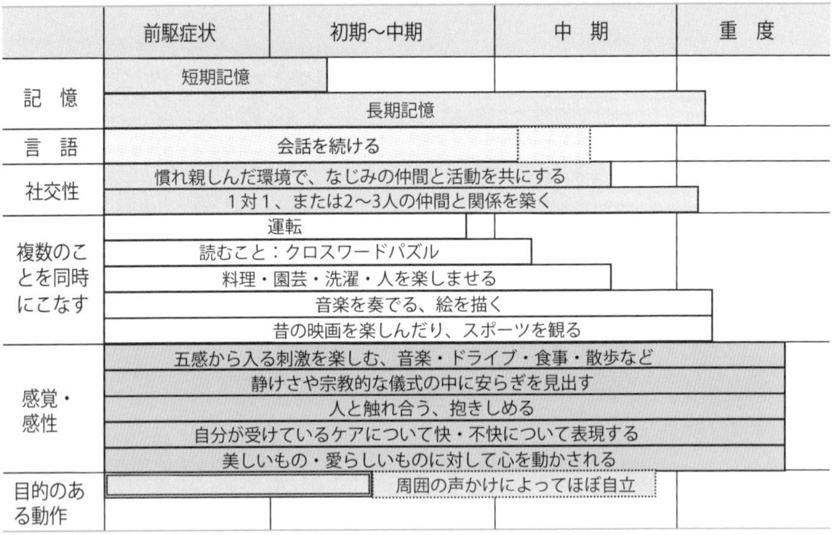

※点線部は個人差が大きい。

図7　認知症の進行ともっている能力

お勧めです。

8●家族の誤解や感情のもつれを修正する

認知症の人について大きく誤解されている認識の一つに、「本人は忘れてしまうから気楽なんだ」というものがあります。しかし、決してそんなことはありません。とりわけ初期の認知症の人は、物事を十分に感じたり考えたりする能力が保たれていることが多いので、物事を忘れることへの不安や恐怖をひしひしと感じています。記憶がつながらないために、周囲の人は本人は何もわかっていないと思うかもしれませんが、ちゃんと感じているのです。

身近で生活を共にする家族が認知症の人のことを誤解していたらどうでしょうか。本人の気持ちは深く傷つくでしょうし、もっている力を奪ってしまうことになります。看護師は、家族が認知症に関して誤解していることがあれば修正し、正しい知識と接し方を伝えていくことが重要です。

事例 Case　家族の気持ちのもつれと誤解に苦しんだMさん

アルツハイマー病と診断された66歳のMさん。若い頃、イギリスに住んだ経験もあるというMさんは、アールグレイの紅茶とクッキーでのティータイムを愛する品のあるすてきな女性です。もともと前向きな性格だったというMさんは、認知症の診断がついてすぐ、夫の勧めもあり、少しでも記憶や認知機能を維持したいとデイケアに通い始めました。

デイケア初日。Mさんはほかの利用者の様子を見ながら、「あの人は、どこが悪くて来てるの？」といった具合に看護師に尋ねます。自分のことも、「わたしは頭が悪くなったからデイケアに通っているのよね？」とスタッフに確認するように、まじめながらもごく明るい表情で言うので、スタッフは、「頭が『悪くなったから』ではなくて、『ならないように』というほうが正しいですよ」と答えました。Mさんは「そう、そうね。それが正しいわね」と少し笑い、以後はデイケアのプログラムに積極的に参加していました。

ある日、昼食後にMさんの好きな紅茶を出したところ、Mさんは「まあ、うれしいわ。これ、アールグレイでしょ？　香りがいいもの。看護師さん、気が利くわね」と言い、おいしそうに紅茶を飲みました。

このデイケアセンターでは、昼食が終わると、みんな横になって少し昼寝をするのが習慣です。Ｍさんは横にはならず、ソファでうとうとしたり雑誌を読んだりするのが常なのですが、その日のＭさんは朝から何となくため息が多く、元気がなさそうだったので、スタッフ間で相談し、紅茶を出してみたのです。

Ｍさんに「お味はいかがですか？」と尋ねると、「とてもおいしいわ」と笑顔を見せます。しばらくして、Ｍさんが話しだしました。

「わたしねえ、今日も夫とけんかしてきちゃったの」

「けんかですか？　いつもとても仲がよいのに」と看護師が言うと、「そうねえ。大恋愛して結婚した相手だから」とＭさん。看護師が、「わぁ、うらやましい」と返すと、こんなふうに続けました。

でもねえ、今はもうダメ。ほら、わたしがこんなふうになってるでしょ。彼ももうだめだと思ってるのよ。最近、眠るとよく夢を見てね、それがすごく……何ていうのかしら……、えっと……リアルなのよ。で、眠るのが怖いの。そして、目が覚めると夢か現実かわからなくなってね。今、ここにいるわたしは……現実でしょ。でも眠って、夢を見て、目が覚めると何がなんだかわけがわからなくなっていて……。ちょっと、やあねえ。いよいよ頭の中がやられてきたみたいよね

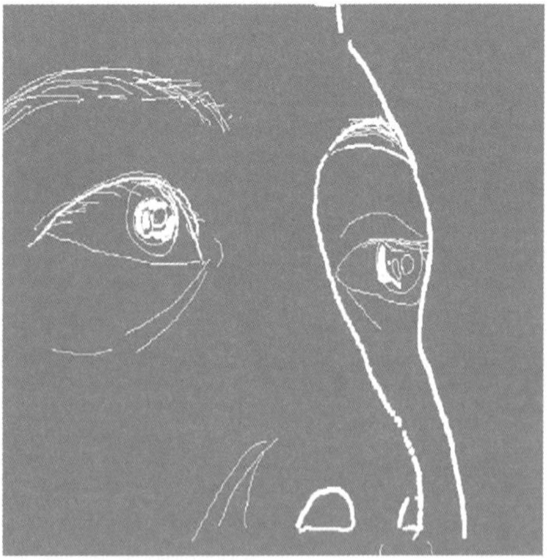

と、ここまでは少し冗談のような口ぶりです。ところが一転して真顔になると、寂しげな口調でこう言いました。

頭が馬鹿になるっていうのは……切ない。夫もわたしのこと、だめだと思ってるのよ。大切な人から見限られちゃう病気

になっちゃった。

夕方、Mさんを迎えに来た夫に話を聞いてみると、「本人ももの忘れについては感じているようだけど、いま一つ深刻さがないんですよ。やっぱり認知症は忘れる病気だからか、本人は気楽なものですね」と言います。家では口論になることが増えたものの、それも朝起きれば前日のことはケロッと忘れた様子で、それがまた夫にはショックであり、癪に障りもするのだそうです。

確かに、出来事の記憶はなくなり、何もなかったかのようにしているかもしれませんが、得体の知れない不安や恐怖、また、夫と気持ちが通わない寂しさにMさんは包まれているのです。

看護師は、夫にMさんがデイケアで話したことを伝えました。夫は「そうですか。わたしはひどいことをしました」とうなだれましたが、顔を上げた表情は少し明るくなったようです。「そんなふうに、彼女がちゃんと感じてくれていたなんて。よかった」と言い、Mさんと一緒に家へ帰っていきました。

これまで、認知症の人が感じていることはあまり注目されてきませんでした。しかし、本人が最初の段階で認知症と自覚するかどうかは別にして、今まで自然にできていたことができなくなったり、うまくいかないことが増えるために、いら立ったり落ち込んでいることを周りの人たちに理解してもらう必要があります。この周囲の理解がなければ、Mさんのように、愛する人から尊敬してもらえなくなった状態を憂うような気持ちに追い込まれてしまいます。

認知症の人の家族は、介護に徹しようと覚悟して介護生活に入ろうとする場合もあれば、わけのわからないまま介護生活に突入するような場合もあり、さまざまです。しかし、始まりはどうであれ、認知症の人との生活は今日や明日で決着がつくようなものではありません。あまり頑張りすぎないことが、この道のりを歩むうえでは肝心ですし、少しでも介護するなかから希望を見出すことが重要です。

9●適切に服薬できるようにする

現在、アルツハイマー病の治療薬としては、300種類以上の物質が検討されている段階ですが、根本的に治療できる薬剤は出てきていません。ただ、認知機能の障害を遅らせる薬は、すでに国の承認を受け、医師の処方のもとに用いられています。日本でよく用いられているのが、塩酸ドネペジル（アリセプト®）です。

塩酸ドネペジル以外の、認知症の人に対して用いられる薬は、認知症の進行とともに出現する周辺症状（BPSD）をターゲットにしています。認知症は脳に変化が起き、脳の中の伝達物質に影響が出ているのですから、対症療法的に薬の力も借りる必要があります。ところが、日本では現在、周辺症状に対して医療保険が適応となる薬は1つもありません。暴言や暴力、興奮行動といった周辺症状に対して薬が用いられることがありますが、それらは周辺症状に対して保険上は適応外なのです。そのため、周辺症状に関する薬を使用するときは、薬の作用・副作用を伝えるだけでなく、保険の適応外であることについても本人や家族に伝える必要があります。

周辺症状に効果的な薬剤が利用しやすくなることを目指し、医療職者、認知症の人のケアに関わる人、認知症の人と家族は一丸となって行政に働きかけ、共に考えていかなければなりません。ただ、こうした社会的な問題は社会全体で取り組むとして、ここでは看護師が現状のなかで、認知症の人の服薬時に働きかけることができることについて考えてみましょう。

まず、服薬の前にもう一度自分たちのケアを見直す必要があります。薬を服用している場合は、薬が適切に服用されているか、作用・副作用の有無・程度などを確認します。

非常に残念なことに、しばしば薬物が過剰投与されていることがあるのです。アメリカの例ですが、オンタリオ州にある485のナーシングホームの入居者4万7322人を対象にした調査研究では、病状からして必要とする状態ではない8058人のうちの839人（10.4%）に抗精神病薬が処方されていたといいます。なかには精神病も認知症もない人の16.6%の人に抗精神病薬が処方されているナーシングホームもありました[12)]。

環境を整え、ケアを見直し、それでも認知症の人を苦しめる症状が悪化し、生活が脅かされるというときに服用するのが、現在の治療薬の望ましい投与のしかたです。やむをえず薬を使うのは、周辺症状の出現・悪化によって家族がみきれないからということもありますが、何より症状が激しく現れていると、認知症の人は睡眠・休息が十分にとれず、疲労がたまって苦痛がひどくなるからです。

一方で、薬に抵抗感のある人はけっこう多く、医師に処方された薬を実は飲んでいないという人も少なくありません。また、服薬に不安がありながらも、処方した医師に確認する人はそれほど多くないようです。特に認知症ともなると、本人や家族の薬に対する意識はもちろん、飲み忘れや飲み間違いも起こりやすくなります。薬の作用や副作用をきちんと理解しているか、指示どおりの時間・量で飲んでいるか、副作用などの出現はないかといった点について確認しながら、服薬リズムを整える働きかけは非常に重要です。

表23には、認知機能障害を引き起こしやすい、または悪化させやすい薬剤をあげました。しかし、これらの薬剤は認知症以外の疾患や症状の治療薬でもあるため、服薬を続けなければならないこともあります。たとえば、抗痙攣薬

表23　認知機能障害を引き起こしたり悪化させるおそれのある薬剤

- ベンゾジアゼピン系トリアゾラム（ハルシオン）、フルニトセラム（サイレース、ロヒプノール）
- 三環系抗うつ薬
- 四環系抗うつ薬
- フェノチアゼン系の薬剤、プロフェノン系の薬剤、非定型抗精神病薬（ジプレキサ、リスパダール、セロクエル、ルーラン、エビリファイ）
- 抗ヒスタミン薬
- 抗痙攣薬（フェノバルビタール、アレビアチン）
- カルバマゼピン（テグレトール）
- 抗パーキンソン病薬（L-ドーパ、アマンタジンなどはせん妄をきたすことがある）
- 合成麻薬鎮痛薬（モルヒネ、オキシコドン）
- 抗がん薬
- インスリン、血糖降下薬
- 抗不整脈薬（ジギタリス製剤、リドカインなど）
- その他（PL顆粒などの総合感冒薬の一部、抗コリン作用を有する排尿治療薬

※（　）内は商品名

を服用している人では、血中濃度の測定が重要になります。身体合併症をもつ認知症の人の場合は、リスクがあっても必ず服用しなければならない人がいます。このような場合は医師との連携のもと、看護師は薬の作用・副作用としての精神症状の変化、身体的問題の有無をきめ細かくモニタリングし、薬の血中濃度の変化についても確認します。

在宅でみている場合も、認知症の人の状態がいつもと違う場合は受診し、薬との関係を確かめることが必要です。看護師は、認知症の人や家族と医師との橋渡し役を務めます。

10 ●家族をケアする

認知症の人の家族は、診断がつく前から、症状が現れつつある本人と日常を共にし、心配し、考え込み、対応してきた人たちです。そのため、認知症の人に負けず劣らず疲労しているものと考えられます。家族とはいえ、認知症の人の顔を見たくないとまで思うようになることもあるといいます。

看護師は家族と接する機会があれば、時には血圧を測ったりしながら、家族の表情、動作などを観察し、介護に対する思いを聞き、疲労したり精神的に追い詰められているような様子があれば、それが少しでも緩和されるよう働きかけます。以下では家族に向けたケアをいくつか紹介します。

1）社会資源の活用を勧める

ショートステイを使ったり、訪問サービス、デイケア、デイサービスなどの活用を勧めてみてください。時折、「家族の問題は家族で解決しなければ」「他人に介護させては申し訳ない」といった思いから、サービスを活用することに罪悪感や気兼ねを覚えている家族もいますが、そういった思いを抱く必要はなく、質のよい介護、長続きする介護のためには、認知症の段階に応じて、適切なサービスを活用したほうがよいことを理解してもらいます。

また、具体的なサービスに関する知識不足から適切なサービスを選択できない場合もあります。そのような場合は、ケアマネジャーらと連携し、どのようなサービスがあるのかを説明します。

2）思いを表出する機会をつくる

日々の介護でたまっていく介護者の疲労や、不安、悩みを癒す場が必要です。そこで、同じ思いを分かち合うことのできる介護者の会や家族会などに関する情報を紹介します。介護者の会や家族会は、定期的に開催されており、認知症に関する知識を深めることを目的に講演会などを主催していることもあります。

こうした集まりに参加したり、同じ状況に身をおく知り合いができることで、悩みに共感し合ったり、解決策となるような介護の工夫などの情報が入ってきます。特に、精神的にまいってしまったときに、どのように乗り越えたかといった経験などは、個々人で違うはずです。さまざまな人と情報交換をすることで、認知症の人と共に暮らしていくためのよりよい方法が見つかるかもしれません。

3）介護うつを予防する

介護を続けていると、睡眠中も精神的には十分休めないということもあります。全身全霊を介護に捧げ、一生懸命介護をする人の多くが知らず知らずのうちに「介護うつ」と呼ばれる状態に陥っていることが少なくありません。

介護うつは、疲れを感じながらも、「まだ、頑張れる」と自分を鼓舞しているうちに陥りがちなので、はた目には、元気いっぱいで介護を楽しんでいるかのような人が、急に落ち込んでしまうこともあります。

家族の表情や服装などに目を配り、気持ちの落ち込みや疲れを見てとったら、「どうか自分にお休みをあげてください」などと声をかけてください。深刻な状態のときは、カウンセラーを紹介し、カウンセリングを受けるという選択肢もあります。

4）介護技術について分からない点を確認し、実施していることのフィードバックをする

看護師はだれもが時間をかけ、理論と技術面から看護を学び、実践も積んでいますが、認知症の人の家族は、ある日、ふいに介護者役割を担うようになることがほとんどです。何の準備もないまま介護を始めるのですから、家族は技

術の未熟さはもちろん、精神的にも緊張しているはずです。そのような家族に、看護師が介護方法を伝授することもあります。しっかり習得し、自信をもって気持ちよく介護できるように教えることが大切です。

その際、家族をよく見て、話をよく聞く姿勢を忘れずにいたいものです。経験的には未熟でも、家族だからこそできるような介護技術もあれば、家族が施行錯誤した末に獲得した介護技術もあります。こうした家族が実施している介護技術について、看護師側からフィードバックをしてあげてください。それも、できるかぎり前向きなフィードバックです。

いくら看護師が対人援助のプロだからといって、自分が実施している介護の不備を指摘されてはどうでしょうか。一生懸命に慣れない介護をしている家族にしてみれば、嫌な気分を味わうに違いありません。

家族介護者の方から時々、「看護師さんって怖い」という話を聞くことがあります。ある方からは、認知症の家族の退院を控え、自宅での介護について看護師から「指導」を受けたときの話を聞きました。

その方いわく、繰り返し教えてくれたものの、途中で大きなため息をつかれ、「ま、このくらいでいいんじゃないですか」とあきらめられたように言われたそうです。

また、ある家族は浣腸について説明を受けたときのことを話してくれました。ひととおり看護師から説明は受けたものの、家族は浣腸をした経験がなく、詳しくやり方を聞きたいと思ったそうですが、それを言ったところ、「簡単なことだから大丈夫ですよ」で話が終わってしまったそうです。

いずれの人も、初めての介護を前に不安でいた時期のことです。看護師にしてみればそれほど気負う必要はないと励ますつもりで言った言葉を重く受け取ってしまったのかもしれません。でも、結果として家族を意気消沈させてしまったわけですし、介護への不安も解消できなかったのですから、家族のペースや状況に合わせたかかわりができていなかったということであり、看護師としては反省すべき点です。看護師はケアのプロとして、ケアに慣れない家族の気持ちも理解していなければいけません。

事例 Case　介護方法がわからないままだったNさん

自宅でアルツハイマー病の義母を介護しているNさん。義母は華道の師匠をしていたほどで、今でも日中は着物で過ごすような人です。認知症が現れてからしばらくして失禁することが増えましたが、自分で尿取りパッドを当てて対応していました。時間を見計らって、Nさんが「そろそろトイレ、大丈夫ですか？」と声をかけ、トイレ誘導をすることで排泄の失敗などはなかったといいます。ところがある日、トイレに行く途中で転倒し、義母は足首を骨折し入院してしまいました。

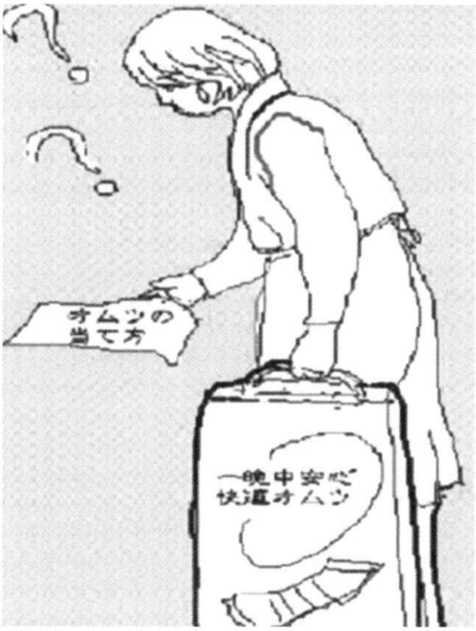

退院が近づいたある日、Nさんは看護師から、「お義母さん、しばらくはおむつを使ったほうがいいですね」と言われました。今までそのようなことをしていなかったと言うと、病院の看護師はおむつの当て方や後始末のしかたをていねいに教えてくれました。看護師は何なくやっているようでしたし、Nさんも実際に練習してみたところ問題なくできたので、Nさんはこれならできると思っていました。

さて、義母の退院後、自宅でおむつ交換にとりかかったNさん。手を動かし始めたと思ったら、手が止まってしまいました。まず下着がうまく下ろせません。足を骨折している義母は顔をしかめ、「痛いよ。ちょっと何しているの？」と言います。

Nさんはおむつの当て方は覚えていたのですが、体位をどのようにすればよいか、どのように身体を動かしたらよいかをすっかり忘れていたのです。

義母はだんだんと機嫌が悪くなってきたようです。「ちょっと、もういいわよ」

と言い始めたので、焦ったＮさんは、赤ちゃんのおむつを換える要領で、義母の両足を持ち上げると、自分の両肩に義母の両足を乗せ、殿部の汚れを拭き取りました。

病院ではこんなふうに習わなかったとは思うものの、しかたありません。途中で夫が帰宅し、２人がかりでやっとケアを終えることができました。その後、Ｎさんは訪問看護師に改めておむつの替え方を教わりました。

ケアの環境が整っている病棟ではできていたり、習ってすぐであればできることも、環境が変わったとたん、勝手が違うためにできなくなるということはありがちです。

看護師も、糖尿病のインスリン注射のようなものであれば、本人がきちんとできるようになるまでプログラムに沿って、ていねいに指導しますが、家族に衣食住のケアについて説明するときは、当たり前のこととしてあっさり済ませてしまうことがあります。

認知症の人は、毎日の当たり前のことに障害が現れます。その障害に向き合い、サポートしていく技術は簡単なものでなく、その技術を家族に伝えることも実はなかなかに高度な看護技術だということを看護師自身が意識しておかなければなりません。

習得しやすいのは、パンフレットを作成して渡す方法や、デモンストレーションを一緒にして体験してもらう方法でしょうか。また、デモンストレーションを一緒に行う際にその様子をビデオにとって、家でも見直してもらうという方法もあります。日常生活を援助する際に、具体的な方法で困ったら、地域包括支援センター、役所や病院が開いている介護相談室といった相談できる場を教えておくと、家族の安心はさらに深まるでしょう。

第4ステージ

認知症の中期——症状が悪化する段階

I　このステージで生じやすい問題

- 徘徊、幻覚、妄想、せん妄など精神医学的な症状、周辺症状が強く現れる。
- 食事を食べたのに食べていないと言うなど記憶の混乱が生じる。
- 火の消し忘れなどで、火災や事故の危険性が高まる。
- 注意力が低下するため転倒の危険性が高まる。
- 昼夜の区別がつかず、夜間に声を上げる。
- 入浴を拒否して不潔なままで過ごす。
- 異食や弄便がみられる。
- 他者に感情を激しくぶつける。
- 人間関係でのトラブルが生じやすい。
- 家族が疲労困憊して、無気力に陥ったり、認知症の人を無視するような行動をとる。

このステージでは、記憶や認知機能の障害が進むとともに、周辺症状（BPSD）が強く現われることによって、認知症の人とその周囲の人との関係が崩れたり、それによって認知症の人の孤独や苦しみが増加しやすい時期です。

一方、在宅でケアする家族にとっても、自宅で家族中心の介護を続けることに限界を感じるなど、行き場を失い、追い詰められる最もつらい時期だといえます。

病院など施設に入っている場合も、本人の混乱が安全の確保や治療の継続に影響を及ぼすため、やはり非常に深刻な状態にあるといえます。

II　このステージでの看護

- 症状が、いつからみられるようになったのか家族や介護スタッフに確認する。
- 症状は、いつ、どこで、どのように、どれくらいの頻度で現れるのか（現われることが多いのか）を数字や文字を使って表し、ケアスタッフや家族と共有する。
- 上記のことを確認しながら、最近の睡眠状況や出来事を見直し、症状を誘発するものの存在を検討し、除去・緩和するよう働きかける。
- 身体的苦痛や不快感が引き金となることもあるため、身体的合併症の徴候をアセスメントする。
- 症状が強く現われているときは、安全保持のために環境整備を行う。
- せん妄を起こしているときに、大声で制止したり、必要以上の力で行動を抑制するようなことがないようにする。
- せん妄の場合、前駆症状や徴候が現れることが多いので、事前にキャッチできるようアセスメントする。
- 認知症の人の様子を見て家族も不安が高まるため、それを受け止め、負担軽減に向けた介護の交替や新たなサービスの活用を検討する。
- 状態が悪化したときの対応について家族と共に考え、実行する。

III　周辺症状（BPSD）を誘発するもの

認知症の人とその家族、周囲の人にとって、この時期、最もつらいのは周辺症状（BPSD）の出現と悪化です。

周辺症状は、記憶、認知機能の障害が進むに伴って現れます。認知機能が改善すれば周辺症状も軽減するという考え方がある一方、認知機能がそれほど低下していないのにもかかわらず、周囲が対応しきれないほどの周辺症状が現われる人もいたりと、認知機能と周辺症状の関係は、現在のところ明らかになっていませんが、深いつながりがあるものとして、以下の4つがあげられるため、周辺症状が出現・悪化したら、まずこの4つについてアセスメントを行います。

- 身体的な問題（苦痛、不快感）
- 環境面の問題
- 睡眠状態
- 精神医学的症候群（うつ・せん妄、不安、妄想・幻覚）

1●身体的な問題をアセスメントする

失禁や徘徊が出現したり、感情の波が激しくなるなど、周辺症状（BPSD）の悪化を思わせる様子がみられる場合は、まず身体のどこかに異常がみられないか確認します。

認知症の人は、症状の進行とともに、感情は心のなかにありながらも、それを表現することが難しくなります。また、表現しようとしても、その途中で忘れることもあります。そのため、痛みや痒み、倦怠感などが生じても、その違和感や不快感をうまく伝えられず、周りの人からみればつじつまの合わない言動をとったり、怒りやいら立ちなどとして表すことがあります。

認知機能の障害が進むにつれ、周辺症状が出現・悪化するのは、自分のつらさを表現できない、あるいは、自分なりに表現しているにもかかわらず誤って伝わることへのもどかしさ、苦しさがあるためかもしれません。

身体的な苦痛があれば、それによって不安や疲労感が増し、精神的にも不安定になるので、看護師は折にふれ、身体的な痛みや不快感のアセスメントを行うことが非常に重要です。また、地域で生活している認知症の人に変化が現れた場合は、家族に以下の項目について確認してみてください。認知症の人の身体的な苦痛の有無を確認する指標となる項目です。

- **バイタルサインに異常はないか。**
- **便秘や下痢をしていないか。**
- **食事量や水分摂取量が減少していないか、また栄養状態に偏りはない**

か。

- 急に太ってきていないか。
- 身体の特定の部位を頻繁になでたり、触れていることはないか。
- 身体を動かすときに、顔をしかめたり、ぎこちなく振る舞うことはないか。
- 皮膚が赤くなっていたり、発疹が生じていないか。
- ものが見にくそうだったり、話を聞き返したり、聞こえていないようなことはないか。
- 夜間の睡眠がとれているか（トイレに頻繁に起きたり、うなったり咳き込むことはないか）。

事例 Case　不機嫌なＯさん

66歳の男性Ｏさんは、アルツハイマーと脳血管性の混合型の認知症と診断されています。会話をするときに言葉がなかなか出てこなかったり、もの忘れがみられたりしますが、訪問看護などの介護サービスを利用しながら、奥さんと２人で穏やかな生活を送っていました。もともと温和な性格のＯさんとハキハキした性格の奥さんとは、傍からみていてもバランスのとれた夫婦です。

今日は１週間に１度の訪問看護師が訪れる日。看護師がいつもどおり昼過ぎに訪れると、Ｏさんがトイレに立っている間に奥さんが話しかけてきました。聞けば、ここ１週間ほど、Ｏさんはイライラした様子で、奥さんがちょっと自分の意に沿わないことを言うと、「うるさい、黙れ！」と怒鳴るそうです。ふだんも、眉間にしわを寄せたり、口をとがらせたりと、厳しい表情でいることが多いとのことでした。奥さんは、「２人でいると息がつまっちゃいそう」と言っています。

確かに、看護師も今日のＯさんの表情が不機嫌そうなことには気づいていました。それが、この１週間ほど続いているというのです。「どうしたんでしょうね？」と看護師が言うと、「さあ？　いよいよ認知症が進んだのかしらね。

そういえば食欲もあんまりないみたいだけど……。考えてみたら最近あんまり好きなコーヒーも飲まないわね」と奥さんは思い出したように、Oさんの様子を話します。

そのとき、看護師はふと気づきました。奥さんとずいぶん話しているというのに、Oさんがトイレから出てくる気配がないのです。奥さんも同じことを思ったようで、「長いわねえ、トイレ。そういえば今朝も長かったわ」と言っています。

そこへ、Oさんが腹部に手を当てながら部屋に戻ってきました。そのしぐさが気になった看護師が、「Oさん、おなかの調子、悪いんですか？」と聞くと、Oさんは不機嫌そうに、「う〜ん、まあそうだな」と言います。看護師はOさんにことわって、腹部のフィジカルアセスメントをすることにしました。

Oさんに横になってもらい、腹部に触れてみます。触れながら、「最近、好きなコーヒーを召し上がっていないんですって？」「Oさん、最近お通じないんじゃないですか？」と尋ねると、「う〜ん、まあ、そうだな」といった言葉が返ってきます。問診と触診から、どうやらOさんの腹部には便やガスがたまっている様子であることがわかりました。

看護師は続いて、腹部のマッサージと温罨法を実施しました。Oさんは気持ちがいいのか、じっと目をつぶっています。表情もさっきより和らいだ様子。「久しぶりにいい気持ちだ」と言うOさんに、奥さんも、「まあ、久しぶりに眉間のしわが消えた」と少しおどけた調子で合わせます。罨法を終え、看護師が腹部を聴診してみると、腸蠕動音がよく聞こえてきました。

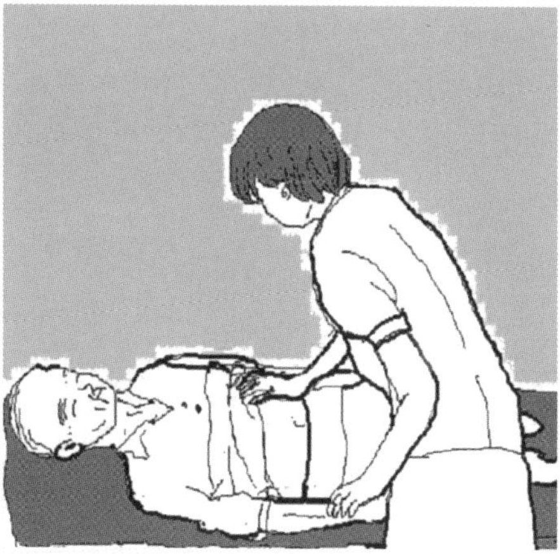

「Oさん、これでしばらく様子をみましょう。コーヒーでもお茶でもいいから飲んでくださいね」

看護師はそう言うと、夕方もう一度寄ることにして次の訪問先へ向かいました。

数時間後、Oさんの家に寄ると、奥さんがニコニコと迎えてくれました。

「あの後、夫がトイレに行って。出たみたいですよ」と奥さん。Oさんも横でうなずきながら、「で……出た、出た」とうれしそうです。

Oさんはまた奥さんと２人の穏やかな暮らしに戻りました。でも、この日以来、Oさんの生活に新たに３つ加わったことがあります。それは、水分の摂取、食物繊維の摂取、運動。どれも便秘予防のためです。

身体的な不快感や苦痛は、認知機能に大きく影響し、それによって基本的ニーズが満たされないために、さらに不快感が増すという悪循環に陥りがちです。これまで、認知症の人のケアでは、その人らしさを尊重する働きかけといったケアする者の姿勢や態度が重視される傾向にありました。その背景には、認知症の人が一人の個人として見られてこなかった、あるいは、いまだに見られなくなるおそれが非常に高い状況を反映してのことといえます。このことから、認知症の人のケアでは、パーソンセンタード ケア、バリデーションケアなどが注目され、現在多くの認知症ケアの現場ではこれらが取り入れられています（コラム参照）。

しかし、同じく重視すべきなのは、身体反応や服薬による影響、高齢期の人であれば加齢に伴う身体的状態にもしっかり目を向けることです。特に、認知症が進行すると、認知症の人の反応は鈍くなったかのように映りますが、一方で、自らの周囲および体内環境からの刺激には敏感になります。ですから、心ばかりでなく身体にも注意を向けたアセスメントの必要性が高まります。

時には、服用している薬がコミュニケーションを障害したり、混乱につながっていることもあるのです。耳鳴り、聴力低下（消失）はアスピリンや化学療法治療薬が、失見当識や間欠的な記憶の抜け落ちには睡眠薬、鎮痛薬、精神薬が、不明瞭な話し方には精神薬やステロイド薬が影響しているとされています[13)]。

Column コラム　その人らしさを尊重する働きかけ

ここでは、パーソンセンタードケアとバリデーションという２つのケア概念を紹介します。

パーソンセンタードケア（person-centered care）とは、訳せば「その人を中心においたケア」ということでしょうか。イギリスの臨床心理学者トム・キッドウッド氏提唱によるその人らしさを尊重したケアです。

認知症の人にとって好ましい状態、安寧状態（well-being）と、尊厳を傷つけるような状態（ill-being）とを明確にすることで、認知症ケアのあり方を示しています。といっても、特別なことをするわけではありません。むしろ基本に立ち返り、認知症の人を一個人としてとらえてケアを行うことをいいます。

このケアをより具体的に実践するために、DCM（dementia care mapping；認知症ケアマッピング）という評価スケールも開発されています。これは５分ごと・６時間以上にわたり、認知症の人の様子、介護者のかかわりをつぶさに記録し、パーソンセンタードケアがなされているか分析するものです。

バリデーションとは、アメリカのナオミ・フェイル氏が提唱する認知症高齢者とのコミュニケーション技法の一つです。認知症の人が騒いだり、徘徊したりするのも何らかの意味があることとしてとらえ、その人の歩んだ人生に照らして考えたり、共に行動したりすることで意味を探り、その人らしさを理解したうえでかかわりをもとうというものです。日本では、日本バリデーション協会（ホームページ：http://www.clc-japan.com/validation/validation.html）が中心となって普及に努めています。

こうしたその人らしさを尊重するケアは、認知症の人ばかりでなく、看護・介護をする人の精神的な負担を軽減し、豊かなコミュニケーションを生みだすものとして広まりつつあります。

2●環境面の問題をアセスメントする

第３ステージでも述べたように、認知症が現れると、忘れるようになるだけでなく、音や光など環境からの刺激が、以前とはまったく違ったかたちで入ってくるようになります。たとえば、BGM としてかすかに流れている曲さえも、騒音のように「耳に刺さって」感じられるといった具合に、環境からの刺激に敏感になります。しかし、記憶力や認知機能が障害されているために、周囲からは敏感になっているというよりも鈍感になっているように受け取られることが多く、周囲の人からは、「何を言っても無駄だ」と思われかねないような状態です。

こうした周囲の態度・視線は、すべて認知症の人に突き刺さってきます。その痛みを感じながらも、この段階では、「少しずつなら理解できるので、もっとゆっくり話してください」といった言葉を発するだけの気力がなく、冷たい態度がつらいことを示そうと表情をつくろうとしても、相手にわかってもらうことが難しくなっています。第３ステージⅡなどを参考にアセスメントを実践してください。

事例 Case　Pさんの抱えるつらさ

アルツハイマー病と診断されたPさん。72歳の女性です。

この病気になったら、とにかく疲れるようになりました。……だれかの……話す……話す言葉に耳を傾ける……それだけでも、努力が……かなり必要になる。わたしが話を聞こうと頑張ってるとき……に、だれかに声かけられたら、邪魔に思って……、その人に怒りたくなる。

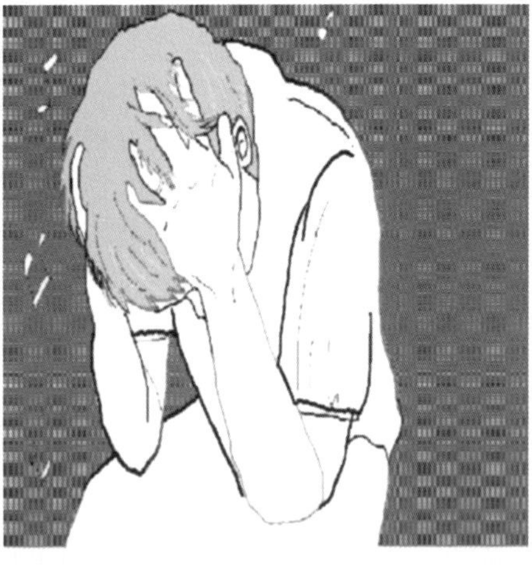

これはPさんの言葉です。相手の話を聞くのに努力が必要なこと、また、その努力の最中に割って入られることのつらさを語っています。ゆっくり、ゆっくり考え、自分が発しようとする言葉が出てこなくなると、目をつぶって思い出し、またゆっくり語ります。Pさんがこれだ

けの言葉を話すまでに、およそ15分かかるのです。

そんなPさんが娘さんと一緒に買い物に行ったときのこと。行った先は商店街のなじみの店でしたが、その日はたまたま商店街のイベントがあり、ロックバンドの生演奏が行われていました。

大きな音と歓声を耳にしているうち、Pさんの顔は徐々にこわばっていきました。何とか買い物を済ませるとPさんはぐったりした様子です。心配した娘が急いで家に連れて帰りました。玄関を上ったPさんの後姿をふと見ると、殿部が濡れていました。混乱と緊張から、Pさんはいつもはしない失禁をしてしまっていたのです。

環境の変化に敏感な認知症の人の場合は、たとえ行き慣れた場所でも、そこの雰囲気が変わっていると、緊張や不安のためにいつもはしない失敗をしてしまうことがあります。かといって、まったく外出しないのでは生活の楽しみもなくなってしまいます。

音や光がその人にとってなじみの薄いものである場合は、その場から早めに離れ、安心できるところで休みます。Pさんの事例で考えられる対応としては、大きな音が流れ、人がざわめき始めた最初のうちに、Pさんの手や腕にそっと触れることで娘さんが近くにいることを感じ取ってもらい、「静かな場所で休もうか」「トイレに行かない？」など、買い物を済ませるよりも、その場から少し落ち着くところに移るという方法がよさそうです。また、外出前に排泄を済ませておいたり、状態に合わせた判断のうえですが、尿取りパッドや下着を身につけておいたり、余分を持っておくことで、万一の時の不快な思いが最小限で済むように工夫します。

3●睡眠状態をアセスメントする

認知症の人については、夜になるとフラフラと動き回る、一晩中起きていてたんすから衣類を引っ張り出していた、聞き取れない言葉（音）をずっと発していたなどなど、眠れないことからくる問題がよく聞かれます。眠れないなりに、静かに過ごすというよりは、周囲の人が気になるくらいの活動レベルで過ごすことが多いようです。

1）睡眠を妨げているのは何か

夜の眠りが妨げられる原因について、決定的な答えはまだ見つかっていないようですが、誘因としては次のようなものがあげられます。

・就寝前に興奮するような出来事があった。
・カフェインやアルコールを摂取した。
・就寝前に水分を多量に摂取したため、トイレに頻繁に起きる。
・身体的不快感や痛みがある（痛みについては前項参照）。
・日中眠っていたために眠れない。

このうち、上の４つについては、誘因となるものを取り除くことで解決することができます。５番目の「日中眠っていたために眠れない」については、日中の活動性を高め、眠らなくてよいようにすることが効果的なのですが、これが意外と難しいのです。施設などではレクリエーション施設や器具があったり、散歩に付き添う人手などもあるので、活動性を高める働きかけもまだ可能な気がしますが、これが自宅だったらどうでしょうか。

家でも施設でも、認知症の人の活動性を高める働きかけのあり方は今後の大きな課題です。しかし、さしあたっては、デイサービスやデイケアを活用したり、近所の散歩を日課にするといったことで対応していくことになるでしょう。また、朝日を浴びたり、窓越しでもよいので20分ほど太陽を浴びることが、日中の脳の活動性を高めるのに有効だといわれています。

2）夜眠れないと、なぜ周辺症状が悪化するのか

身体のなかで睡眠と最も関係するのは脳です。脳には、大きく分けて２つの時計が入っているといわれます。

一つは、おおよその時間の目安を感じ取る時計です。インターバルタイマーと呼ばれ、秒、分、時間の目安を計ります。日常のなかで、「そろそろ５分たっただろう」「1時間くらい待ったかな」というときの感覚は、このタイマーによるものです。

友人と楽しい時を過ごしていると時間は早く過ぎていきます。一方、退屈な話につき合っていると、時間はなかなか過ぎてくれません。このようにインター

バルタイマーは融通の利く時計であることから、ドーパミンとの関係が考えられています。ドーパミンが脳の中でたくさん分泌されると、体のなかでは時間が現実より早く進むので、現実の時の流れが遅く感じられるというわけです。人は緊張し不安に陥ると、ドーパミンの放出量が増えるので、嫌な時間は長く感じられるのです。

脳がもつもう一つの時計は、昼や夜、季節など外界の周期に身体の機能やリズムを従わせる時計です。こちらの時計はインターバルタイマーよりも実際の時の流れに忠実で、地球の自転で生じる昼夜の周期に沿っています。つまり、24 時間周期で身体のリズムが整うように調整されているというわけです。たとえば、体温は正午過ぎから夕方にかけてピークに達するようにセットされていますし、排尿・排便などは昼間活発な反面、夜間は抑制するように整えられています。この体内時計は、環境が多少変化してもそう簡単に狂わないようになっています。もちろん、多少ずれることはありますが、ずれといっても 1 日に数分程度です。

また最近では、体内時計に関する新たな説が生まれています。これまで、身体の隅々に命令を下しているのは脳の体内時計だと考えられてきました。ところが実は、時計を主体的に動かすような遺伝子は全身の組織に存在し、心臓は心臓の体内時計がリズムを打ち、肝臓は肝臓でリズムを整えている可能性があるというのです。

もちろんリズムの周期は 24 時間であり、脳の時計が中心的なリズムをとっているという説は変わっていません。しかし、それぞれの細胞や臓器が、ある程度独立してそれぞれに 24 時間のリズムを打っているとすれば、生活環境が変化すると、体のリズムはそれぞれの細胞・臓器レベルで狂っていくことになります。たとえば、食事時間が変わると、身体の解毒などを行う肝臓の働く時間のリズムも変わるというわけです（図８）。

脳の時計は、日光の持続時間や光の量でリズムを合わせています。そのため、食事時間が変わっても脳はあまり変化を受けないのですが、ずれない脳の体内時計と、ずれていく内臓の体内時計の間のリズムが少しずつずれていき、このくい違いが身体に大きな負担となるのです。

4●精神医学的症候群をアセスメントする

認知症では、脳の萎縮や脳神経細胞の減少などによって、精神医学的にさまざまな問題が生じます。また脱抑制といい、怒りなどの衝動を抑えることも難しくなります。こうした問題が、起きているのかいないのか、起きているとしたら、どのような症状でいつ現われているかを確認します。

1）うつ・せん妄

認知症と間違われやすい症状を呈するものとして、うつ病とせん妄があることはすでに述べてきましたが、認知症の人がうつやせん妄になることもあります。うつもせん妄も治療可能です。「死にたい」「悲しい」といった言葉を連発したり、食欲低下、体重減少、不眠などは、うつのサインかもしれません。

2）不　安

ここでの不安とは、「はっきりした理由はみつからないのに神経質になり、過度に恐れ、心配する状態」とします[14]。日常生活がスムーズに遂行できない気持ちの状態ととらえてください。

初期～中期の認知症の人は自身に自覚があるために、人前で失敗しないように、迷惑をかけないようにと気を遣います。この緊張感やもの忘れへの不安が

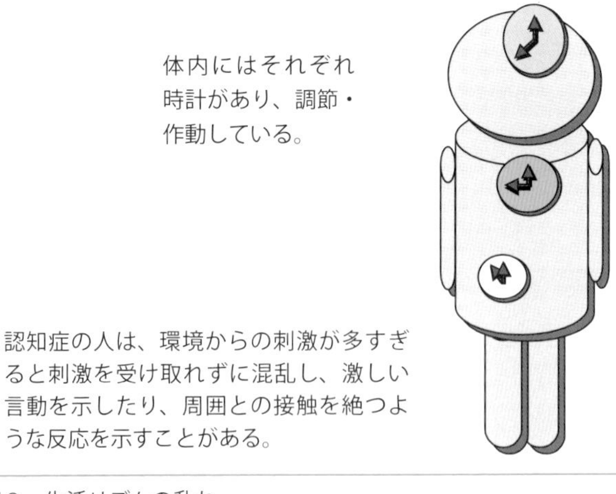

図8　生活リズムの乱れ

増幅し、落ち着きのない行動につながったりもします。

看護師は認知症の人が抱く不安に対してアプローチしていきます。不安のサインは、「わたしの息子はどこ？」と頻繁に口にしたり、「今日はどこへ行くの？」と介護者から離れようとしなかったり、吐き気や腹痛などの身体症状からも不安が生じているものと推測できます。

3）妄想・幻覚

周囲の者には見えない、聞こえないことでも、認知症の人には本当に見えたり聞こえたりしているので、周囲が否定すればするほど隔たりが生まれます。よくみられるのは、財布など自分がしまった場所を忘れているのをだれかに盗まれたととらえる「物とられ妄想」や、自分の夫や妻の浮気を疑う「嫉妬妄想」などがあります。

Ⅳ　周辺症状（BPSD）に対する看護

ここで述べる周辺症状（BPSD）への対応のなかには、いくつか第３ステージと重複するものもありますが、第４ステージでは、これまで述べた認知症の人とのコミュニケーション、かかわりのあり方すべてが、よりきめ細やかに行われることが望まれます。なぜなら、この段階の認知症の人は、これ以前よりも人的・物理的環境から刺激を受け取る力に変化が生じており、刺激がゆがんで脳に伝わったり、処理が遅くなったり、部分的に処理ができなくなったり、処理した結果を適切な言動として表すことが困難になっているからです。

1●焦燥、不隠、興奮

具体的な行動としては、些細なことで怒ったり、手をあげたり、イライラして落ち着きがなくなるといったもので、夜間は特にひどくなることがあります。また、認知症と似た症状として紹介したせん妄もここに含まれます。せん妄は、認知症とは別個のものとして起こりますが、認知症の人がせん妄になることもあります。

これらの症状は、自分の意思がうまく伝わらなかったり、やろうとしていることが思いどおりにできなかったり、他人に失敗を指摘されたりといったことが引き金になっていることもあれば、刺激のあまりない生活や、逆に突然の環境の変化に身をおいたり、時には脱水などが誘因となることもあります。

対応の基本は、激しく興奮しているときに、無理に説得しようとしないことです。言葉でやりとりするよりも、少し距離をおきつつ、そっと肩に手をおいて座るように促したり、お茶を勧めてみてください。

もし、怒りがあまりにも激しく、手をあげるようなことがあれば、その場を離れましょう。このような場合は1対1で向き合おうとしなくてもかまいません。怒りや興奮をぶつけられたら、看護師でも怖さを感じることがあるでしょう。そのようなときは素直に怖いと感じてください。あなたの怒りはわたしに十分伝わっているという気持ちが相手に伝わるように接することが重要です。

また、興奮しているときは周囲の物にぶつかって転倒する危険があるため、他のスタッフや家族の手を借り、周囲に危険なものがないようにします。

興奮が落ち着いたら、どのようなことがあったか思い返し、誘因となるようなかかわりや環境を取り除くようにします。認知症の人が激しく怒ったり興奮したりするのは、たいてい引き金となる何らかの出来事があるはずなので、それを除去することで根本からの解決を図ります。周囲の人からすれば些細な出来事が、認知症の人にとっては大きな出来事としてとらえられていることもあるので、物事の大小にとらわれず、ていねいに振り返ってください。

時に、怒りや興奮からくる言動が長引くこともあります。きっかけは、いろいろなことがうまくいかなかったり、だれかに馬鹿にされたように感じたことだったりしても、それがもとで眠れない日が続き、より混乱が増すと、脳の働き全体にダメージが及びます。身体と心が休息をとれるように、場合によっては薬物を用いることも検討します。

2●抑うつ

抑うつとは、気持ちが沈むあまり、楽しいはずのことも楽しめずに興味がもてない状態です。「もうだめだ」「死にたい」「人生は終わりだ」といった悲観的な言葉を口にしたり、食欲の低下もみられます。特に高齢者の場合は、「死にたい」といった発言よりも、食欲低下や睡眠障害などの身体症状として現れることが多いようです。

まず、悲観的な発言が目立つときの対応の基本となるのは、励ますような言葉はかけないということです。認知症の人はすでに十分頑張っているのですから、周りの励ましは、自分の頑張りを認めてもらえないような思いになったり、さらなる頑張りを求められるようで、余計に気持ちが沈んでしまいかねません。心のエネルギーが低くなっているので、慣れない活動に誘ったりするのも控えます。

看護師は、認知症の人と過ごす時間を多くもち、栄養、睡眠、清潔といった生理的なニーズが十分満たされるようにします。とりわけ睡眠状況を確認することは重要です。夜間の睡眠がとれているか確認し、眠れていないようであれば医師に伝え、休息をとれる方法を考えます。

効果的なのは抗うつ薬など、気持ちの不安や落ち込みを鎮める薬を服用することです。飲みながら、夜眠れる、食欲が出るといった抑うつから抜け出せそうなきざしを見計らい、少しずつできることから始めます。処方された薬が飲めているか確認しながら、何もできずに横になっているようなときのみ看護師が援助し、自らできそうなときは自分で行うよう勧めます。

3●過食・異食

過食とは、食事をしたばかりだったり満腹なはずなのに、目の前に食べ物があれば口に運ぼうとする行動です。異食とは、食べ物以外のものを口に入れてしまうことです。ペットフードを口にしたり、バナナの皮まで食べようとしたり、トイレでは芳香剤、洗面所では化粧水を飲もうとするといった行動として現れます。

異食への対応としては、テーブルの上など目につく所に、認知症の人が口にしそうなものを出しておかないことです。ペットフードや洗剤などは目につかない所にしまうようにしますが、それでも思いもよらないものを口にする可能性があります。

実際に異食が発生した場合は、それが飲み込む前であれば、穏やかな口調で「それは食べられないものだから、こちらにしませんか？」などと何か代わりになるものを見せ、口にしたものを出してもらい、何を口にしたのか確認します。できれば避けたい方法ですが、口を固く閉じて出す様子がない場合は、鼻をつまんで口が開いたところでタオルを口に入れ、中のものを出します。

飲み込んでしまった場合は、何をどのくらい飲み込んだのかを確認します。

化学物質（家庭用品、医薬品、農薬などを含む）および動植物の毒によって起こる急性中毒に対する応急処置については、日本中毒情報センターがつくばと大阪の２か所で「中毒 110 番」という電話相談を設けています。

- つくば中毒 110 番——電話：029-852-9999 ／ 365 日・午前９時～午後９時
- 大阪中毒 110 番——電話：072-727-2499 ／ 365 日・24 時間対応

ただし、細菌性の食中毒、慢性の中毒、小石、ビー玉などの異物誤飲は受け付けていないので、速やかにかかりつけ医を受診します。

過食への対応では、まずその人の食事に対する欲求が、１日のうちでどのように変化するのか、あるいは変化しない（時間に関係ない）のか、どんな状況で食事に対する欲求が増すのかをアセスメントすることも重要です。

それらを検討するとともに、１日の摂取カロリーや塩分・糖分をとり過ぎていないか確認し、食事の時間以外にどうしても食べようとするのであれば、小さなおにぎりなどを用意し、食事への欲求が強いときに食べてもらうということもできます。

また、過食傾向の人では、手持ち無沙汰であったり、人との交流や、自分の存在に注目してもらえない寂しさが引き金になっていることもあります。食事ばかりに関心が向かないように、散歩やレクリエーションを取り入れ、特に少人数や１対１のかかわりを実施するとよいかもしれません。

「わたしはあなたを大切に思っています」「いつもあなたに関心を向けています」ということが伝わるように、一定時間の交流を図ってみてはどうでしょうか。

４●徘　徊

徘徊とは、一見すると無目的的に歩き回っているようです。これがなぜ起こるのか、はっきりした理由はわからず諸説あるのですが、なかには自分の居場所を求めて歩いているのではないかという説もあります。

徘徊はその行動を止めるよりも、認知症の人が納得するまで歩いてもらったほうが治まりがよいようです。心臓に疾患があったり運動制限があるなど、止めたほうがよい場合もありますが、そうでなければ一緒に歩きながら、「どこへ行くのですか？」「だれかに会いにいくのですか？」などと話しかけ、本人が望んでいることを聞いてみましょう。何のために歩いているのか、その人なりの理由がわかれば介入もしやすくなるはずです。

家に帰る、散歩に行く、夕飯の買い物などその人なりの目的がわかったら、一緒にしばらく歩いたところで、「家でお茶でも飲みませんか？」などと気分を変える提案をしてみると、提案にのってくることもけっこうあります。

在宅などでは、目を離した隙に出ていってしまうために悩まされている家族もよくいます。歩き回って戻ってくるのならまだよいのですが、事故に遭ったり道に迷ったり、行方不明になるおそれもあります。そのような場合に備え、家族には以下のような点をアドバイスしてください。

- **持ち物に名前やマークをつける（本人が気にしなければ、持ち物に連絡先を書いておく）。**
- **近所の人や地域の民生委員などと関係を築き、ふだんから注意を払ってもらう。**
- **近所の人や警察に協力を求められるように、写真（顔写真と全身写真）を用意しておく。**
- **探すときの手がかりになるように、着ているもの、持ちものなどを確認しておく。**
- **玄関の鍵を二重ロックにしたり、本人の目の届かない所に鍵をつける。**
- **玄関のドアに「締め切り」などと表示する。**
- **窓から出ていくような場合はサッシ用の鍵などを取り付ける。**
- **徘徊はエネルギーが蓄積された結果起こるものともいわれるので、適度に活動する。**

徘徊する人のなかには、とにかくエネルギッシュで驚くほど長距離を歩く人もいます。しかし、身体にはかなり負担がかかっているので、徘徊後は、水分の補給を行い、ゆっくり休んでもらうようにします。

5●妄　想

妄想の代表的なものとしては、物とられ妄想や嫉妬妄想があります。その対象となるのは、認知症の人にとって使い慣れたものや好きなもの、大切な人であることがほとんどです。それだけに、時には異様なほどの剣幕で泥棒呼ばわりされることもあり、疑われた人々の気持ちは深く傷つきます。

しかし、妄想のなかにいる人に、盗んだり奪ったりなどしていないと言ったところで、本人は「大切なものを盗まれた」「大切な人を奪われた」と強く思っているのですから、大して意味をなしません。それどころか、認知症の人にとっては思っていることを否定されるわけですから、気持ちを逆なでするようなものです。そこで、妄想の対象となっていない人、あるいは認知症の人が心を開いている人が間に入るようにします。

かかわりの大切な点は、「物がない」「人がいない」という部分にこたえ、また困っている気持ちにこたえることです。「おかしいですね。一緒に探しましょう」となくなった物を一緒に探したり、奪われたという大切な人に来てもらったりします。あるいは、気持ちがそれるように、買い物や散歩に誘うという方法もあります。

これらは対症的な対応ですが、妄想は精神症状の一つですから、根本的な対応として、主治医に様子を話し、薬物による治療を検討してもらうことも大切です。

6●幻　覚

幻覚の代表的なものとしては、実際にないものがあるように見える幻視と、実際には聞こえない声や音が聞こえる幻聴があります。これも妄想などと同様に、見えていること、聞こえていることを否定するようなかかわりをしてはいけません。本人には見えているし、聞こえているからです。

かといって話を合わせ、「そうですね。変な人がこっちを見ていますね」などと幻覚を積極的に肯定する必要もありません。「わたしには見えませんでしたよ」「○○さんには見えたんですか？」「何と言っていましたか？」「怖かったですね」といった具合に、自分は感じとることができなかったが、見えた、あるいは聞こえたことは理解していることを示します。

幻覚の引き金になるものは、脳の変化だけでなく、不安や寂しさもあるといわれています。症状は夕方から夜にかけてみられることが多かったり、暗い部屋に１人でいたりするときに誘発されることがあるので、部屋が真っ暗にならないようにしたり、孤独を感じないような工夫として、他者と交流する機会を設けるようにしてください。

　また、壁のしみを虫だと言って怖がるなど、対象が特定のもので、取り除くことが可能であれば取り除くようにします

事例 Case　カーテンを閉め切って暮らすQさん

　Qさんは、アルツハイマー病と脳血管性認知症の混合型認知症といわれている69歳の女性です。これまで息子さん夫婦だけで介護してきましたが、症状の進行が気になるとのことで、新たに訪問看護を利用することになり、看護師が訪れました。看護師がQさんの部屋に入ると、Qさんは昼間だというのにカーテンを閉め切っています。「今は昼間ですし、カーテンを開けませんか？」と言うと、Qさんは「だれかが、わたしの部屋をのぞいているからだめだよ」と言います。

　同居している息子さん夫婦に様子を聞くと、部屋はジメジメするし、日光を浴びない生活をしているのが気になるので、何度となくカーテンを開けるよう言ってものぞかれるからと言って、Qさんは聞き入れないといいます。居間でのお茶などに誘っても出て来ようとせず、食事とトイレ以外はほとんど自室で過ごし、また夜には、大声などは出さないものの、眠れずにゴソゴソと何かしているということでした。

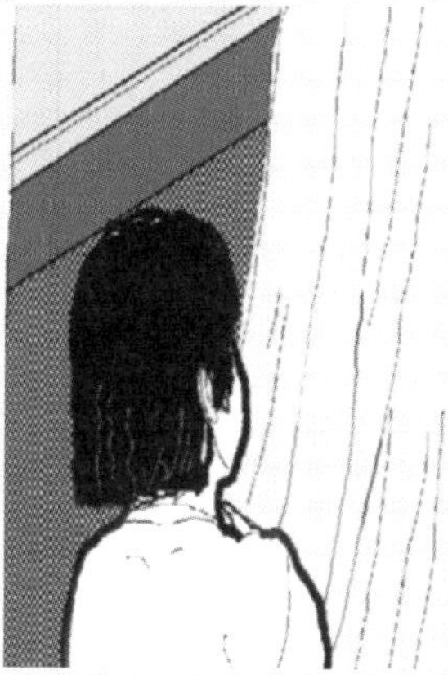

　Qさんの日常の様子を見た看護師は、デイケアに通ってはどうかと提案しました。Qさんに拒否される心配がありましたが、幸いQさんはすんなり承知し、デイケア通いが始まりました。

　デイケアでも、相変わらず「だれかが見ている」といった発言がみられるQさんですが、精神症状を見極めながら看護師がアプローチし、Qさんが妄想の

なかへ深く入り込むことがないようにしました。また、不安や孤独を感じる前に、軽いエクササイズ、ウォーキングなどQさんが楽しめるアクティビティを提供し、気持ちが自分の内面にばかり集中しないようにしました。その結果、徐々に効果が出てきて、Qさんの妄想様の発言はだいぶ少なくなりました。

自宅では、デイケアに出かけている間にカーテンを開けて、空気の入れ替えができるようになりました。また、デイケアでほどよく疲れるせいか、夜もだいぶ眠れるようになったようです。相変わらず自室のカーテンは閉めたままですが、表情が柔らかくなってきたようだと息子さん夫婦も言っています。

Qさんのような人は、「だれも見ていないから」とカーテンを開けたところで、またすぐにカーテンを閉めるか、怒り出すことになるでしょう。本人は他人にのぞかれているという不安や恐れを感じ、身を守らなければという理由のもとにしているのですから、カーテンを開けられるのは、非常に理不尽なことに思えるのです。

解決策はカーテンを開けることではなく、不安や恐怖を和らげることです。本人の思いを受け止め、孤独にしない、気持ちをそらす、心地よさを感じてもらうといった方法で、不安や恐怖が和らぐようアプローチします。

V　周辺症状（BPSD）に対する非薬物的アプローチ

Ⅲ、Ⅳで述べてきたのも非薬物的アプローチですが、対症的な色合いの強いものでした。ここでは、周辺症状（BPSD）に対する、より積極的な働きかけを紹介していきます。

表24に示したのは、現在、認知症の人の周辺症状を緩和するために用いられている様々なアプローチです。実に多彩ですし、皆さんも実施しているもの、あるいは聞いたことがあるものがいくつかあるのではないでしょうか。残念ながら、これらのアプローチの有効性についてはもう少し検証が必要なのですが、現場で実践を蓄積していくことがすなわち検証につながることになるでしょうから、いくつか詳しくみていくことにしましょう。

表 24　周辺症状に対する非薬物的アプローチ

- セラピューティックタッチ
- ハンドマッサージ、手浴・足浴
- 家族療法、介護者への認知症や BPSD の対処に関する指導
- 園芸療法、ガーデニング
- 動物介在療法（アニマルセラピー、ペット療法）
- 音楽療法、または音楽を用いた介入
- 芸術療法、絵画療法、または絵を描くこと
- 回想法、ライフレビュー
- 記憶の訓練、記憶クイズ、学習、リアリティオリエンテーション
- 青空芝生アクティビティ、その他（化粧、料理といった日常的な作業のなかで日中の活動性を高める活動、季節の行事）
- 演劇療法、ミュージカル
- 運動療法、軽い体操・エクササイズ、太極拳、ウォーキング
- 遊びリテーション
- 支持的集団療法、精神力動的療法、精神療法、認知行動療法
- 感覚統合、刺激直面法
- 高照度光療法
- ライトセラピー
- 環境整備（広さ、廊下の長さ・構造、光・音の調整、案内板の工夫、出入口の工夫）
- 電話を使ったコミュニケーション
- アロマセラピー、芳香浴
- スピリチュアルケア、礼拝・礼拝サービス
- 行動学的介入
- 確認療法

（堀内園子：BPSD への非薬物的アプローチの介入方法とその有効性，EB NURSING，8(2):49、2008 より）
※多くは有効性を述べてはいるものの実証研究を重ねる必要がある。また、単独ではなく、複数のものを組み合わせて用いているものもみられる。

その前に、なぜ周辺症状が現われるかについて、非薬物的アプローチを行う人たちの基本的な考え方を知っておくとよいかもしれません。それは、こういうものです。

認知症の人に興奮や攻撃的行動、焦燥がみられるのは、ストレスの増強によ

るためであり、ストレスが強ければ強いほど不安行動も出現する。そのため、認知症の人の興奮や攻撃的行動、焦燥に対するアプローチは、認知症の人のストレッサーをコントロールし、リラクゼーションを促すことが重要である。

このような考え方を反映してか、一口に非薬物的アプローチといっても、そのとらえ方、定義などは曖昧なのが現状です。薬物を使用しないアプローチという点ははっきりしていますが、目的や対象、用いられ方は幅広く、療法の一つとして扱っているものもあれば、かかわりの難しい認知症の人に接近する手段として取り上げているもの、あるいはアクティビティとして論じているものもあります。ですから、ここで紹介するものも、時に「療法」と呼ばれることもあれば、時に「アクティビティ」とも呼ばれるという変幻自在なものです。

1●ストレッサー軽減に向けたアプローチ

看護師による興奮、攻撃的行動、焦燥に対する非薬物的アプローチとして盛んなのが、セラピューティックタッチとマッサージの活用です。

セラピューティックタッチは、通常のタッチとは若干異なります。「手かざし療法」とも呼ばれ、対象となる人のリラクゼーションを促し、安心感が興奮や攻撃的行動を消失・緩和するというものです[15～17]。

興奮、攻撃的行動、焦燥に対するアプローチとしては、音楽も効果的だとされ、よく用いられています[18～20]。ただし、使用する音楽や楽器の種類、演奏者、演奏時間、音量、集団か個別かといった適切なアプローチに関する見解がさまざまなので、どのやり方がよいとは言い切れないのが現状です。

2●介護者に対する教育的アプローチ

介護者が認知症や認知症の周辺症状への対処法を学ぶことで、認知症の人の焦燥が薬物療法と同等に減少したとの報告もあります[21]。このような例からは、認知症の人だけでなく、介護者など周囲の人を対象とした、認知症の人に対する知識・理解を深めるようなアプローチも、働きかけの方向性として重要といえそうです。

3●動物介在療法や回想法を用いたアプローチ

動物介在療法（アニマルセラピー）や回想法を用いることで、認知機能の改善や活動性の回復、問題行動の減少がみられるという複数の報告もあります[22・23]。効果が述べられていますが、果たして周辺症状に効果的などうかという点については、もう少し研究が必要な段階です。

4●徘徊へのアプローチ

徘徊は、環境をとらえる力が低下しているなかで、認知症の人の活動に対する欲求の一つとして現れるという考え方が主流のようです。

アプローチの方法としては、①環境調整として、失われつつある場所の見当識をサポートするような手がかり（案内板の表示など）を示すこと、②徘徊中に転倒などを起こさないようスペースや手すりなどを設けること、③徘徊中に心身が疲労困憊しないように観察し、必要に応じて気をそらすこと、などがあげられます。

徘徊へのアプローチでは、徘徊をやめさせることが、認知症の人の活動したいという意思を取り上げることにならないように配慮しなければなりません。すでにそうした視点に立った装置の開発なども行われています。

たとえば、徘徊する人の安全確保のために、身につけておき、通過するとブザー音や音楽が流れる小型装置が開発されていますし[24]、施設の出入り口に肌色のテープで格子模様を作ることで、介護者の知らない間に外出することがなくなったという報告[25]もあります。これなどは非常に簡便な方法ですが、一方で、格子模様には効果がないとする報告[26]もあるため、現場での実践の蓄積から検証がなされることが求められます。

このほかにも徘徊に対するアプローチはさまざまになされており、音楽、運動、アロマセラピー、行動学的介入の効果も期待できそうです。

Ⅵ　周辺症状（BPSD）に対する薬物アプローチ

何度か前述してきたように、認知症の中核症状である記憶や認知機能の障害を治す薬は、今のところありませんが、不眠やいら立ち、興奮を抑えたり、脳の代謝を促すような薬はあります。

ただし、これらは認知症の周辺症状（BPSD）として効能が承認されていないため、医療保険の適応外となります。この点を踏まえたうえで、上手に使用することができれば、認知症をもちながら比較的安定した生活を送ることができます。

しかし、薬を用いるだけで効能が期待できるものでもありません。何の刺激もなく、家族や周囲の人とのコミュニケーションもない環境で毎日を送っているのでは、いくら薬を服用したところで効果は見込めないのです。脳にとっては、人と人とのつながりや規則正しい生活が非常に重要だということであり、それが薬の効き目にも反映されるのです。

以下では、周辺症状に対して用いられる薬剤を紹介します。

1●塩酸ドネペジル（商品名：アリセプト）

1) 作　用

塩酸ドネペジルは、アルツハイマー病、レビー小体病、ピック病など、脳の神経が徐々に脱落していく変性疾患に適応する薬です。これら脳の変性疾患では、脳の神経細胞が減っていくのですが、それを止めるのではなく、残っている神経のつながりをよくする薬です。錠剤タイプと細粒タイプがあるので、本人が飲みやすいタイプを選びます。

アリセプト®は錠剤ですが、1錠あたりの容量が5mgのものと3mgのものとがあります。薬は医師がその人の状態に応じて処方しますが、3mgから5mg（あるいは5mgから3mg）へと変更になったような場合は、1回1錠ということに変わりがないので、うっかり3mg（あるいは5mg）のほうを飲み続けていたということも起こり得ます。容量は、錠剤そのものに「3」あるいは「5」と打ち込まれているのですが、なかなか見づらいものです。薬がパッキングされているシートにも容量が記されているので、それを確認し、適切な量を服用できるようにします。このような間違いが起きないためにも、薬が変わった場合は残っている分を必ず廃棄するようにします。

塩酸ドネペジルの効き目が現れるのは、個人差があるものの、1か月ほどとされています。そのくらいの時期から、「時間や日にちの間違いがなくなってきた」「道に迷わなくなった」という声が聞かれるようになり、その後もかなりの割合で認知機能の低下を防げるようです。早い段階で服用を始めれば、多くの神経細胞が残っているので、よりよい効果が期待できますが、研究によっては半年から１年、あるいは２年くらい経過すると、徐々にもの忘れの症状が現れるともいわれています。

2）副作用

塩酸ドネペジルの主な副作用は消化器症状です。軟便や下痢、吐き気がみられるようになったり、残っている神経のつながりをよくしようとする働きのために、落ち着きがなくなったり、いら立ちが目立つようになる例もあります。

薬を飲み始めてからの経過を観察し、おかしな点や副作用が過剰に現れている様子があれば、医師に相談し、分量や服用形態を検討してください。

２●抗不安薬（商品名：セルシン、ワイパックス、ソラナックス、コンスタン、ハイロング、デパスなど）

1）作　用

抗不安薬は強い不安や緊張を感じているときに用いられますが、種類は多岐にわたります。長期に及ぶ不安、短期のうちに現れてきた不安など、不安の現れ方や程度によって用いられ方は異なりますが。いずれも、認知症が比較的軽度の場合に用いられます。

2）副作用

不安を鎮める薬なので、場合によっては、眠気に襲われたり頭がボーッとして、時にせん妄を招くこともあります。また、意識がはっきりしない人のいら立ちや興奮を鎮める目的で用いると、いら立ちや興奮を助長することもあります。

３●睡眠導入薬（商品名：ハルシオン、レンドルミン、ベンザリン、サイレースなど）

1）作　用

認知症の人のなかには、昼夜のバランスが崩れ、夜間に活動する人も多くいます。介護する家族の疲労、寝不足なども考慮すると、睡眠導入薬の使用も一つの対応策となります。睡眠導入薬は、寝つきが悪いのか、いったん眠ってもすぐ目が覚めてしまうのか、途中で起きると朝まで寝つけないのかといった不眠のタイプに応じて異なる薬が用いられます。

寝つきが悪い場合は、ハルシオン®、レンドルミン®といった短時間で作用するものがよく使われます。抗不安薬としてあげたデパス®も短時間で作用し、眠気を誘発するので、睡眠導入目的で用いられることもあります。これらの薬は、服用してから早くに作用し、体内での半減期（服用した薬の半分の量が体内で変化・消失するまでの時間）も早いため、日中に眠気が残らないとされています。一方、認知症がかなり進んだ人では、効果が弱いともいわれています。

いったん眠ってもすぐに目が覚めてしまう場合や、途中で起きると朝まで寝つけない場合は、ベンサリン®やユーロジン®、サイレース®などが用いられます。

2）副作用

睡眠導入薬の化学構造は抗不安薬と似ています。そのため、抗不安薬の副作用としてあげたものとほぼ同様の副作用が現れます。また、服用量が多いと筋脱力が生じることがあり、身体に力が入らず、転倒や骨折を起こすおそれがあります。初めて服用するときは、夜間の様子を観察することが重要です。

加えて、認知症が進むにつれて効果に変化が生じるため、以前はよく効いたはずの薬が、あまり効果を示さなくなるということもあります。

4●抗うつ薬（商品名：パキシル、ルジオミール、アンプリット、トリプタノール、アナフラニール、ルボックス、デジレル、トレドミンなど）

1）作　用

認知症の症状は、うつ病とよく似ているので、気持ちが沈み、「死んでしまいたい」「もうだめだ」などと悲観的な言葉を繰り返したり、何に対しても興味・関心がわかないような状態のときは抗うつ薬が用いられます。症状の現れ方や程度、全身状態に応じて、三環系抗うつ薬、選択的セロトニン再取り込み阻害薬（SSRI）、セロトニン・ノルアドレナリン再取り込み阻害薬（SORI）という３つのタイプから適したものが処方されます。

認知症の人には、副作用が少ないSSRI（パキシル®、ルボックス®、デプロメール®など）がよく用いられます。SSRIは副作用が少ないだけでなく、高齢者がよく服用する薬と併用しても問題が出にくいという利点もあります。

新たに薬を服用するようになり、それが適切に効いているかどうか、併用している薬との飲み合わせに問題はないか、副作用の出現の有無などを判断するまでには、たいてい数週間かかります。その間、介護者や家族など身近にいる人がしばらく観察を続ける必要があります。とりわけ高齢者では副作用が強く出ることが多いため、作用・副作用の観察が重要となります。

また抗うつ薬は、抗精神病薬と併用しながら、うつ以外の症状に用いられることもあります。たとえばアナフラニール®などは、大声を出す認知症の人に用いると効果的に働きます。そのため、認知症の人の気持ちが特別沈んでいるわけでもないのに、抗うつ薬が出されたら、何か違う症状に対して出している可能性も考え、医師に積極的に聞くことで、どんな症状の緩和を目的に薬が出されているかがわかります。

2）副作用

吐き気、食欲不振、口渇、便秘、下痢、眠気、めまい、頭痛、倦怠感、ふるえ、動悸、発疹、発赤、痒み、性欲低下などが生じることがあります。使用する薬剤のタイプによっても、出現する副作用は若干異なります。

5●抗精神病薬（商品名：セロクエル、ヒルナミン、コントミン、リスパダール、グラマリールなど）

1）作　用

幻覚、妄想、せん妄、突発的な怒りといった精神症状の改善を目的とし、抗精神病薬が用いられることがあります。効果の現れ方はかなり個人差があり、使用量も個々に応じて幅があります。

抗精神病薬は決められた服用時間に飲まないと、ねらった効果がうまく現れません。たとえば、せん妄に対して服用する場合はせん妄が起こる時間帯に効果が出るように処方されているのです。ですから、飲み忘れなどで指示された時間をだいぶ過ぎてから飲むと危険な場合もあるので注意が必要です。

高齢の人では、薬の効き目も医師の見立てどおりとは限らず、ねらった時間より早く出現したり、逆に遅く出現することもあります。特定の時間帯に現れる症状を改善する目的で処方されている薬の場合は、何時に飲めばよいかを医師に確認し、認知症の人や家族が理解できるように伝えてください。また、在宅などで看護師が確認できないときの服用状況を家族に観察してもらい、ケアにつなげていく必要があります。

2）副作用

抗精神病薬の副作用としてよくみられるのは、口渇、便秘、排尿障害です。また、パーキンソン症候群と呼ばれる手足の振戦やすくみ歩行なども副作用としてあがりますが、これについては、予防や改善のために抗コリン作動薬が同時に処方されることが多いようです。ただし抗コリン作動薬は、時としてせん妄を引き起こすことがあるので、薬を飲んでから、つじつまの合わない言動やもうろうとしていることがあれば、医師に報告し、薬の量や組み合わせについて改めて検討してもらいます。

6●薬の管理

認知症の人の周辺症状（BPSD）の軽快をねらって処方される薬は、その多くが、決められた時間に、決められた分量を飲み、それを継続しないと意味がないものです。そこで、飲み忘れがないような工夫をする必要があります。認知症が軽度の場合は本人が管理することも可能ですが、それが無理であれば、家族や介護者が管理する場合もあります。

両方の場合ともに、カレンダーに薬を飲んだらチェックする方法、1週間の薬をあらかじめ薬ケースに準備し、飲んだら空の包みをそこに入れてもらう方法などがあります。確実に薬が飲めるようにするとともに、万一飲み忘れたり、飲み間違えた場合の対応についても、確認しておくことが大切です。

また、薬の種類によっては飲み合わせが悪く、双方の作用を減じてしまったり、一方の薬だけが過剰に作用するようなことも考えられるため、看護師は継続的に服用状況をアセスメントしていく必要があります。在宅などで、看護師がそばにいないことが多い場合は、本人や家族に聞くことで服薬状況をアセスメントしてください。同時に、不安な点がないか、服用にあたって不確かなことはないかといった点も確認していきます。

高齢の人は、薬を吸収する胃や腸の働きが低下していることが多いため、薬が身体に吸収される時間が若い人よりも長くかかります。その一方で、若い頃に比べて筋肉と体内の水分量が減り、抗精神薬が吸収されやすい脂肪組織が増加しているため、いったん吸収された抗精神薬が身体内で蓄積されやすいという特質もあります。このような場合、若い人とは違った効果の現れ方をすることもあるので注意してください。

事例 Case　施設への移動に激しい怒りを示したRさん

前頭側頭型認知症と診断されている70歳の女性Rさん。5年前に夫が亡くなって以来、一人暮らしをしていました。認知症が進行してから、一人暮らしが限界となり、グループホームに入居することになりました。入居にあたって何度か見学を重ね、設備もスタッフの対応も気に入ったRさんの新しい「わが家」です。

入居の日、Rさんは大切なものばかりだという大きな荷物を抱えてニコニコとやって来ました。付き添ってきた在宅介護支援センターの保健師とケアマネジャーが帰るときも、愛想よく見送りました。

ところが、見送って10分ほどすると、自室に戻ったはずのRさんが玄関で叫んでいます。「出して！」と興奮した様子でだんだんと声を荒げ始めました。さっきまでのRさんと同一人物とは思えないほどすごい形相になり、「出して！出して！」と連発します。

結局、スタッフの付き添いで外に出て、40～50分ほどホーム周辺を歩き回ることで、Rさんの興奮は治まりました。興奮は治まったものの、表情は冴えず、納得したようにはみえない様子がうかがえました。それでもその後、Rさんは何事もなく、夜もよく眠っていました。

ところが翌朝、朝食をとったかと思うと、Rさんは袋に衣類を詰め、「出かけるから出して！」と強い口調でスタッフに言うのです。スタッフは「準備をするから少し待ってくださいね」と声をかけましたが、Rさんはまったく聞き入れず、玄関を出ると、塀を乗り越えようとフェンスに足をかけ、「何をするかわからないわよ!」と目つき鋭く言いました。危険だからとスタッフがRさんを塀から離そうとすると、全身の力で振り払い、「やめろっ、くそじじい！」「だれか助けてください！」と叫びだします。

とにかく、Rさんの「出かける」という欲求を満たそうと、スタッフが付き添って外に出ました。Rさんは70歳とは思えないほどの勢いで進みます。赤信号で止まろうとすらしないので、スタッフがやっとの思いで引き止めました。

Rさんの入居から4日がたちました。相変わらずの様子のRさんに、午前中は以前からRさんをみてきた医師のもとを受診し、抗不安薬を処方してもらいました。午後はスタッフの間でRさんへの対応について話し合いがもたれました。

Rさんのたび重なる訴えは、グループホームでの暮らしに慣れないことや役割を見つけられないためではないかということになり、役割としてRさんが得意な裁縫仕事を頼んでみました。すると、すんなりと受け入れ、落ち着いて仕事を進めました。ところが手際がよいせいか、裁縫は30分程度で済んでしまい、すぐに「夫のところに行かなくちゃ」「家に戻らなきゃ」と繰り返し、だんだんと声は激しくなっていきます。

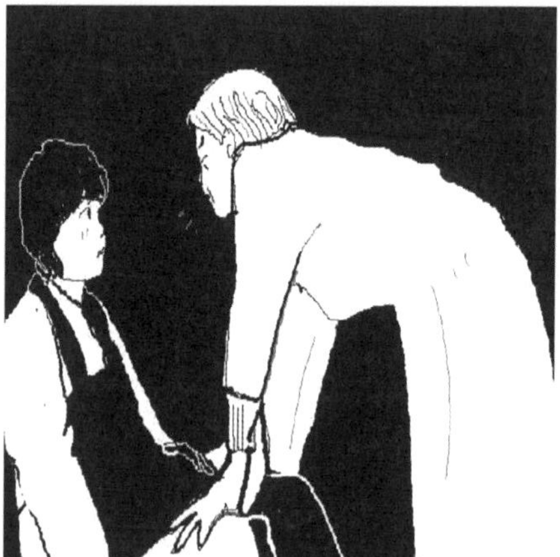

そんなこんなで1か月。ホームの中に居場所を見つけてくれることを願い、Rさんの後を追ったり、怒鳴られたりの繰り返し。出かけるときのRさんは、夫の位牌から下着まで大切なもの一式を風呂敷に包み持っていくので、プレゼントの袋を抱えたサンタクロースのよう。ホームに戻れば、それをしまい、また出かけるときは風呂敷を広げ、荷物を包みます。自宅が恋しいのではないかと行ってみると、10分ほどで、「さあ、ホームへ帰ろう。ここじゃ住めないわ」というわけでトンボ返り。

こんな具合にRさんが入居してからというもの、スタッフはRさんに振り回されて右往左往の日々。ヘトヘトになる一方、「Rさんを見てると、70歳でもこんなにエネルギッシュでいられるってわかって、何だか安心した」という声がスタッフから聞かれたりもしました。

そんなRさんへの対応として、新たに取り入れたのが、足浴とアロマストロークです。足浴は看護でおなじみのもの。その足浴の後、アロマオイルをつけた手で膝下をなでるように触れるケアを始めてみました。実はこれもRさんの居場所づくりの一環だったのです。

認知機能の低下が進むと、「ここがあなたの居場所ですよ」といくら言葉で伝えても、本人は実感できません。でも足浴のために足をお湯につけている間はその場に座っている必要があります。ただ椅子に座っているのではなく、目に見える足浴という目的のために座っていることが本人に伝わります。つまり、「お湯に足をつけている間は、ここにいていいんですよ。Rさんが今いるべき場所なんですよ」ということを感じ取ってもらえるのではないかと考えたわけです。

もちろん、心地よくメッセージを送らなければ、そこは居場所ではなく、束縛される場所になってしまうので注意が必要ですが、足浴とアロマストロークの組み合わせは、Rさんに合っていたようです。準備に始まり、足浴からアロマストロークを経て、後片付けまでの所要時間は約20分。Rさんといろいろなことを話す時間にもなりました。

認知症であろうとなかろうと、人は常に心のどこかで自分の居場所を探しています。「場に溶け込む」、あるいは「場違い」といった言葉は、自分がそこにふさわしい存在か否かが重視されることの証しともいえるでしょう。ある場所、空間、時間のなかに身をおき、そこに集まる人々との交わりを通して、自分は必要とされているんだ、大切にされているんだと感じることができれば、ずっとそこにとどまりたくなるものでしょう。逆に、どれだけ長くいてもなじめない場は、居場所とはなり得ないでしょう。

記憶や認知機能に障害がなければ、自分なりに今いる場所に意味を見出したり、やるべきことを探し出すこともできます。しかし、認知症の人は、場所、空間、時間の意味を正確にとらえることができなかったり、その場所での自分の存在意義を見つける精神的なエネルギーが不足するため、そこにとどまるよりも去ることを選ぶのかもしれません。

認知症の人の看護では、今ここに、その人がいる意味を見出せるような場をつくることがとても重要だと考えます。Rさんは足浴とアロマストロークで心地よい刺激を受け、今ここに自分が存在していることの意味を実感できたのではないでしょうか。加えて、スタッフと肌が触れ合うことで、お互いの存在を感じ、一人ではないことをも感じてもらえたのではないでしょうか。

事例 Case　人を寄せつけようとしないSさん

Sさんは55歳の女性です。Sさんにもの忘れの徴候がみられるようになったのは5年ほど前のこと。その後、3年ほど前にアルツハイマー病と診断を受けたといいます。診断後は、夫が介護を一手に担ってきましが、最近、夫の介護に抵抗するようになり、夫もやや疲労ぎみだということで、日中はデイケアを利用することになりました。

デイケアに来てみると、Sさんには独語がみられました。それも自分の子どもに話しかけるように、「ね、おりこうにしていてね」「ごめんね。ママは今お洗濯中なのよ」「ごはん食べる？」といったことを口の中でつぶやくように繰り返します。また、時折失禁もあるので、時間を見計らってスタッフがトイレに誘導するようにしました。

ある日、看護師がトイレに誘導しようとSさんに声をかけても反応がありません。看護師がSさんの間近に顔を寄せると、Sさんは「キーッ」と声を上げながら爪を立て、まるで猫がひっかくようにスタッフの顔めがけて飛びついていったのです。Sさんは「だれも近寄るな！」と威嚇しているかのようでした。その頃から、夫への抵抗も激しさを増していたようです。介護しようと近づく夫をひっかいたり、かみついたりするようになってしまいました。

デイケアの看護師たちはカンファレンスを行い、Sさんへのアプローチ法を考えました。題して「徹底的な見守り療法」です。看護師は必要以外にSさんに話しかけたり触れたりしないことにしました。といっても、放置するわけではありません。必ず自分たちの視野にSさんを入れ、見守りに徹することにしたのです。

見守るようになってみると、Sさんは自分の周囲1m以内に入ってきた人に脅威を抱くようだということがわかりました。そこで、ふだんからSさんに色々と話しかけ、過度な刺激とならないようにすることが大切だと考え、看護師がSさんにとって脅威を感じない環境の一部になることを目指しました。

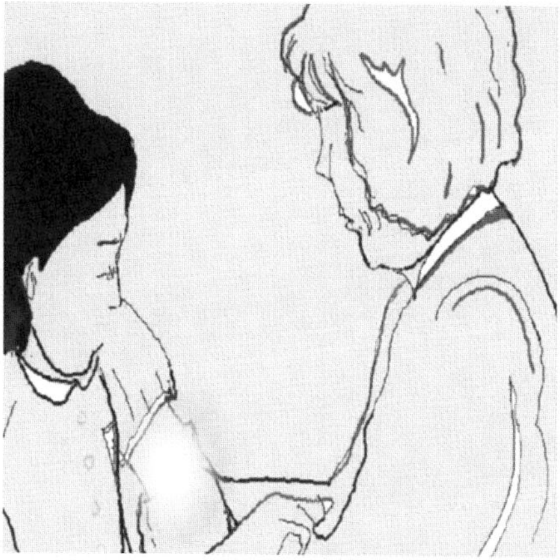

トイレや食事では、決まった看護師がそっと付き添う。話しかけるときは落ち着いた声で話しかける、食事は他の利用者から少し離れた場所で看護師と2人でとる……。こうしたケアを続けるうちに、Sさんのとげとげしい雰囲気がやや和らいできました。

そこで、さらなるアプローチとして、Sさんのもっている力を朽ち果てさせず、また孤独を感じなくてすむような働きかけはできないだろうかと、改めて看護師たちは検討を始めました。その席で、ある看護師がこんなことを言い出しました。

「Sさん、自分のお子さんに話しかけるようにしますよね。だれか、小さな子どもに会ってもらったらどうかしら？」

そこで施設内にある1歳児くらいの人形をSさんに引き合わせてみました。最近の振る舞いからすると、Sさんが怒って人形をたたきつける可能性もありましたが、「こんなところにいたの？」とSさんは人形を抱きしめ、満面の笑顔を見せたのです。そればかりか、人形を連れてきた看護師に深々と頭を下げ、「ありがとうございました」と言いました。

以来、デイケアでは穏やかな表情で人形を抱き、いろいろと話しかけている

Ｓさんの姿が見られるようになりました。ある時、その様子を見たＳさんの夫は、看護師にこんなことを言いました。

妻はもともと世話好きな性格で、若い頃は家事も育児も満点にこなしてくれていました。私は仕事が忙しかったせいもあって、家庭のことは妻に任せきりでしたが、文句も言わず、２人の子どもを立派に育て上げてくれました。

妻がアルツハイマーになって、私は今までの罪滅ぼしのつもりで妻を完璧に介護しようと決意しました。ところが、それがかえって妻の居場所をなくしてしまっていたのかもしれませんね。妻のこんなやさしい表情は久しぶりに見たような気がしますよ。

認知症の人は、環境からの刺激が多すぎると混乱し、激しい言動を示したり、力で抵抗しようとしたり、あるいは周囲との接触を絶つような反応を見せることがあります（図９）。

一方、環境からの刺激が皆無だと、自分のなかに取り込むものがまったくなく、自分も反応する必要がないために、もっているはずの能力を使う機会がなくなり、いわゆる廃用性症候群の状態に追い込まれてしまいます。ですから、その人の刺激の受容程度を考慮し、バランスのよい環境の整備や刺激のしかたを考えなければなりません。

Ｓさんの事例では人形を使ったアプローチが功を奏しました。これは看護師が偶然思いついたアイデアのようですが、実のところドールセラピーの一種だったといえます。

ドールセラピーはオランダで始まったといわれる療法で、「人形療法」「赤ちゃん人形療法」などとも呼ばれます。人形を介して、その人の安らぎの感情、人を愛する感情を刺激し、子育ての記憶や自分が大切にされていた頃を思い起こして心理的な安定を図るというものです。

認知症によって、介護を受ける立場になっていたＳさんですが、いくら夫の心のこもった手厚い介護があっても、それだけでは気持ちは満たされていなかったということかもしれません。まさに、認知症の人に刺激を与えるアプローチはさまざまであり、そこに認知症介護の醍醐味があるのです。

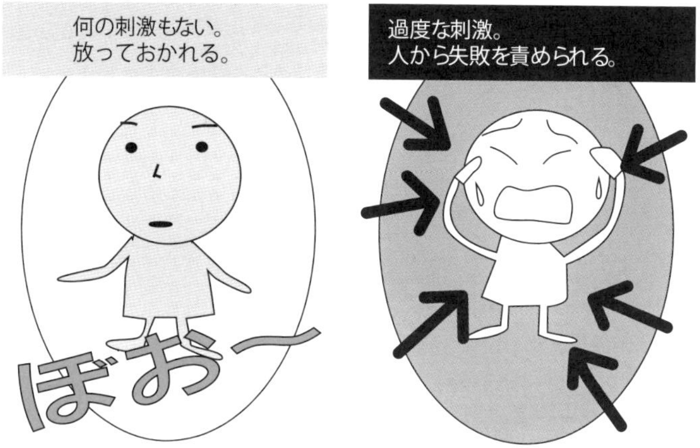

図9　認知症の人が受ける刺激

事例 Case　怒って窓から出ようとしたＴさん

Ｔさんは74歳の男性。脳梗塞を起こし、脳血管性認知症と診断されて認知症ケアユニットに入院することになりました。かつては大きな会社の社長を務めていたというＴさんは、どっしりとした体格。まさに社長という感じです。

たたき上げで社長にまで出世したというだけあって、Ｔさんの愛社精神は人一倍。今でも頭のなかは、ほとんど会社のことで占められているようです。なにしろ、「Ｔさん」という呼びかけでは反応せず、「社長！」と声をかけると顔を向けるのですから。

さて、ある日の午後、Ｔ社長はお出かけのようです。看護師に、「君、書類は持ってくれたかね？」「ハイヤーはまだか？」と声をかけています。そのうえ、脳梗塞の後遺症で麻痺があるために使用している車椅子からいきなり立ち上がり、「ほら、行くぞ」と歩き出そうとします。麻痺があり、車椅子を支えにようやく立っているのですから、いつ転倒しないともかぎりません。看護師は慌てて、「社長！　車椅子で参りましょう」と車椅子にＴさんを戻そうとしました。ところが聞く耳もたずのＴさんは、「おい、今日は大事な会議だ。急げ！」と声を荒げ、看護師を払いのけると窓に向かって行き、よじ登ろうとしたのです。看護師が３人がかりで必死に止め、説得し、何とかＴさんは落ち着きました。

早速その日のうちにカンファレンスがもたれました。どうやらＴさんの居場所は今でも会社であり、この認知症ケアユニットは居心地が悪いようです。これまでも、何度かアクティビティに誘ってみましたが、そのたびに「嫌だ」「やらん」「知らん」の一点張り。これまで仕事一筋だったというＴさんは趣味らしい趣味もないそうで、なかなか興味をもってくれそうなアクティビティも見つからずにいました。社長のお仕事ともいえるはんこ押しのアクティビティを取り入れたこともありましたが、これも集中力が続きませんでした。

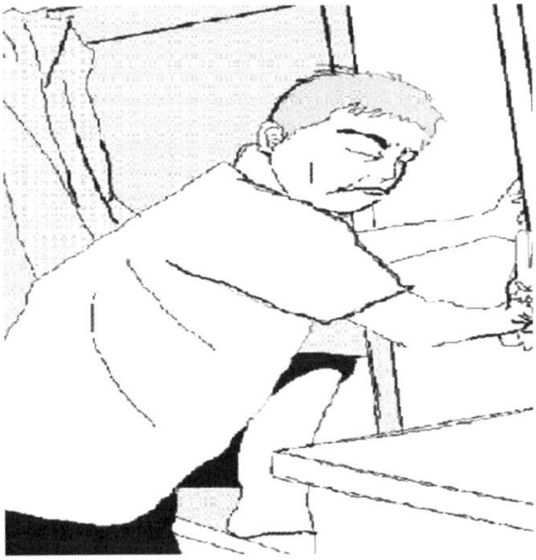

こんなふうにみんなで考えているうち、出かけたがったということは仕事上の社交が好きなのではないかという意見が出てきました。社長だったら、接待や会食の機会も多かったはずです。苦肉の策という感じに、いまいち乗り気でない看護師もいましたが、ほかにパッとしたアイデアも出てこないので、ひとまずこの考え実行に移すことにしたのです。

「社長！　今日は宴会でもやりますか？」

Ｔさんに声をかけてみました。するとすかさず、「了解」と反応が！　無表情ですが、心なしかうれしそうな気もします。

さあ、アクティビティルームで「宴会」が始まりました。この際、Ｔさんのためだからと看護師は全員が仮装し、Ｔさんやほかの患者さんを前に踊りを披露しました。みんな大拍手で、なかには踊りに加わる患者さんもいます。Ｔさんからも、「うまいじゃないか！」とおほめの言葉が飛び出しました。どうやらこれで、Ｔさんの居場所づくりも軌道に乗りそうです。

これは看護師たちにとっても、よい体験になったようです。宴会というアプローチが成功したおかげで、看護師たちが活気づきました。これ以後、Ｔさんやほかの患者さんのために、次々とバラエティ豊かなかかわりのアイデアが提案されるようになったのです。

Ｔさんのような脳血管性認知症の人の場合、記憶にムラがみられることが多く、はっきりしている記憶とそうでない記憶との差が激しいものです。また、麻痺や構音障害のために動けない不自由さや、相手に意思がうまく伝わらないもどかしさなどもあいまって怒りだすというのもよくあることです。

仕事一筋できたＲさんのような人の場合、こうした怒りの感情を発散させるような趣味をもってないことも多く、居場所探しがなかなか進みません。頻繁に怒るようであれば周囲の人間も近づきがたくなり、かかわりが減少してしまうこともあります。

Ｔさんの事例では、看護師たちの踊りを楽しみ、「うまいじゃないか！」とほめるＴさんの姿が、看護師たちを奮い立たせることになったのでしょう。実はこの事例にはちょっとした後日談があるので、それも紹介しておきましょう。

Ｔさんとのかかわりがスムーズにいくようになった時間をもち続けて２週間ほどたったある日、Ｔさんと看護師２人が散歩に出かけました。「社長、今日はいい天気ですね」などと道々声をかけながら、心地よい風がそよぐなかを歩きます。

しばらく歩いているとＴさんは突然足を止め、看護師２人をじっと見つめました。そして、姿勢を正すとパンパンと手を２回たたき、おじぎをしたのです。看護師たちは何が何だかわからなかったのですが、「Ｔさんがわたしたちをありがたいものだと思ってくれたんだわ」ということにしたそうです。さて、皆さんはどう思いますか？

事例 Case　だれかと交信しているUさん

アルツハイマー病のUさん。息子さん夫婦や孫と暮らしながら、訪問看護などのサービスを利用しています。

Uさんは半年前に夫を亡くしました。夫の葬儀の日、Uさんは涙を流し、夫が亡くなったことを受け止めているように見えました。しかし、その頃を境にUさんの記憶や認知機能の障害はひどくなりました。最近では、トイレの場所がわからなくなったり、ゴミ箱に排尿したり、朝は頭から布団をかぶり、声をかけると不機嫌そうな顔を見せます。

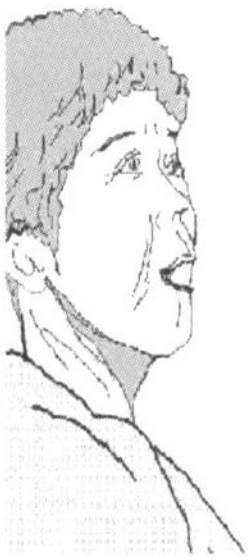

ある日、息子さんが部屋をのぞくと、Uさんは天井のほうに向かって、何かぶつぶつ言っています。よく聞いてみると、「ばかジジィ！　お金はどこにやったんだ？」「いけないよ！」「ダメっ」などと言っているようです。いったい、だれに向かって話しているというのでしょう。息子さんはびっくりして、声をかけることもできませんでした。

この出来事を息子さんから聞いた訪問看護師は、特に心配そうな様子も見せず、今度そのような場面を見たら、「だれと話しているの？」と声をかけてみるよう息子さんに伝えました。

数日後、Uさんがブツブツ言っている場に居合わせた息子さんは、看護師に言われたとおり、「母さん、だれと話しているんだい？」と声をかけてみました。するとUさんは、息子さんのほうを向き、「だれもいないのに、いやね、わたしったら」と照れ笑いしていたそうです。その後も交信がやむことはなかったのですが、そのつど「だれと話しているの？」と家族が聞くと、現実の世界に戻ってきました。

Tさんはどこで、だれと話していたのでしょう。もしかしたら、相手は夫なのかもしれません。

独語は、認知症の人にしばしばみられますが、周囲の人にとっては奇異に映るものです。身体はそこにありながらも、心はどこか別の所にいっているようなので、どう対応すればよいか困ってしまうのも無理ありません。Uさんはすぐ現実世界に戻ってこれる人でしたが、そうはいかない場合もあります。

いずれにせよ、周囲の人の対応の基本としては、今いる場所で目に映っている様子について認知症の人と話してみてください。Uさんの場合は天井に向かって話しているのですから、「だれと話しているの？」「天井に向かって何を話しているの？」といった具合です。決して、気持ち悪がったり及び腰になり、否定的な刺激のしかたをするようなことがないようにしてください。

＊

Rさん、Sさん、Tさん、Uさんの４事例は、いずれも症状が激しく出ているときの様子を含んだものです。かつて、認知症の人の様子としてよくイメージされたような場面といえます。この場面だけでは、認知症を怖いもののように思うかもしれません。

しかし、いずれの事例に登場する人も、日頃はとてもすてきな方たちです。取り上げたのはかかわりのほんの一部なので、もし、皆さんが実際の人物に会ったら、「えっ、信じられない！」と思うかもしれません。わたしの筆で伝えきれない部分があるせいかもしれませんが、認知症の人のふだんの様子と症状が激しく現れているときとでは、それほどに差があるものだということを知っておいてください。

Ⅶ　このステージでの日常生活の援助

看護師として最も基本的な援助ともいえる日常生活援助技術を細やかに行っていくことが認知症の人とその家族にとっての力となりえます。

認知症中期の人は、覚醒レベルや意識レベルが変動したり、注意力がそがれやすいので、援助前・中・後で意識レベルの確認をし、その後も自分がケアをした人の様子を見届けます。

1●アセスメント

周辺症状（BPSD）が現れると、時に興奮したり、時にベッドから起きてこなかったりと言動はめまぐるしく、その人のその時々の言動に対応するだけでも精一杯になってしまい、何をすればよいのか、何からすればよいのかわからなくなることもしばしばです。この本で何度も述べてきたように、認知症の周辺症状に対しては、「○○のときにはこれをすればよい」という絶対的な原則があるわけではありません。原則論となるものはあるにせよ、それがその人に合った対応とは限らないことも多いのです。

ただ、解決策となるものは見つからなくても、看護師は、その人が何を言い、どんな動きをしているのかをアセスメントする能力をもっているはずです。その人の声によく耳を傾ける、その人の様子を細かく観察するといった基本的なプロセスを重ねることでその人に迫っていくことが重要です。

ここで、認知症の人の様子をアセスメントする具体的な方法として提案したいのが、その人の24時間の様子をグラフや図に表すという方法です。

認知症の人はそれぞれに、不安定になってくると必ず現われる特徴的な言動があるようです。そのときどきで細部は多少変わっても、Aさんは「家に帰りたい」という言葉やそれらしきそぶりを見せ、Bさんの場合はそれが「財布をとられた」という言動でみられるといった具合です。こういった、その人なりの特徴的な言動が頻繁にみられる時間や様子をつかむ方法の一つです。不安定になるのは何時頃なのか、そのときはどんな様子なのかといった点を逐次的にアセスメントシートに記録し、気になることがあればその状況も記載しておきます。これを1週間ほど続け、グラフや表に表してみると、何となく不安定になるパターンや、落ち着けるらしい状況がみえてくることがあります。

表25は、わたしがふだん認知症の人の日々の様子をとらえるために用いているアセスメントシートです。その人をとらえるという点ではほかにも、看護師にはおなじみといえるヘンダーソン「14の基本的ニード」やゴードンによる「機能的健康パターン」などアセスメントの視点を与えてくれるツールがあります。看護師にとってはおなじみのこれらを用いてアセスメントしてもよいでしょうし、「認知症の人のためのケアマネジメントセンター方式」（コラム参照）なども活用されています。

表25　認知症の人のアセスメントシート

クライエント氏名		生年月日 （年齢）	

身体的な問題の有無（何かいつもと違う訴えが聞かれたり、観察されたら部位にチェック）

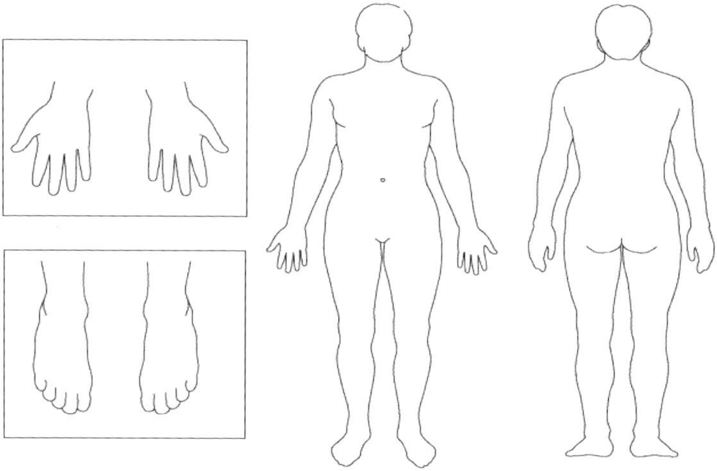

確認項目（一定時間一緒に過ごす間に見られたことをチェック） 時間　　　分	チェック または内容記載
・さっき確認したばかりのことをすぐに確認する。 ・同じ話を繰り返す	
・一定時間話す間に登場するフレーズ・質問の繰り返し回数	
・いつも必ず話す事柄、習慣となっている動作の変化	
・今日の日にち・時間について勘違い	
・今いる場所がわからなかったり迷う	
・目の前の知っているはずの人の名前が出てこない、わからない	
・季節にあった服装や化粧など外観の様子	
・笑顔やリラックスした表情、ユーモアがみられたか	
・緊張や焦燥を思わせる言動	

今日気になった本人と家族のこと（ポジティブな面も含めて）

Column コラム　ケアマネジメントセンター方式

「認知症の人のためのケアマネジメントセンター方式（センター方式）」は、認知症介護研究・研修センターが開発したもので、認知症の人を評価し、ケアプランを立て、実践していくためのシステムです。ケアをする人、あるいは職種によってまちまちでケアの統一性・連続性・個別性が図れない状況を省み、認知症ケアにかかわる人すべてが共通して用いることができるケアシステムとして開発されました。

センター方式では、その人らしさ、安心・快、力の発揮、安全・健康、くらしの継続性、という５つの視点に基づいて収集した情報を、①基本情報、②暮らしの情報、③心身の情報、④焦点情報、⑤24時間アセスメントまとめ、という５つのシートに記録することで、その人にとって望ましいケアのあり方を考えていきます。シートは利用者登録をすることで、認知症介護研究・研修センターのホームページ（http://itsu-doko.net/index.html）からダウンロードすることができます。

認知症の人のケアでは、ケアの原則を踏まえつつも、実際にその人にかかわりながらでないと見えてこないことが山ほどあります。かかわりながらその人を知り、それをもとにまたかかわる――このよい循環をつくることが大切です。

2●食　事

1）食事に集中できる環境をつくる

認知症の人は、テレビや周囲の音、人の動きに気をとられ、食事への注意がそれてしまうことがあるので、集中して食事ができる環境を整えることが大切です。

グループホームなど何人かで一緒に食事をとるような場合は、食べるのが早い人と食事に時間をかける人とで席を離してみてください。また、認知症が進行すると、自分の皿と他人の皿の区別がつきにくくなる人もいるので、食器の配置にも注意します。

また、声かけも重要です。食べ始める前に実際の食物を前にし、「今日は○○がありますね」「ニンジンの赤がきれいですね」などと話しかけ、「食べる」

ことに意識・関心を向けてもらいます。

2）姿勢を確認する

食事をとるときの姿勢は、食事に関心が向いていれば、認知症の人自身が自分にとって食べやすい姿勢をとるといえます。いわゆる「行儀の悪い」姿勢になる人もいるかもしれませんが、それもその人が食べる気持ちになってとった姿勢であれば、無理に行儀よくしてもらわなくてもよいのではないでしょうか。

むしろ、生理的に危険な姿勢になっていないかどうかを確認するようにしてください。顎が上がったような姿勢で食事をすると、誤嚥のおそれがあり、ひどい場合は誤嚥性肺炎を引き起こすこともあります。顎を引き、身体が反り返ったような姿勢でいないか、左右いずれかに傾いていないかといった点を確認し、食べやすい姿勢がとれるよう調整します。

また、テーブルや椅子がその人に適していないために、食べやすい姿勢がとれていないこともあり得ます。テーブルの高さは、肘から手首までをテーブルに乗せたとき、肘の角度が90度前後になるのがよいとされています。また、椅子は足が床につく高さにしたほうがよいでしょう。クッションなどを使って調節してください。

3）食べやすい形状と温度で配膳する

加齢や認知症の進行につれ、咀嚼や嚥下がスムーズに行えなくなっている人には、食物の形状を工夫します。また、気分よく食事をしてもらうためにも、はしやスプーンなど、その人が使う食器に合わせて食べやすい形状を考慮してください。いくら好物でも、はしで把持していられず何度も取りこぼしてしまうようでは、食べる楽しみも半減してしまうことでしょう。同様に、本人の好みや献立に合わせて頃合いの温度で食べられるような工夫も必要です。

咀嚼機能が減退している場合は、食べやすい大きさ（麺類なら5センチ程度）に切ったり、味噌汁などは少し冷ましておきます。また、嚥下機能が減退し、汁ものなどを飲むときにむせるようであれば、トロミアップ®などの増粘剤を入れると飲み込みやすくなります。

4）自助具・補助具を確認する

嚥下機能の減退がみられる理由としては、加齢や認知症の進行によるものもありますが､時には義歯が合わないためということもあります。加齢とともに、歯肉がやせていったり、義歯を洗浄した際にゆがんで合わなくなることも考えられるので、飲み込みにくそうだったり、いつになく食欲の低下がみられるようなときは、義歯の具合も確認してください。

また、はしがうまく持てない場合は、スプーンやフォークを用いるようにします。ただ、新しいものを使いこなすのが難しくなってきているので、新しい道具を使う場合はしばらく観察し、支障なく使えているか、使い心地が悪そうでないか確認しましょう。

5）嚥下機能を確認する

認知症が進むと嚥下機能の衰えがみられるようになるので、食事の機会などを使って日ごろから嚥下機能のアセスメントをしておきます。また、身体機能的に嚥下に問題がなくても、場の雰囲気や前後に生じた出来事などで、食事をとろうとしなかったり口の中に入れたものをいつまでも咀嚼しているようなこともあります。

今現在の嚥下の状態に問題はないか確認するとともに、異常があれば、それが嚥下機能に問題があるためなのか、あるいはその場の状況によるものなのかを正確に判断し、それぞれに応じた対応をする必要があります。

6）一回量を確認する

認知症の人は加減するのが困難になっていることも多く、嚥下機能に問題のない人でも、一回量が多かったり、手ばかりが動いて頬張ったあげくむせてしまう人もいるので、どのような食べ方をしているか注意する必要もあります。

特に湿り気がなく柔らかいパンなどは、口いっぱいに頬張ると、気道を詰まらせてしまいます。

7）食事に手をつけようとしない人に対応する

通常、食事をするときは、主食、汁もの、主菜、副菜といった食卓に並んでいるものを交互に食べます。ところが、認知症の人のなかには、一皿を食べ終えないと次のお皿に手を出そうとしなかったり、あるお皿のものは食べたのに、隣にあるお皿は目に入らないかのように手つかずになっているということがあります。もしかしたら、好き嫌いがあって避けているのかもしれませんが、一方で、認知症の人の場合は、目の前にありながら関心が向かないかぎり、意識に入ってこないということもあるので、意識の外にあるらしきお皿にも手が伸びるよう上手に勧めなければなりません。

一つのお皿に集中しているときに、別の皿を目の前に置いたりすると、自分の食べていたものを勝手に動かされたと感じて怒りだすこともあるので、一つのお皿を食べ終わったとき、あるいは別のものを食べようとしているタイミングを見計らい、食べてほしいもののお皿を視線のある位置に移します。そのうえで、「次は○○はいかがですか？」などと声をかけます。

8）「ごはんまだ？」と繰り返す人に対応する

認知症の人のなかには、食事をしたばかりだというのに、「ごはんまだ？」「ごはんをまだ食べていない」と言ってくる人がけっこうたくさんいます。食事というのはこれほどまでに大切なのだなと思わされる行動でもあります。

「ごはんまだ？」と言っている本人にしてみれば、食べていないと感じているのですから、「さっき、食べたでしょ」と事実を言ったところで何になるでしょうか。「この人、わたしが『ごはんまだ？』と言っているのに、どういうつもりなの？」「わたしにごはんを食べさせないつもりなのか」と感じるばかりで、下手すれば関係が悪くなってしまいます。

その人との関係によって、答え方にはさまざまなバリエーションがありますが、わたしのかかわりをヒントとして紹介しておきましょう。

- 「これから食事の準備をします。待っていてくださいね」と言って台所に向かう。
- 小さなおにぎりを用意しておいて、「今、準備するので、それを食べて待っていてください」と言う。
- 時計を読める人の場合は時計を見てもらい、「○時になったら夕飯になります」と言う。

本当に空腹というよりも、ごはんを食べていないと思っているのですから、その気持ちを満たすようなかかわりをするのがよいようです。また、退屈するあまり、気持ちが食事のことばかりに向いている可能性もあるので、気分転換を促すのも得策です。

- 「じゃあ、一緒に散歩にでも行きますか！」
- 「もうすぐごはんになるので、それまで○○しませんか？」

といった答え方をすることもあります。

さらに、食べた食器を下げてしまうと、食べたという自覚がもてないので、しばらく身の回りに食べた後の食器を置いておくという方法もあります。食べるときにできる工夫としては、お茶碗を少し小ぶりなものに換え、お代わりをしてもらうことで満足感を得てもらうという方法もあります。

9）口腔のアセスメントをする

食事面で問題がある場合は口腔のアセスメントを行います。「口の中を見せてもらえますか？」などと言って口を開けてもらいますが、認知症が進行している人では、自分では意図していないのに口が開かず、むしろギュッと口を結んで唇をとがらせるようにするしぐさも見られます。

口がなかなか開かない人の場合、無理にこじ開けたりせず、手で口輪筋周囲をもみ、緊張を解きほぐすと開きやすくなることがあります。この方法は、食事の援助のときになかなか口が開かないときにも有効です。自分自身でマッサージできなければ看護師が行います。

アセスメントでは、まず口を軽く閉じた状態で口唇の色を観察し、潰瘍、亀裂、口角裂傷の有無を観察します。次に口を開けてもらい、口臭の有無、粘膜の色、潰瘍、腫瘤の有無、歯肉の腫脹、出血、退縮の様子、歯牙欠損の状態、義歯装着の様子をみます。

舌は、色や形、舌苔の有無、左右対称性などを観察します。また、左右の動きや力の程度（看護師が両手で認知症の人の左右の頬を押さえ、本人には舌で左右の頬の内側を押すようにしてもらう）についてもアセスメントします。

10）口腔の清潔を保つ

清潔を保つことは、人とコミュニケーションをとるうえで大切な要素となります。なかでも、食べること、話すことで使う口の清潔を保つことは重要です

Column コラム　口の中を清潔に保つわけ

口の中を清潔にしておくのは、コミュニケーションや食事をしっかりとるためですが、何より口の中が不潔では、細菌が繁殖したり、舌や歯の表面に付着して、感染のおそれが高まります。感染症予防のためにも口腔のアセスメントとケアは欠かせないのです。

口の中には、通常数千億ともいわれる数の細菌が常在しています。口の中はいつも37℃程度と一定の温度に保たれているうえ、栄養分が取り込まれるし、適度に湿ってもいることから繁殖するには絶好の場所なのです。

さらに、高齢の人では唾液の分泌が減ってくるため唾液による自浄作用も期待薄になりますし、歯肉がやせてきたり部分義歯を使うようになれば、歯と歯の間に食べものの残渣もたまりやすくなります。いわば高齢になるにつれ、口腔の清潔が保ちにくくなる悪条件ばかりがそろってしまうわけであり、意識的にケアしていくことが必要になるのです。

が、認知症の人のなかには、この口腔の清潔が保てない人もいます。

認知症の人が問題なく歯を磨けているようであれば、磨き残しなどがないよう確認したり、定期的にう歯（虫歯）、舌苔の有無、口臭、歯肉炎や口内炎の有無など口腔のアセスメントを行いながら、自力での歯磨きを継続できるようにします。

もし、磨く習慣が定着していない場合や忘れている場合、うまく磨けない場合などは、口腔のアセスメントに問題がないかぎり、水歯磨きや含嗽で済ませてもよいでしょう。

また高齢の人では、義歯を使用していることもよくあります。義歯のケアの基本は、就寝前に取りはずして専用ブラシで磨き、乾燥を避けるため水や洗浄液に浸してきます。

ところが、認知症の人では義歯をうまく扱えないことも少なくありません。たとえば、義歯のはずし方がわからなかったり、義歯を自分の歯だと思い込んでいる人もいます。そのような場合は、義歯を取りはずすジェスチャーを見せ、同じ動作をするよう促してみてください。それでも義歯をはずせないようであれば、ディスポーザブル手袋を装着し、介護者が取りはずすこともあります。

どうしてもはずそうとしない場合は、義歯をしたまま歯磨きをしてもらうという手段もあります。ただし、義歯は自歯と同じように磨いていては傷ついたり、ずれが生じるので、できれば避けたいところです。

なお、口腔のアセスメントを行うときに、頑として口を開こうとしない人もいます。もし、実際に口腔が不潔になっていたり問題がありそうであれば、歯科を受診したり往診してもらうというのも一つのアイデアです。歯をみてもらうという場にいることで、口を開けるということもあるからです。

3●排　泄

1）失禁のアセスメントをする

尿失禁は、認知症の有無にかかわらず、60歳以上の女性で2人に1人の割合でみられます。また男性も、ズボンまで濡れるほどの尿漏れを経験している人が、50歳以上で約60万人いるといわれています[27)]。

排泄行為は羞恥心とプライドにかかわることであり、失敗は最も他人に知られたくないことです。認知症が進行すると、トイレの場所がわからなくなったり、下着を上げ下げすることが困難になるために失禁に至る機能性尿失禁が増えます。一方で、加齢に伴う身体的機能の変化（主に骨盤底筋力の低下）によって失禁が現れることもあります。

そのため、認知症の人に失禁がみられる場合は、まず記憶・認知機能の障害によるものなのか、あるいは加齢による身体機能の変化によるものなのかをアセスメントしたうえで、個別のアプローチを行っていきます。高齢ともなると、いくつかの失禁のタイプ（表26）が重なり合って生じていることがあるので、アセスメントの際はその点も考慮して行います。

2）失禁を予防する

失禁はショックな出来事であるはずですから、失禁への対応の基本は、失禁をしたときの対応ではなく、失禁しないための対応です。

まず、定期的にトイレに誘導します。最初のうちは、その人の排泄パターンをつかむのは大変かもしれませんが、前述したように、24時間の様子をアセスメントしておけば、おおよその周期がつかめてくるはずです。

また、水分を摂取して2時間くらい経過すると、膀胱に一定量の尿がたまっ

表 26　失禁のタイプ

腹圧性尿失禁	咳やくしゃみをしたり、走ったり跳んだり、重いものを持つなど、腹圧が急激にかかったときに漏れる。骨盤低筋群と支持組織の脆弱化が要因である。
切迫性尿失禁	膀胱の収縮筋が過敏になり、尿が少ししかたまっていないのに、膀胱が勝手に縮むために漏れる。比較的強い尿意を感じると我慢できずに失禁に至る。膀胱炎、脳血管障害、パーキンソン病などで多くみられる。
溢流性尿失禁	多量の残尿が膀胱内にたまった結果、尿が膀胱からあふれて漏れる。性別では男性に多く、前立腺肥大、糖尿病、脊椎損傷などで多くみられる。
機能性尿失禁	ADL 障害によって排尿動作がうまくできない、あるいは認知症によって判断がうまくできないために漏れる。尿意をうまく人に伝えられなかったり、トイレの場所がわからなかったり、衣服を脱ぐことができないために起こる。大脳・小脳に障害がある人、認知症の人に多くみられる。

てくるので、これをトイレ誘導の目安とします。いずれにせよ、1 日に 1 回でもよいので、自力でトイレに行き、排泄をするということが大きな自信につながります。

加えて、時間で誘導するだけでなく、落ち着かない様子を見せたり、腰のあたりに何度も手を当てるようなしぐさがみられたら、トイレに行こうと声をかけてみてください。もちろん、その人によって、排泄のサインとなるしぐさは異なるので、ここでもその人の様子を観察し、アセスメントした成果を活用することになります。

また、その人の排泄能力のアセスメントとともに、環境や状況を整備することで失禁を防げる場合もあります。たとえば、トイレの場所がわからなくなるようであれば、わかりやすい案内表示などを取り付ける、衣服・下着を脱ぐのに手間どるようであれば、着脱しやすいものを用意する、睡眠中に失禁がみられるようであれば、夜間のみ尿取りパッドやおむつを装着するといった工夫を試みてください。

なお、身体的な骨盤底筋力が低下していて失禁がみられるという場合は、骨盤底筋力訓練などを取り入れ、身体機能の改善を図ります。

3）失禁対策グッズを用いる

失禁は高齢ともなれば多くの人が経験することですが、同時に、なかなか他人には明かせないデリケートな問題ということもあってか、さまざまな失禁対策グッズが比較的簡単に手に入ります。

失禁量が少量の場合、在宅では尿取りパッドを使用する人が多いようですが、認知症の人では、トイレで排泄したときに誤ってパッドを流してしまい、トイレを詰まらせることもあるので、使用する際は本人が使いこなせるか確認する必要があります。

失禁量が200ccほどであれば、通常の下着のような形状で陰部部分に防水加工が施されている下着（吸水パンツ）があります。量が多い場合は、パンツそのものが尿や便を吸収する履くおむつタイプのものもあります。

ただし、おむつタイプのものを導入するときは、スムーズに受け入れられるような工夫が必要です。尿取りパッドや一部防水仕様の下着ならまだしも、おむつタイプのものとなると、自分が排泄すら満足にできなくなったという喪失感をまねき、自尊心を傷つけることがあるからです。

また、排泄のタイミングを誤りがちになってきたら、トイレや浴室にさりげなく着替えや雑巾などを用意しておくと、万一失禁があったときに目立たず、手早く片付けることができますし、もし認知症の人が一人のときに失禁しても、人を呼ぶ恥ずかしさを避け、自分で後始末をすることができます。

4）もっている能力に合わせて誘導する

トイレまで誘導するときは、その人の空間をとらえる力に基づいて声かけをすると、その人の認知機能にも働きかけることができます。

方向感覚がほぼ保たれていて、左右の感覚がはっきりしていれば、「あの角を右へ曲がります」というように、左右の感覚の強化につながるような声かけをします。

一方、下肢筋力の低下などのために、先のほうを見て歩けないものの左右の感覚は保たれているというような人の場合は、足の踏み出しに合わせて声かけをするとき、「いっち、に。いっち、に」と声をかけるより、「右、左」と声をかけるほうがよいでしょう。

左右の判断はできないものの、行動にかかわる言葉は理解できる人の場合は、「この角を曲がります」といったように声をかけます。さらに、少し進行している人の場合だと「ここを曲がります」と声かけしたり、歩くことに集中したほうがよい場合は、「いっちに、いっちに」と声かけするとよいようです。

トイレに着いたら下着を下ろす、便器に座るといった動作を行うことになりますが、自力や間接的な介助でできる場合は、急かすことなく、その人のペースに合わせて動いてもらいます。直接介助をするときは、羞恥心やプライバシーに配慮し、口数多く声をかけるよりも手早く片付けます。

5）失禁したときに対応する

実際に失禁してしまった人はかなりショックを受けているものです。失禁した場面に居合わせたときは、その人をトイレや浴室などに案内し、汚れた衣類・下着類の着替えを済ませましょう。

この一連の流れの間、看護師は患者が気にしなくてよいように手早く、声かけも軽い調子で行うことが原則です。気を紛らわせようと、無理に話をしたりする必要もありません。かといって、背を向けて後始末に没頭するのもよくありません。人によっては怒らせてしまったのではないかと気にしたり、萎縮してしまう人もいるからです。

失禁してしまった人を落ち着ける場所に誘導してから失禁の後始末にとりかかるか、その人がその場にいるのであれば、「心配いりませんよ」「今、きれいにしますからね」などと、その人の存在を感じ取っていることや、気にせず安心していてよいというメッセージを伝えます。言葉だけでなく、声のトーンや表情にも注意してください。

6）頻繁にトイレに行く人に対応する

高齢の人のなかには頻繁にトイレに行こうとする人が少なくありません。失禁など排泄の失敗をしたくないからといった不安を自覚してのことでしょう。なかには、水分をあまりとらないようにしている人もいます。水分を控えて、トイレに行く回数や失禁への不安を減らそうとしているのでしょう。いかに排泄が気になることなのかが伝わってきます。これと同様の行動は時に認知症が進んだ人でもみられるものであり、やはり根底には排泄の失敗をしたくないという思いがあるように思われます。

頻繁にトイレに行こうとする認知症の人に対しては、本人が自力でトイレに行くことができるようであれば、自由にトイレに行ってもらうようにしてください。心配が解消されるのが安心感を得る最もよい方法だからです。また、自力でのトイレ移動が難しい人などには、ポータブルトイレを室内に設置したり、本人の了解のもと尿取りパッドなどを使用してもよいでしょう。

一方、水分を控えている人に対しては、１日あたりの水分摂取量なども含め、排尿回数や量、バイタルサインなどを確認します。たとえば、脳梗塞の既往のある人では、水分を制限し身体が脱水傾向になると、血液の粘稠性が高まり、再発作をまねくことがあるなど、医師の指示のもとなどでなく自ら水分を控えていては、時に重篤な状態に陥るおそれがあるからです。

１日あたりの水分量を確認し、あまり水分をとっていないようであれば、安心できるような説明とともに、水分をとるよう勧めます。在宅で生活している人の水分摂取量などは把握するのが難しいですが、訪問のたびに、ポットに入れた湯がどのくらい減っているかを見ることで把握する方法もあります。

また、疾患との関連性から考えると、膀胱炎や前立腺肥大のために、頻繁にトイレに向かうことも考えられます。排尿時に痛みを感じたり熱っぽいようであれば、特に女性の場合は膀胱炎になっている可能性があります。男性では残尿感があるような場合に前立腺肥大が疑われます。いずれも、ひどくなければ飲み薬で改善できるので、主治医に相談して改善を図ります。

加えて、頻繁にトイレに立つのは、居場所がないと感じているためとも考えられます。そのような場合は、落ち着いて過ごせるような居場所づくりを工夫してください。

7）トイレ内での困った行動に対応する

認知症の人は、トイレで用を足せる人のなかにも、驚くような行動に出る人がいます。わたしが対応した経験から２つ紹介しましょう。

一つは、トイレットペーパーを全部引き出してしまう人への対応です。年配の人のなかにはトイレットペーパーになじみが薄いことから、記憶や認知機能に障害が出てくると、どうやったら紙が切れるのかわからなくなって引き出してしまい、トイレに詰まらせてしまうことがあります。認知症も初期のうちであれば、トイレットペーパーの使い方を表示すればよいのですが、徐々にそれも困難になるようであれば、1回分ずつ切っておいたり、昔ながらの落とし紙を用意してみてください。

もう一つは、トイレに入って自分で内鍵をかけたものの、開錠できなくなってしまう人への対応です。本人はドアが開かないために焦るうえ、トイレという狭いスペースは閉じ込められているような気にもなり、余計に不安が高まります。認知症が進み始めたら、内鍵を取りはずしたり、認知症の人にはわからない所に鍵の位置を移動するといった対応ができます。

8）汚れた衣類を隠す人に対応する

認知症の人のなかには、失禁して汚れた衣類を知らず知らずのうちに、たんすの中などにしまってしまう人もいます。あるいは、汚れた下着の上に新しい下着をつける人もいます。これは、自分が汚してしまったものを何とかしようとした結果だといえます。何とかしようとして、何ともできないまま忘れてしまった結果ともいえるでしょうか。

こうした場面に出くわせば驚くことでしょう。かといって、その人をしかったり責めたり、理由を問いただすようなことは適切なアプローチではありません。失敗を責めれば、本人は責められたことで深く傷つき、その思いを記憶し、次に同じようなことをしたときには、今以上に何とか隠そうと行動するものです。認知症の人は、記憶は失っていきますが、感情はみずみずしいままなのです。

対応としては、たんすの中などに汚れた衣類を見つけたときは、そっと洗濯に回したり、本人がその場にいれば、「新しい下着を買ってくるから入れ替えましょう」などと負担にならないような声かけをして取り出します。汚れた衣類の上に新しい衣類を重ねて着ているような場合は、「汗をかいているようなので、取り替えましょう」などと声かけして着替えを促したり、入浴時を見計らって清潔なものと取り替えます。

4●入　浴

1）入浴を拒む人に対応する

お風呂はリラックスできる場所でもありますが、身につけている衣類を取り去り、裸になる場でもあります。恥ずかしさもあるでしょうし、人によっては自分の身を守るものがなくなることで精神的な緊張が強くなることもあります。

なかには、記憶や認知機能の障害のためにお風呂がどんな場であるかを忘れ、どういう所でどういうことをすればよいのかわからないために、拒否していることもあります。拒否のしかたも、「嫌だ」「入らない！」といったきっぱりしたものから、「昨日入ったばかりだから」「かぜぎみだから」などとそれらしき理由を述べる人もいます。

入浴を勧めるときの基本は、お風呂が脅威となる場でないことをわかってもらうことです。そのためのアイデアを以下にあげてみました。

- 入る前に浴室を見せる。
  ▶ どんな所でどんなことをするのかがわかり、不安が和らぎます。温かそうな浴槽を見て、入りたいという気持ちがわいてくることもあります。
- 浴室内は、必要な物だけを置く。
  ▶ 見慣れない物があると不安の原因となります。場合によっては、「これは石けんですね」「身体を洗うためのタオルですよ」などと説明します。
- 浴室や更衣室を温かくしておく。
  ▶ 温度が低いと身体的に寒いだけでなく、心理的にも不安な印象を与えることがあります。
- 入浴前に身体のリラックスを図る。
  ▶ 筋肉の緊張を解くように、四肢を軽くマッサージする。
- 入浴の時間帯を変えてみる。
  ▶ 夜になると疲れて、入浴が面倒くさくなることもあるので、日中に入浴するという方法もあります。
- 入浴剤などを入れる。
  ▶ 楽しさを演出するとともに、保湿効果のある入浴剤であれば、お風呂上がりの乾燥を防ぐこともできます。
- 浴槽のお湯の量をあまり多くしない。
  ▶ お湯が多いと吸い込まれそうに感じるなど、恐怖感を抱く人もいます。
- **お風呂の後の楽しみをつくる。**
  ▶湯上りのビール、マッサージなどを提案します。

2）入浴の援助をする

浴室内での動作そのものに問題がなければ、着替えやバスタオル類が準備されていることを確認し、「お風呂ですよ」と声をかけ、焦らずゆっくり入ってもらうようにします。

認知症は進行していくので、昨日までできていたことが今日できるとはかぎりませんし、その日の心身のコンディションによって一過性にできなくなることもあり得ます。浴室は転倒や溺れるおそれもあるところなので、認知症の人が一人で入浴している間は、必ず気配を感じられる所にいてときどき様子をうかがい、安全面にも気を配ります。また、シャワーやシャンプーなどの使い方がわからなくなることもあるので、適宜様子をうかがい、必要に応じて手助けします。

入浴中の介助が必要な場合も、認知症の進行や脳の萎縮している部位によって、援助の必要性は異なります。介助する看護師に求められるのは、アセスメントをもとにその人がもてる力を活かした介助を行うことです。前述した一人でお風呂に入れる人への対応に加え、看護の基本ともいえる日常生活援助の一環としての入浴の援助を適宜アレンジしながら介助します。特に在宅などでは物品がそろわないこともあるので、そのような場合は、基本を踏まえていかに認知症の人とその場に合わせたアレンジができるか、看護師としての腕が試される場面といえます。

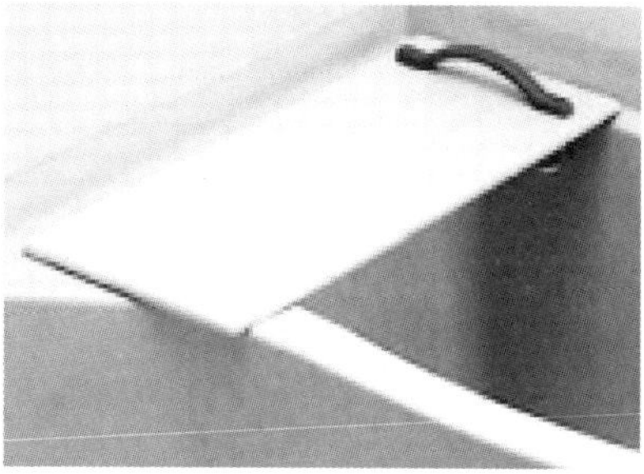
図10　バスボード

ここでは、わたしがかかわるグループホームでも重宝している入浴介助器具としてバスボードを紹介しておきます。これは特に麻痺などのため、身体が思うように動かない人が浴槽に入るのを介助するときに役立つもので、図10のように浴槽の両側に渡すようにして設置します。看護師は麻痺側に立って支えながら、本人にはバスボード上に座ってもらい、健側→麻痺側の順に浴槽につかってもらうというものです。

これら一連の動作を行うときは、声をかけながら行いますが、麻痺のために身体が思うように動かないのに加えて認知症もあると、声かけのみの誘導では認知症の人を混乱させることがあります。ですから声かけとともに、動かす側の足や手を指差して声と動作で誘導するようにします。

また、入浴中の介助の様子でときどき気になるのは、認知症の人が浴槽でお湯につかっている間、介助者がそばに立ったままでいる姿です。浴槽はたいてい洗い場よりも低くつくられていますから、これでは認知症の人は上からの視線にさらされることになってしまいます。コミュニケーションの基本ともいうべきことですが、相手と目の高さが合うよう腰を落とし、おしゃべりを楽しむなど、くつろいで入浴時間を過ごせるよう心がけてください。

3）入浴中の介助を嫌がる人に対応する

アルツハイマー病の人では、麻痺などの運動障害がなくても、複数のことを同時に行ったり、いくつかの手順がある行為を行うのに支障が出るため、入浴時に介助を必要とすることがありますが、衣類の着脱や身体を洗うのを介助するときに、抵抗するかのような動きをすることがあります。なかには、自分たちのやり方がよくないのではないかと悩み、相談してきた在宅で介助する家族の方もいました。

本当に拒否しているのであれば、嫌がっている理由をアセスメントし、新たな方法を考えるべきですが、ときには拒否のメッセージではなく、その人の意思とは関係のない、神経の反射による抵抗だということもあります。

筋肉は無理に伸ばすと、元の状態に戻ろうとして縮む性質があります。つまり、外からの刺激に対して、身を任せる準備ができていないと抵抗しようとするのです。前述の家族の相談の場合も、家族が認知症の人の身体を洗うとき、手から洗おうと腕を引いたとたん、引っ込めるように腕を曲げる動作をしたということから反射だったようです。

このような場合は、まず浴室用の椅子に腰かけてもらいます。できれば椅子は、座った状態で手が少し伸ばせるようなものにすると、重力が働いて自然と腕が伸びます。また、身体を洗うときに、まず背中や胸など体幹部から始め、その後で手や足へと進めていくと、刺激によって手足に力が入るのを防ぐことができます。

また、入浴前後の衣服の着脱を介助するときも、腕を伸ばしたりする必要が生じますが、このようなときは認知症の人に立ってもらった状態で行うと、重力がかかることで、腕をごく自然に抵抗なく伸ばしてもらうことができます。

4）お風呂から出るのを拒む人に対応する

お風呂が好きだったり、お湯の温かさに安心感を抱いた人のなかには、なかなかお風呂から上がろうとしない人もいます。あまり長時間入っていては、湯あたりでのぼせたり、循環動態に負担をかける可能性があるので、特に浴槽に長くつかっているようなとき（5分以内が目安）には声をかけるようにしましょう。それでも出ようとしない場合は、「1曲歌ったら出ましょう」と本人の好きな歌を1曲歌うことを区切りにしたり、お風呂上りのビールやマッサージ、食事など、新たな楽しみを提案するのも工夫の一つです。

4●更　衣

1）麻痺で着脱が困難な人に対応する

脳血管性認知症の人の場合、麻痺を伴っていることが多くあります。また、脳の変性疾患の進行により麻痺が現れることもあります。このような麻痺のために、うまく衣服の着脱ができない場合は、介助の手を差し伸べる前に、自力で着脱できるような工夫をしてみてください。大きめのボタンがついたもの、ファスナーやマジックテープで留めるものなどを用い、自分の力で更衣をしてもらうことは、その人のもてる能力の維持につながります。以前はこうした自助･補助的な要素のある服は、デザインも画一的、色もいまいちなものが多かったのですが、最近では明るい色づかいのしゃれたものを含め、だいぶバリエーションが充実してきています。デザインや使い勝手をアドバイスしつつ、お気に入りの一着を選ぶというのも、認知症の人や家族がちょっとした華やぎや明るい気持ちを得るきっかけになるかもしれません。

2）着かたがわからない人に対応する

認知症の人のなかには、自分で更衣ができるかと思っていると、ズボンを腕に通そうとしたり、下着を洋服の上につけるなど、着かたや着る順番に混乱が生じることもあります。そのようなことがある人には、上衣と下衣をそれぞれ別のかごなどに分け、着る順に重ねておきます。また、肌着とシャツのように重ねて着るものは、あらかじめ重ねて袖を通した状態で置いておくと、順番を間違えずに着ることができます。

おかしな着かたをしているときは、「こちらの着こなしのほうがすてきですよ」「こうするともっといいんじゃないかしら？」と言った具合に、さりげなく正しい着かたができるように導く方法もあります。

3）脱ごうとしない人、脱ごうとする人に対応する

認知症の人のなかには、着ている服を脱ごうとしない人、また逆に、服を脱ごうとする人もいます。

認知症の人は、何をどのように着ていいかわからず、ズボンを上半身にはおったり、ズボンに腕を通してしまうこともあります。このような人には、着る順番に手渡したり、かごに順番に重ねておいたり、更衣時に声かけをするなどして対応します。また、何枚も着込む人もいます。この場合は、「今日はお天気がよくて暑くなりそうです。1枚脱ぎましょう」などと声をかけ、実際に天候を一緒に確認しながら調節します。

脱ごうとしない人については、その服を着ていることで安心できたり、愛着があるため、あるいはその場が寒いような気がして、脱ぐのをためらっているのかもしれません。

まず、寒さや暑さなど温度を調整できるかどうか確認し、それで解決がつくなら温度調整で対応します。温度調整では周囲の人が迷惑する場合、また服に汚れがあるといった理由で、やはりいったん衣服を脱いでもらう必要があるときは、服を脱ぐ必然性があるという点で、入浴に誘うのが最も自然です。ほかには、「新しいシャツを試しに着てもらえませんか？」「今日は暑いから汗をかいたでしょう」といった声かけで着替えを勧めるというアプローチもあります。鏡に姿を映し、「青い色の服がとっても似合いますね」などと声をかけると、

着替える気になる人もいます。ただし、鏡に映すときは鏡症状（鏡の中の自分に話しかけたり怒ったりする症状）がないことを確認してからにしてください。着替えを勧めるときは、服を脱ぐことに不安を覚える人もいるので、次に着るものを目の前に用意したうえで、着替えを勧めると抵抗感が薄れるようです。

一方、着ている服を脱いでしまう人は、その理由として、サイズが合わない、ボタンやファスナー、ゴムなどがきつい、温度調節がうまくいかない、また、かゆみや失禁をしているといったものが考えられます。

どうしても脱ごうとするようであれば、無理に止めるよりも着替えができる場に案内し、着替えてもらうようにしましょう。そのうえで、皮膚に衣類のゴムのあとがついていないか、汗をかいていないか、かぶれや失禁はないかなど、脱ぎたがった理由になるものがないか確認します。

病院などで寝衣を脱いでしまう場合は、点滴や尿カテーテルの違和感や不快感からくるものだったり、おむつを汚して何とかしようとしているうちに脱げてしまうこともあります。また、何もすることがなく手持ち無沙汰で、ボタンやファスナーをいじっているうちにボタンをはずしてしまったり、服がはだけてしまうこともあります。

これらへの対応の基本は、不快感を取り除くこと、また、服だけに関心を向けなくてよいような働きかけが重要です。ボタンをいつもはずしてしまうようなときは、誤飲の危険なども考え、ボタンのない衣類を用意することも一案です。

5●嗜　好

1）酒、コーヒー

認知症だからといって、お酒やコーヒー、紅茶などは、基本的に制限する必要はありません。もちろん、アルコール性の認知症の場合は、アルコールの摂取は禁忌となりますが、お風呂上がりのビールやお茶の時間は、その人にとって落ち着ける大切な時間になったり、コミュニケーションをとるよい機会になったりもします。また、アルコールを飲むと、脳からドーパミンやセロトニンという物質が分泌されます。ドーパミンは気分を高揚させ、明るい気持ちにしてくれますし、セロトニンは不安や恐怖の感情を抑えてくれるので、お酒は精神的にちょっとした好影響を与えてくれるともいえます。

とはいえ、お酒は百薬の長となることもあれば、毒にもなるものです。アルコールはOMD受容体という脳内物質と結びつきやすく、両者が結びつくと記憶や学習を妨げるとされています。また、大量に飲酒すると、学習能力が低下したり一過性に記憶を失うことも起こり得ます。大量にアルコールを摂取すると、認知症の人でなくても、通常の３倍の数の脳神経細胞が死滅するといわれています。さらに、認知症自体に影響しなくても、認知機能の障害から酒量を加減することができなければ、別の身体疾患に影響することもあります。

やはり飲酒については適量を設定しておいたほうがよいでしょう。一般にアルコールを摂取することで快さを得られるのは、体内のアルコール濃度0.02～0.04%ほどとされ、これはびんビール１本、日本酒１合ほどにあたります。このあたりを目安にしてはどうでしょうか。

認知症が進行し、適量を超えても飲み続けたり、十分飲んだはずなのに飲んでいないというようなことが起こっては困ります。そのような場合は、１日○合までといった約束をしたり、飲んだ後のグラスやおちょこをしばらく片付けず、飲んだ証拠が見えるようにしておきます。

2）たばこ

たばこも認知症に直接悪影響を及ぼすとはされていません。もちろん、身体への影響を考えると吸わないに越したことはありませんが、お酒やコーヒーと同様に、認知症の人にとっては落ち着いたひとときを過ごすのに欠かせないこともあるので、適量であれば無理に禁止しなくてもよいでしょう。

認知症の人がたばこを吸う際に問題となるのは、火の始末ができるかどうかです。隠れて吸ったたばこの火の始末を忘れ、小火が起きたという例も見聞きするので、決まった場所で、本数を決めて吸うのを原則にするとよいでしょう。

3）健康食品、サプリメント

認知症の人や家族のなかには、何とか治す方法はないものか、進行をくい止める道はないものかと、それこそわらをもつかむ思いでいる人がたくさんいます。さまざまな民間療法を試す人もあり、わたしも健康食品やサプリメントの類の効果について質問を受けたことがあります。

ビタミン類は血液の流れをよくする手助けになりますし、イチョウ葉エキスなどは記憶に働きかけるのではないかといわれています。ただし、有効かどうかについては研究途上というほかありません。健康食品やサプリメントをとることは悪いことではありませんが、それによって認知症の症状が消えるとは現段階では言い切れないのです。

4）車の運転

これは嗜好というよりも、地域によっては生活に根ざした深刻な問題であることもあります。公共機関が充実した都市部では、車がなくても生活できるかもしれませんが、バスが１日に数回しか通らないような地域では、毎日の暮らしの買い物や通院も車がなければできないということもあります。

そうはいっても、認知症が進行すれば、迷ったり事故を起こすおそれも大きくなりますし、車は被害が他者に及ばないとも限らないので、やはり症状が進む前にやめるべきでしょう。最近では運転免許更新の際に、高齢者に認知機能試験が行われるようになり、その試験で問題がある場合は免許の更新ができないようになっています。

現在は認知症によって車が運転できない人を対象にしたサービスはほとんどなく、バスやタクシーの利用となる人が多いのが現実です。ただ多くの自治体で高齢者を対象とした公共交通機関の割引や無料パスなどの制度を設けていたり、高齢者向けの割引制度を設けているタクシー会社などもあるようです。その他、地域で介護タクシーや送迎ボランティアなどが活動している場合もあるので、そうした地域の情報を認知症の人や家族に案内するのも看護師の役目の一つといえます。

第 5 ステージ

認知症の中期～後期

——入院したとき

I　このステージで生じやすい問題

- 第 4 ステージでみられた精神症状の問題がより先鋭化・重度化・深刻化する。
- 日常生活動作全般に見守りと介助が必要になる。
- 言葉につまることが増え、自分の思いや状態を相手に伝えることが難しくなる。
- 自分の感情が伝えられない不全感や、他者と一緒にいても孤独を感じることが増える。
- 身体的な不調を適切に表現することが困難なため、発見が遅れる。
- 瞬時に反応する能力が脅かされるため、バランスを崩して転倒したり、危険物を回避できずにぶつかることがある。
- 他者とのコミュニケーションがうまくいかないため、人とのかかわりを拒むようになる。
- 認知症が進行した姿に家族が無力感やむなしさを感じ、かかわりが消極的になる。
- 身体合併症が現れて入院が必要になった際、受け入れる一般の医療機関が少ない。
- 入院した場合、家族が付き添うよう依頼されることが多く、長期にわたった場合、家族の仕事や家事、健康状態に影響が現れる。

●身寄りのない場合、入院時のこまごまとした世話をしてくれる人がなく、孤独や不安に陥りやすい。

今日では在宅医療、地域医療が推進されており、認知症の人が最期までその人らしく自宅で過ごせるようになってきました。しかし、そのようにして地域で暮らしている認知症の人にも、入院が必要になるときがあります。それは次の２つのような場合です。

一つは、認知症の周辺症状（BPSD）が悪化したり疾患の進行とともに、家族が中心となった自宅での介護に限界が生じ、入院となる場合で、いわば、認知症およびその周辺症状への対応を主目的とした入院といえます。このような場合の入院先の選択肢としては、精神病院、老人病院、神経内科病棟をもつ一般病院といったものがあります。また、周辺症状がそれほど重篤でなく、家族での介護に限界が生じたり、自宅で介護できない状況にある場合には、介護保険制度や高齢者医療制度の一環として、表 27 のような施設も選択肢としてあがります。

さて、入院が必要となるもう一つの場合とは、健康状態が悪化したり、身体合併症が出現したときです。特に高齢の認知症の人の場合、認知症以外の病気を抱えていたり、加齢によって抵抗力が低下しているために、軽いかぜを引いたはずが重篤な状態にまで進んでしまったり、身体機能が低下しているために、転倒などでたやすく骨折してしまうこともあります。また、記憶や認知機能の低下のために、痛みや不調があってもうまく伝えられないまま、症状が悪化して入院が必要となることもあります。これらはいわば、認知症以外の疾患や身体合併症、身体外傷を治療する目的での入院だといえるでしょう。このような場合の入院先となるのは、かぜであれば呼吸器内科病棟、骨折であれば整形外科病棟といったように、それぞれの治療目的に沿った診療科に属する病棟となります。

この第５ステージでは後者のような場合、つまり、認知症へのアプローチが主目的ではない入院の場における認知症の人の看護について触れることにします。

表27　自宅以外に高齢者が地域で暮らす場所

種　類		利用要件	介護保険の適応
有料老人ホーム	健康型	日常生活が自立生活した人が対象。介護が必要となった場合には退去	なし
	住宅型	入居時に生活が自立している人も介護が必要な人も対象。ホーム自らは介護サービスの提供は行わない。自宅で居宅サービスを利用するのと同じように、入居者が外部の介護事業者と契約をして介護その他のサービスを受ける	なし（施設には適応されず、入居者が訪問介護、訪問看護などの居宅サービスを受けられる）
	介護付	介護不要者と要介護者の方が共存する最も一般的な形態で、当該有料老人ホームが介護サービスを行う。ホーム内スタッフにより、介護を含む日常生活全般の支援を包括的に行う	特定施設入所者生活介護
軽費老人ホーム	A型	60歳以上で、生活費が利用料の2倍程度以下の人で身寄りがないか、家族との同居が困難な人が対象	なし
	B型	60歳以上で、家庭環境、住宅事情などにより居宅での生活が困難で、自炊できる程度の健康状態にある人が対象	なし
	C型（ケアハウス）	60歳以上で身体機能の低下等により、独立生活が不安な人が対象	なし
特別養護老人ホーム		要介護1～5の人が対象。65歳以上の人（40歳以上65歳未満でも入居可能）で、心身上に著しい障害のため常時介護を必要とし、自宅での生活が困難な人が該当する	あり
認知症対応型共同生活介護（グループホーム）		要介護度1～5の認定を受けた認知症高齢者が対象。入居定員は5～9名	あり
介護療養型医療施設病床群		長期療養が必要であると認められる要介護者が対象。家庭復帰を目的にリハビリテーション、介護を中心とした医療と日常生活サービスを提供。病床数は削減される予定	あり
介護老人保健施設		65歳以上の要介護認定者で、病状が安定し、リハビリテーションに重点を置いた医療ケアと介護が必要な人が対象	あり

II　このステージでの看護

- 身体面・精神面・社会面についてのアセスメントを行い、今、何が起こっているのか見極める。
- 日常生活援助では、認知症の人の一つの動作が完全に終わるまで、視線を離さず見守る。
- 入院時に認知症の人に、看護師として自分が何をするのか、また、力になりたいと思っていることを告げる。
- 一日にわずかな時間でもよいので、認知症の人とかかわる時間を設ける。
- コミュニケーションが円滑に進むよう、視覚に訴えるものを使ったり、言葉を補ったりしながら、焦らずにかかわる。
- 入院が必要になった場合、かかりつけ医、ケアマネジャー、地域の保健師や、もの忘れ相談室、在宅介護支援センターなどと連携を図り、最善の医療が受けられるようにサポートする。
- 家族の介護力をアセスメントする。
- 医師と共に入院期間や治療内容の目安を家族に伝え、家族が介護スケジュールを立てられるようにする。

入院すると認知症が進むということは以前からよくいわれてきました。これは、入院の原因となった身体疾患が存在しているためだといえます。入院とは、認知症の人が苦手とする新しい場所で、新しい人とかかわり、治療という新しいことに取り組み、入院という新しいリズムのなかで生活しなければならない環境におかれることですから、混乱が生じ、認知症の症状が悪化するのだととらえることができます。しかしこの混乱も、人的・物理的環境からの刺激を上手にコントロールすることで、その程度には大きな差が出ます。

認知症の人は入院すると症状が進むということを前提としていては、看護師はその役目を果たしているとはいえません。個々の看護師の皆さんには、ぜひとも粘り強く、呼吸器内科病棟でも整形外科病棟でも、認知症の人の症状を悪化させないようチャレンジしてほしいものです。きっと、その取り組みの過程で、看護の醍醐味が感じられることでしょう。

1●入院後しばらくは家族にそばにいてもらう

入院当日、しかも病棟や病室に来てしばらくの間は、慣れない場所、これから何日か続く入院生活を前に、認知症の人は不安な気持ちでいっぱいになっているはずです。それこそ、治療や安静どころではないこともあります。そこで、認知症の人が新しい環境でも落ち着けるように、病棟や病室に来てから少なくとも1時間は、入院の手続きなどで付き添ってきた家族や知人に、そばにいてもらうようにします。

認知症の人の障害は、わたしたちが生活のなかで、ごく自然に行っているようなことができなくなる不便さにあります。病棟・病室に来たきり、ポツンと自分のベッドにいるだけでは不安がかきたてられることでしょう。ところがそれも、自分のことを温かく見ていてくれる人がそばに1人いるだけでまったく様子は変わります。

親しい人と一緒にいるときの安定した状態、安心して柔らかな表情のときを知っておけば、今後病棟でその人をみていくときの基準にもなります。そうした些細なようで重要な、入院手続きのときなどではなかなか聞けない情報をベッドサイドで家族に確認することもできます。

2●認知症の人と家族の関係を確認する

病気やけがを治すには、手術を行ったり、長時間にわたって点滴や医療器具を身体に接続して過ごす治療が必要となることがあります。記憶や認知機能に問題がなければ、こうした治療にかかわる意思決定は患者本人に委ねられますが、認知症の人のなかには、このような意思決定を自ら行うのが覚束ない人もいます。そのような場合には、家族（あるいは後見人）が、万一の場合の対処について判断することになります。看護師を含む医療者は家族と緊密な関係を築き、入院時はもちろん、入院中の変化もあるので、そのつど機会を設けては話を進めていくことになります。

認知症の人への対処について判断する立場にある家族に対しては、認知症の人とどのような関係にあるのかを把握しておくことも大切です。というのも、付き添ってきた家族が必ずしも認知症の人のことをよく知っているとは限らないからです。たとえ続柄は近くても、一緒に生活していなければ、認知症の人の毎日の生活やどのような対応を好むのか、あるいは嫌がるのかといったことはわかりません。場合によっては、息子や娘よりも、ふだん通っているデイケア施設のスタッフのほうが、その人のことをよく知っているということもあるのです。看護師はその点を見極め、家族から情報をもらうとともに、看護師の目からその人をみてわかる情報を提供したり、治療に伴う対処方針についてアドバイスします。

3●安全を守り、治療を継続するための方法を話し合う

認知症の人は精神状態が不安定なために、点滴や導尿のチューブを自己抜去するなど、身体疾患に伴う治療・処置が安全に行えないような事態をまねく可能性があります。そのような場合の対処について、あらかじめ話し合って方策を練っておく必要があります。これは本来、認知症の人を含めて話し合われるべきですが、混乱が激しく適正な判断が望めない場合、話し合いの場には、認知症の人について判断する立場にある家族（あるいは後見人）、医師、看護師の３者が集まることが多いようです。

身体的な病気の治療を安全に進めるために、点滴をはずさないようにミトン型の手袋やベルトを装着したり、精神安定薬を用いたほうがよいと判断される場合は、十分に説明したうえ、家族から同意を得る必要があります。

治療上、また、身体上危険なことから患者さんの安全を守ることはとても重要なことです。しかし一方で、手袋やベルトといったものは、とらえ方・用い方によっては、身体を拘束することになりかねません（表 28）。

身体拘束は安易に行ってはならず、法的にも、介護保険法第 87 条では、「指定介護老人福祉施設は、指定介護福祉施設サービスの提供に当たっては、当該入所者又は他の入所者等の生命又は身体を保護するため緊急やむを得ない場合を除き、身体的拘束その他入所者の行動を制限する行為を行ってはならない」として身体拘束の禁止を明示しています（表 29）。同法でいう「緊急やむを得ない場合」とは以下の３要件すべてを満たす場合です[28)]。

- 切迫性――利用者本人、または他の利用者の生命または身体が危険にさらされる可能性が著しく高いこと。

- 非代替性――身体拘束その他の行動制限を行う以外に代替する介護方法がないこと。
- 一時性――身体拘束その他の行動制限が一時的なものであること。

患者さんの安全を守ることと身体拘束とは、看護の現場で長い間、大きな問題として横たわっています。患者さんの自由を奪いたくはない、しかし自由であるがために、患者さんが傷ついたり治療を中断せざるをえないような事態が

表 28　身体拘束にあたる行為

- 徘徊しないように、車椅子や椅子、ベッドに体幹や四肢をひも等で縛る。
- 転落しないように、ベッドに体幹や四肢をひも等で縛る。
- 自分で降りられないように、ベッドを柵（サイドレール）で囲む。
- 点滴や経管栄養のチューブを抜かないように、四肢をひも等で縛る。
- 点滴や経菅栄養のチューブを抜かないように、または皮膚をかきむしらないように、手指の機能を制限するミトン型の手袋などをつける。
- 車椅子や椅子からずり落ちたり、立ち上がったりしないように、Y 字型抑制帯や腰ベルト、車いすテーブルをつける。
- 立ち上がる能力のある人の立ち上がりを妨げるような椅子を使用する。
- 脱衣やおむつはずしを制限するために、介護衣（つなぎ服）を着せる。
- 他人への迷惑行為を防ぐために、ベッドなどに体幹や四肢をひも等で縛る。
- 行動を落ち着かせるために、向精紳薬を過剰に服用させる。
- 自分の意思で開けることのできない居室等に隔離する。

（厚生労働省「身体拘束ゼロ作戦推進会議」編：身体拘束ゼロへの手引き , 2001 より）

表 29　身体拘束が省令基準によって禁止されている施設

- 特別養護老人ホーム
- 介護老人保健施設
- 介護療養型医療施設
- 短期入所生活介護事業所
- 短期入所療養介護事業所
- 特定施設入所者生活介護事業所（有料老人ホーム、軽費老人ホームのうち指定を受けた施設）
- 認知症高齢者グループホーム

起きる可能性がある――このジレンマのなかで、できるかぎりの安全と、できるかぎりの患者さんの自由を守っていくためには、過去にその人が同じような状況になったことはないか、そのときどのような対処をしたかといった点を家族と話し合い、有効な働きかけのヒントを見つけておくことです。

話し合いのなかでは、本人の身体的な病気を治すことを優先するのか、あるいは、ストレスを最小限に抑えて精神的な安定を図るのかを論議します。時には命をどうとらえるかという問題にまで行き着くこともあります。かといって、それで明確な答えが導き出せるとはかぎりません。医療者としては、身体的な治療を優先する利点と欠点、また、精神的な治療を優先する利点と欠点とをていねいに説明し、最終的な判断は家族に委ねられるものです。

家族にとっては、自分自身のことを決めるのとはまた違い、親しい関係の人のことを決めるというプレッシャーがかかります。看護師は、そのような場に直面している家族の思いや希望、疑問点を推し量り、できうる限り情報を収集する必要があります。

4●入院生活上の希望や不満の窓口を知らせておく

「困ったらいつでも言ってくださいね」と看護師は常套句のように口にしています。その思いに嘘偽りはないのですが、家族にすれば、そう言われても、大切な家族を預けている身であれば、たとえ看護師の行動に行き届かなさを感じても、それを訴えて関係が悪くなるよりは、少々のことは我慢しなければと思いを飲み込むことになりがちです。また、忙しく立ち働く看護師を目にしていては、呼び止めるのも気が引けるということもあるでしょう。さらに、希望や不満はあってもそれをどう言葉にすべきか迷っている人もいるのではないでしょうか。

判断力が低下したり混乱している認知症の人のケアでは、看護師のちょっとした気づきや配慮が状態を左右します。また家族の一言が効果的なアプローチへのヒントとなることもあり得ます。そのような声が集まりやすいように、希望や不満が医療者に届きやすくする工夫も必要です。

たとえば、看護師長などが「日々のケアに関して、何かご意見やご要望があれば看護師長のわたくし、○○にお伝えください」と伝えたり、プライマリナース制をとっていれば、「担当の○○にお伝えください」としてもよいでしょう。

また、直接看護師に言うのでは気が引けるような人に対しては、「患者さんやご家族からのご意見箱」というようなものを院内や病棟内に設けておくのもよいでしょう。

忌憚なく意見を言える、言った意見に対して反応があるというのは、患者さんや家族の病院に対する安心感や信頼感の源となり、看護の質を向上させます。リスクマネジメントというだけでなく、認知症の人への治療やケアを向上させていくために必要な一策だといえるでしょう。

5●入院中に増強しやすい周辺症状（BPSD）に対応する

1）せん妄

入院は大きな環境の変化を伴うため、認知症の人にとっては大きなストレスとなり、一過性に認知症が進んだように見えたり、せん妄状態に陥ることもあります。せん妄については、第１ステージでも述べていますが、その大きな特徴は、夕方から夜間にかけて出現することが多く、しかも症状の現れ方が急激だという点です。フラフラと歩きだしたり、ベッド上で動き始めたり、声を出すといった行動がみられます。ですから、特に夜間や睡眠時を中心として認知症の人の状態を家族から収集しておくとよいかもしれません。

せん妄は、まず予防、そして出現時の対応という２段がまえでのアプローチとなります。予防的なアプローチとなるのは、環境を整え、その人の身体的な苦痛を取り除くことであり、看護の力の見せどころともいえます。

予防したにもかかわらず、実際にせん妄が出現した状態では、本人は環境への認識の変化や幻覚、錯覚、妄想などにとらわれて行動します。意識レベルが低下しているために身体損傷につながる事故を起こしやすく、特に夜間は周囲も暗いので注意が必要であり、常に看護師の視野のなかに入れて危険から守らなければなりません。幻覚や妄想に対しては真っ向から否定すると信頼関係が崩れるため、不安、恐怖、困惑などがみられる時期は、そばについて安心してもらえるように働きかけます。

事例 Case　夜間にフラフラと歩き回るVさん

アルツハイマー病のVさん。70歳になる男性です。介護保険のサービスを利用しながら自宅で暮らしていましたが、昨日の朝、段差につまずいて転倒して手首を骨折し、その治療目的でこの整形外科病棟に入院してきました。

入院2日目の夜のことです。看護師がラウンドしていると、Vさんがボソボソと独り言を言いながら、廊下を歩いていました。意識がぼんやりしているようで、フラフラと覚束ない足どりです。

看護師はVさんのそばに寄り、なるべく刺激しないように静かに「Vさん、お部屋に帰りましょう」と声をかけ、腰のあたりをそっと支えながら病室に誘導しようとしました。ところが、Vさんは看護師の手を振り払い、表情をこわばらせて違う方向へ行こうとします。看護師は慌てて、やや力を込めてVさんの腕をつかみました。すると、Vさんはそれに抵抗し、力いっぱい看護師の手を振りほどこうと暴れだしました。特に言葉を発するわけではありませんが、かなりの力です。

Vさんと看護師の様子に気づき、先輩看護師がやってきました。「Vさんがお部屋に戻ろうとしないんです」と困り顔の看護師に、先輩看護師は目配せでVさんから手を離すよう指示しました。そしてVさんにこう言ったのです。

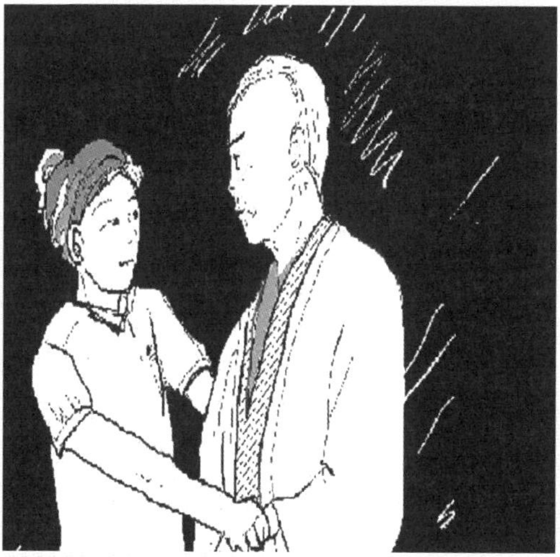

「Vさん、トイレまでご一緒しましょうか？」

そしてVさんの背にそっと手を当て、前に進むよう促すと、それまでの抵抗が嘘のように、Vさんは静かに歩き出しました。

どうやら、Ｖさんが抵抗したのは、トイレに行きたいのに、部屋に戻るよう促されたからのようです。睡眠中に尿意を感じ、トイレに行こうとしていたところ、自分の意図しない方向へ連れていかれようとしたのですから、抵抗したのもうなずける気がします。ただ、Ｖさんの事例では、先輩看護師の機転でＶさんのニードを知ることができましたが、せん妄状態の人の行動は、その理由がわからないこともあれば､反射的に行動しているかのようなこともあります。

せん妄に伴う抵抗がみられるとき、看護師がそれと同じトーンで対応するのは、あまり得策ではありません。むしろ、その人よりも落ち着いたテンションで、行動は手早く、また安全を確保できるようにします。

Ｖさんをトイレに案内した先輩看護師は､自分が過度な刺激にならないよう、Ｖさんの視界に入らないようにし、曲がったりトイレの位置を示すときのみ、手でそっと指し示しました。トイレ内でも､さり気なく便器のふたを上げたり、下着を下ろすのを少し手伝うなど、目立たないようにサポートしました。こうして、トイレを済ませたＶさんは、落ち着いた様子で部屋に戻ると朝までぐっすりと眠ったのです。

2）混　乱

混乱した人のなかには､「お～い､お～い」と呼び声を繰り返す人もいれば､「たすけて～っ」と悲鳴のような声を出す人もいます。点滴などのチューブ類を自己抜去する人もいます。意味不明な大声は、他の入院患者さんにしてみれば奇異なことであり、時には恐怖を感じさせるものともなります。声を耳にすると眠れないという訴えが寄せられるかもしれませんし、声を聞くたび、病気に対する不安がいっそう増してしまうという人もいるかもしれません。いろいろな患者さんが過ごす病棟ならではの問題ともいえます。また、チューブ類は治療上必要なものとして接続されているのですから、抜去してしまうと治療に差し支えます。

認知症の人がこうした激しい反応を示すときは、痛みが生じていたり、人的・物理的環境からの過剰な刺激など、その人にとって不愉快なことが生じていると考えられます。視力や聴力が低下していれば、刺激をうまくとらえられないという不安が引き起こしているとも考えられます。

まずは、混乱を引き起こしている状況を分析します。身体を見渡し、身体的苦痛をまねく原因が見出せるようであれば、苦痛の緩和に努めます。混乱が一過性でなく、何度もみられるようであれば、声を上げる時間帯や規則性の有無を検討してみてください。

方法としては、その人が大声を上げた時間と場面を記録することから始めます。声の大きさや叫び方に変動がある場合は、レベル１、レベル２といった具合に、スタッフ間で共有できる段階を設けておくのも一つの手です。これに基づき、ある時間帯にレベルの高い混乱が現れるようであれば、点滴などはその時間帯を避けるといった対応が可能になります。また、その時間帯に本人、スタッフ、病棟はどんな状態であることが多いのかを分析し、大声を上げたりチューブ類の抜去につながる要素を検討します。検討の結果、たとえば孤独が原因と見出せるようであれば、時には家族やボランティアなどの協力も求めながら、特にその時間帯は孤独を感じなくてよいような働きかけを考えます。見慣れた人が付き添うことで、びっくりするほど落ち着いて過ごせることもあります。

混乱に対するケアは、医療・看護界全体で複数の事例を収集し、検討を重ねる必要がありますが、現時点では以下のようなことを対応のポイントとして押さえておいてください。

- 身体的苦痛を緩和する。
- 環境を改善する。
  ▶①定期的にだれかが訪れる、あるいは人の存在を感じられる環境。
  ②音が響き過ぎず、騒音のない環境。
  ③自然の景色やその人が好む花や緑がある環境。
- 視力や聴力が低下している場合は、眼鏡、補聴器といった自助具・補助具を使用する。
- 静かにしているときに語りかけたり、意図的かつ定期的に心地よい刺激を与えるなど、ふだんから豊かなかかわりをする。

Case 事例　大きな声で看護師を呼ぶWさん

アルツハイマー病に加え、大腸がんを患っている59歳の男性Wさん。最近ではベッドで横になる時間が増え、臥床がちになりました。

活動的だった頃のWさんは、アルツハイマー病とは思えないほど明るくユーモアに満ち、その紳士然としたしぐさから、病棟でも人気者でした。

ところが、臥床がちになったとたん、「おい、お〜い、お〜い」「おいっ、こっちに来い！」などとひっきりなしに大声を上げるようになり、ある晩など、「ファーーーーーーーーー!!!」とまるでゴルフのキャディさんのような声を上げたりもしました。

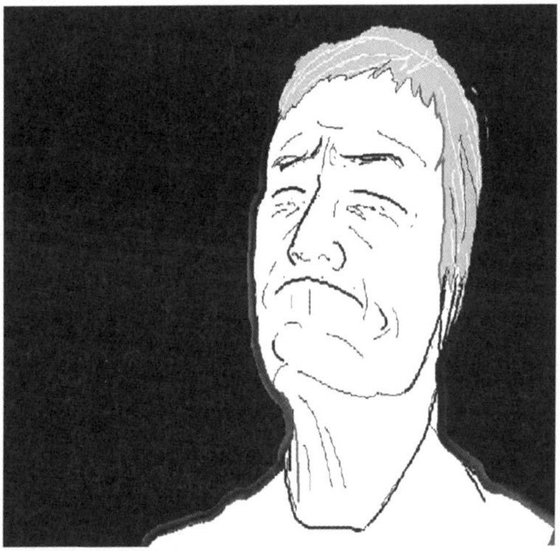

スタッフは、呼んでいるかのようなWさんの声を聞くたびに訪室していましたが、部屋に行っても特別用事はないようです。結局、消化不良のような気持ちでWさんのもとを去らざるをえません。Wさんのがんは進行が速く、余命がいくばくもないことが明らかになっているだけに、何とか「お〜い」にこたえたいと思うのですが、Wさんの求めていることがまったくわからないのです。申し訳ないような気持ちでスタッフは皆、Wさんに呼ばれると気持ちが重くなりました。

スタッフ全員でもう一度、Wさんの状況を見直そうとカンファレンスが開かれました。その結果、Wさんが呼んでも呼ばなくても、必ず１時間に１回は部屋をのぞき、そのとき１分間はWさんと共に過ごすようにしようということになり、それを特定のスタッフが行うのではなく、スタッフ全員の持ち回りにしました。勤務は３交代なので、１シフト中に８回、つまり８分だけWさんとかかわるということです。同じ時間帯に勤務しているスタッフの持ち回りなので、１人あたりの訪室回数はもっと少なくなります。

この試みを始めてみると、スタッフたちはだんだんと持ち回りの順番がくるのが楽しみになってきました。訪室したときは何を話そう、何をしようという気持ちになりますし、もともと人気者のWさんの部屋は、スタッフたちにとってもホッと一息つける場になったようです。

そして試みの効果も思ったより早く現れました。実施３日目からWさんの声が出る回数が減り、声の大きさも小さくなり、１週間もたつ頃には一日に何度も声を上げていたことすら忘れるほど、静かで穏やかになったのです。まるで少し前までの紳士然としたWさんのように。

3）う　つ

うつもせん妄と同様、認知症との鑑別が難しいものですが、認知症の人もうつに陥ることがあります。うつへの対応は、通常のうつ病の人の看護と変わりません。活動と休息のリズムを保ち、服薬をしっかりすることが原則です。

表 30 にうつの特徴的な症状を示しました。英語の頭文字をとってSEGICAPS（セギキャプス）と呼ばれます。抑うつ的になると、副腎皮質活動が活発になり、副腎皮質ホルモンのコルチゾールの濃度が増加します。コルチゾールを受け取る受容器が存在しているのは海馬や視床下部のため、抑うつ的になると海馬や視床下部に障害が現れ、記憶や食欲などに低下がみられます。そのため、認知症と間違えやすいのです。

高齢者のうつの特徴としては、以下のような点が上げられます。

- 著しい抑うつ気分はなくても、生きがいや興味の消失、漠然とした不安感を主症状として

表 30　うつの症状

S――sleep：眠れなくなる
E――energy：エネルギーがなくなる
G――guilty：罪悪感がある
I――interest：物事に興味がわかなくなる
C――concentration：集中力がなくなる
A――appetite：食欲がなくなる
P――phychmotarl retiration：動作が緩慢になる
S――suicide：死にたくなる

表 31　うつ症状を引き起こすおそれがある薬

- レセルピン（降圧薬）
- メチルドパ（降圧薬）
- クロニジン（降圧薬）
- ヒドララジン（降圧薬）
- グアネチジン（降圧薬）
- プロプラノロール（降圧・狭心症・不整脈薬）
- モルヒネ（鎮痛薬）
- コデイン（鎮咳・鎮痛薬）
- ペンタゾシン（鎮痛薬）
- インドメタシン（鎮痛薬）
- シチメジン（胃酸分泌抑制・鎮痛薬）
- L- ドーパ（パーキンソン治療薬）
- イソニアジド（抗菌薬）
- ジギタリス（強心薬）
- リドカイン（抗不整脈薬）
- ステロイド（抗炎症薬）
- 利尿薬
- 血糖降下薬
- 化学療法薬

訴えられる場合が多い。

- 精神症状は目立たず、不眠、倦怠感、食欲不振、めまいなどの身体症状が目立つ。
- 「みんなが悪口を言っている」というような被害妄想など、妄想を伴うことがある。

このほか、不安感、焦燥感が極めて強く、落ち着かなかったり、興奮状態に陥るタイプのうつ病になることもありますが、これなどはとらえるのがなかなか困難なものです。また、身体疾患の治療のために用いられている薬がうつの症状を引き起こしていることもあります。表 31 には、うつ症状を引き起こすおそれがある薬をあげました。身体疾患の治療に用いる薬が、一方では精神機能や認知機能にも影響を及ぼすことを理解し、服薬管理には気をつけてください。

4）注意力散漫

注意力が低下している場合も、前述の混乱と同じく、その人の意識レベルやその日の記憶・認知機能の程度を確認します。そのうえで、特に問題がなければ、注意を促す声かけをします。このとき、認知症の人は集中できる時間が限られていることを念頭においておいてください。声かけは、「○さん。ここにつかまってください」という具合に、その人の名前と行うべきアクションを短い文で伝えます。

注意力散漫な人へのアプローチで特に注意が必要なのは移動時です。つかまるべき所をつかむことができず､転倒などが起きるおそれがあります。そこで、大切になるのが環境整備です。転倒予防、あるいは、万一転倒しても被害を最小限にくい止められるように環境を整えます。

一つは、触覚や視覚に訴えるよう、手すりやつかまる場所などにコントラストの強い色で目印をつけておいたり、つかむときに看護師が手を添えるようにします。また、転倒しにくい靴や衣類を身に着けたり、ヒッププロテクターのように、装着することで転倒時の骨折のリスクを減らす器具もあります。

転倒の例でよくあるのは、ズボンのすそが絡まったり、支えにしようとつかまったものが、不安定だったり壊れたりすることです。ズボンのすその長さを確認したり、オーバーベッドテーブルなどのストッパーがかかっているか、身の回りの家具の支えが脆くなっていないかといった点を確認しておきましょう。

6●看護師のストレスマネジメントを図る

激しい症状が現れる認知症の人のケアにあたっていると､時に怒鳴られたり、罵詈雑言を浴びせられることがあります。また、慢性的に声を上げたり、落ち着かない人がいると、常にその人の行動に関心を配ったり、また周囲の人への影響も考慮しなければいけません。看護師として何とか効果的なアプローチをしたいと思っていても、その糸口すらつかめず、身体が疲弊するばかりということもあります。こうした状況がストレスとして積み重なれば、「何をやっても無駄」「どうにもならない」「看護の限界」といったネガティブな気持ちに見舞われ、ともすれば、看護師がうつのような状態にさえなりかねません。看護師が心身ともに疲れていては、その疲労が患者さんへのケアやちょっとしたしぐさに現れたり、最悪の場合はミスにつながるなど、ろくなことにならないのは目に見えています。

ストレスマネジメントの第一歩は、自分の状態をよく知ることから始まります、あまり難しく考えず、たとえば「最近不満や怒りがたまっている」「やる気がまったく起きない」というように、自分の状態を無理せず正直に意識します。自分の状態を意識することで、よりよい対処法が探せるのです。対処の柱となるのは、以下の３つです。

1）なくす、弱める

自分に降りかかるストレスの原因、刺激を和らげ、なくすように働きかけることです。これはストレスの原因が明確なときに有効な方法です。残業が多いのであれば、残業をしない日を１日だけつくるとか、休憩時間には職場から少し離れて休むといったものです。

2）変える

ストレッサーの受け止め方や見かたを変えることです。自分の生活スタイルやコミュニケーションの方法を少しだけ変えてみるといったことなら、始めやすいでしょう。たとえば、眠る時間を少し早める、朝ごはんを食べるようにする、感謝の言葉を１日１回言うようにするといったものです。ちょっとした自分の動きやコミュニケーションスタイルを変化させることで、心の受け止め方も少しずつ変化していきます。

3）静める

感情を静めることです。具体的な実践法としては、呼吸法、イメージ法、瞑想法などがあります。また、環境から強い刺激を受けて気分が高ぶっているような場合は、目を閉じ、風の音を聴く・味わう・香りをかぐといった感覚を呼び覚ます方法もあります。

＊

そのほか、状態別の対処法として、イライラしているときは大声で歌ったり笑ったりして気分を発散させる、あるいは、何もよいことがないような気分のときに、自分の将来の夢ややりたいことをノートに書き出したり、心を許せる友人と語り合うなど、自分なりの対処法を見つけておくとよいでしょう。ふだんのケアのなかで小さなことでもいいから喜びや希望を見出せるような工夫も大切です。

また、こうした個々の看護師の自助努力だけでなく、病棟全体、病院全体でストレスのない働き方ができるような取り組みもしていきたいものです。

第6ステージ

認知症の後期——
ターミナル・終末期に至った段階

1　このステージで生じやすい問題

- 表現力が低下するため、生活のなかで喜びを表現したり笑顔を見せることが少なくなる。
- 恐れ、不安、悲しみ、怒りなどのつらい感情に見舞われやすくなる。
- 一つのことに従事したり、他者と協力して物事を行うことができなくなる。
- 移動動作をはじめ、第5ステージ以上に他者の援助を要するようになる。
- 食事中にむせるなど基本的なニーズを満たす能力に支障が現れ、誤嚥などの危険性も高まる。
- 覚醒レベルの上下が激しくなり、低いときは安全が脅かされる。
- 援助者の理解が不十分だと、自立可能な行為まで援助され、もっている能力を保持することができない。
- 自力で活動する時間が減るために、筋力が衰えたり、同一体位で過ごすことによる浮腫や発赤、褥瘡の発生といった身体的なトラブルが起こる。
- 表情に乏しくなったり、生活全般に援助を必要とする様子に、家族が強い悲しみを抱く。
- 嚥下など生きていくうえで不可欠な能力に支障が現われるようになる

ため、家族は、失われる力に対して何をどこまで援助するのか、意思決定を求められる。

ターミナル期、終末期とは、一般に「あらゆる集学的治療をしても治癒に導くことが出来ない状態で、むしろ積極的な治療が患者にとって不適切と考えられる状態を指す。通常、生命予後が６ヶ月以内と考えられる状態」[29]と定義されています。また、認知症の人の終末期の基準について、「認知症の人と家族の会」の顧問を務める三宅貴夫医師は狭義と広義に分けて次のようにまとめています[30・31]。

＜広義の認知症の人の終末期＞

- **広義の認知症の終末期とは、狭義の状態または認知症－その程度は問わない－があり、認知症の人の身体疾患が終末期にある状態をいう。**

＜狭義の認知症の人の終末期＞

- **認知症がある。**
- **認知症の人との意思疎通が極めて困難か不可能な状態である。**
- **認知症の原因疾患による神経症状として嚥下が困難か不可能な状態にある。**
- **これらの３つの状態が非可逆的である。**

認知症の人の終末期をとらえるうえで問題となるのは、認知症の人の終末期をどう定義するか、最期の時をどこでどのように過ごしてもらうのかという意思決定、インフォームドコンセントにかかわることです。これらについては、今後さらに論議が深まっていくと思いますが、ここでは、「認知症の原因疾患が進行し、認知症の人が死を予感させる身体状態に至った時期」として述べていきます。

II　中核症状が進むとどうなるか

1●身体の変化

認知症の中核症状として脳の萎縮が進むにつれ、言葉はほとんど発することがなくなり、起き上がることもままならなくなります。また、食事、排泄、更衣、入浴など日常生活すべてにおいて援助が必要になり、本人が動かすことのできる部分は非常に限られます。

脳の萎縮が身体を動かす指令を出す運動野や、筋肉の緊張や姿勢を保つ基底核まで進んでくると、歩行の様子に変化が現れます。小刻みな足の運びになり、姿勢が極端に左右どちらかに傾いたりします。以下にあげるような様子がみられたら、転倒のリスクが高くなっているといえます。

- 特別なことがないのに立ち止まる。
- 歩行が直進路から外れてしまう。
- 壁や家具にもたれることがある。
- 歩く時に片足または両足が床面をこする。

これらは、行為・状況別動作遂行能力検査（POEMS）[32)]の評価項目の一部です。歩行が不安定になれば、それに伴って転倒のリスクも高くなるので注意してください。アルツハイマー病後期の人が家の庭で転倒し、顔面が真っ青になるほど打ちつけたり、大腿骨頸部骨折や腰椎圧迫骨折を起こしています。身体機能が衰えてきているので、転倒を予防すること、万一転倒しても骨折に至らないようにすることが大切です。

2●コミュニケーションの変化

認知症の中核症状として脳の萎縮が進むと、コミュニケーション面においても、以前より意思の疎通がしにくくなります。目は開いているのに、目の前で声をかけても気づいたような表情が見られないということもあります。わかっているのか、わかっていないのか、周囲の人も判断するのが難しくなります。しかしこのとき、認知症の人は何もわからなくなっているのではなく、外からの刺激が入りにくく、また刺激に反応しにくくなっている状態にあるといえます。

そのため、これまで述べてきたかかわり方やコミュニケーションの手段を応用しながら、相手に情報がストレートに伝わるように工夫します。脳の萎縮が極限まで進むと、ほぼ寝たきりの状態が続いた後、痙攣発作が生じたり、意識消失がみられるようになり、徐々に死へと近づいていきます。

Ⅲ　このステージでの看護

- 生活のなかで、楽しみを感じられるようなアクティビティやリラクゼーションを実施する。
- どんな能力をもっているのかアセスメントする。
- 食事や排泄など、基本的ニーズに関するセルフケア能力のアセスメントを行い、それをもとに援助する。
- 何か行動するときは、覚醒レベルを確認してからにする。
- ケアスタッフの認知症に関する知識について再度確認し、スタッフ間で情報や知識を共有する機会をもつ。
- 筋力のアセスメントを行う。
- 音楽などに合わせながら四肢の運動をしたり、他動運動を取り入れる。
- 浮腫や発赤など、皮膚トラブルの有無を確認する。
- 認知症の人が変化する様子に対し、家族が感じている思いを聴く。
- 本人のもっている力について家族と話し合う
- 今後のケアの方針を家族や他職種と共に話し合う。

この段階になると、周辺症状（BPSD）は影をひそめ、認知症の人は自分の力で身体を動かすことがほとんどできなくなります。日々の生活のすべてを周りの人に委ねることになり、常に身体的介護を必要とする生活になります。自分の力で身体を動かせなくなるため、周りが手を貸してくれなければ寝たきりの状態で過ごさなければなりません。

よく体位変換の目安は２時間ごとなどといわれますが、人の身体は適度に動かなければ、さまざまな器官のもつ力が低下していくので、でき得るかぎり起こした状態を保つように努めます。表 32 に認知症の人が身体を起こしている利点についてまとめました。

表 32　起こすケアの利点

- **筋肉の衰えを防ぐ**
　寝たきりで過ごすと、運動をするのに使う筋肉が衰えていき、自分の身体を支えることが困難になる。特別な運動をしなくても、寝かせきりにせず日中は起こすことで、寝ているときには使わない筋肉も使うことになり、衰えを防ぐことができる。また、起きている間、左右のバランスをとることになるため、バランス感覚の刺激にもつながる。
- **血液循環、血圧コントロールを促す**
　身体を起こすことで血液循環の流れに変化が出る。それに合わせて血圧をコントロールしようと身体が働く。
- **脳への刺激となる**
　身体を起こすことで、寝ているときには見えなかったものが見えるようになり、視界も明るく広がる。目から入る新たな情報はそのまま脳への刺激となる。寝たままのときよりも、周囲の人の表情は見やすく、話しかける声も聞きやすくなる。
- **肺の衰えを防ぐ**
　寝たきりでいると肺が圧迫され、肺の働きが鈍っていくが、起きていると胸郭が広がるため、肺活量が増え、肺の働きを活性させる。
- **褥瘡を防ぐ**
　寝たきりで体動が少ないと一定の場所に圧が集中し、褥瘡が生じる。褥瘡は圧だけでなく、摩擦、汗や尿など皮膚の湿り、栄養状態の低下に起因するものもあるが、物理的に身体を動かし、変化を起こすことで予防策となる。

　ただ、せっかく起こしても、そのまま放っておいては、せっかくのケアの効果も半減します。豊かな時間を過ごせるように環境を整え、コミュニケーションを図り、その人のニーズにこたえられるようかかわります。

　認知症が進行すると、ほんの２～３分前にあった出来事を忘れたり、いつも使っている物の名前や使い方がわからなくなるなど、記憶の保持がより困難になります。言語によるコミュニケーションも困難となり、言葉や表情で痛みやかゆみなど身体的な苦痛、不快感、してほしいことなどを訴えることができなくなります。時にはジャーゴン（jargon）という意味をなさない音や単語のつながりを発するような状態も現われます。

　しかし、このような状態だからといって、その人が何も感じていないとか何もわからないというわけではありません。言葉はその人の思考を表すものですが、言葉が出ないことが感性の鈍さを反映するものではありません。同じポーズをとって同じ時を過ごすことでわかり合えてくることがたくさんあります。その人の視線の先を一緒に見て、そこから感じ取ったことを表現したり、感じていること、見ていることを伝え、認知症の人の表情やまなざし、身体の動きを感じ取るなかで通じ合うものがあるのです。

ですからこの時期は、看護師の気づく力と働きかけが頼りです。顔色や手足の皮膚の色、状態、便や尿の色・量など外観からわかること、発汗の具合や発熱の有無など触れることでわかること、呼吸の音やいびきなど耳で聞いてわかること、アンモニア臭の有無などにおいからわかることを総合的にアセスメントし、その人のニーズをつかむようにします。

事例 Case　Xさんとの言葉を超えたコミュニケーション

脳血管障害とアルツハイマー病の混合型とされている80歳代後半の女性Xさん。言語の障害が進み、会話といっても、「あの、アレが、こう、ホラ……してさ、あの……ああなるんだよ。だからさ、あれ、もうよくなっちゃって……」という具合。「あれ」が何で、「ああなる」がどうなることなのか皆目わかりません。

ある日、デイケアの場で、Xさんはデイケアの仲間に、「ねえ、『あれ』じゃなくてちゃんと言いなよ」と言われてしまいました。そうは言われても、Xさんは「あれって……ほら、あれのことだよ」とやや顔をこわばらせて返すことしかできません。仲間からは「あれ、あれ、ばっかりで、まるでわかんないよ」と追い討ちをかけるような一言まで言われてしまいました。

2人のやりとりを見ていた看護師は、「Xさん、こちらで血圧を測りましょう」と声をかけました。その場から少し離れたほうがよいと判断してのことです。Xさんはゆっくり椅子から立ち上がり、「もう、行こうかな」と看護師のほうとは違う方向へ歩きだしました。「どこに行くんですか？」と看護師が声をかけると、「え……、ま、ほら、ね」という答え。

Xさんが落ち着かなかったり、どこかへ行こうとするときはトイレである可能性が高いのですが、今はどうもトイレという様子でもなさそうです。やはり、この場から離れたくなったのかもしれないと思った看護師は、「散歩ならわたしも一緒に行きたいです」と声をかけてみました。

Xさんは「さ、散歩？……行く」とのこと。2人で早速外に出ました。外は

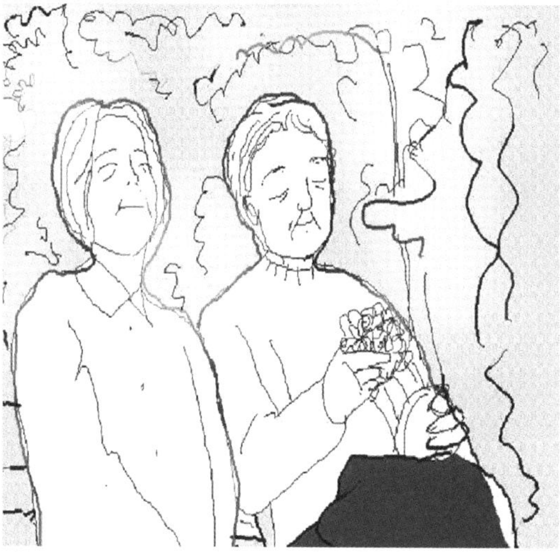

快晴で、日差しも外出に適した柔らかな温かさ。いい気持ちです。

散歩道をゆっくり歩いていくと、花壇にキンギョソウが咲いていました。「きれいですね」と看護師が思わず言うと、「あ、ほ～んと」とＸさん。しばらく足を止め、２人でゆらゆらと風に揺られているキンギョソウを眺めます。

看護師がその様子を真似して、「こーんなですね」と身体を揺らすと、Ｘさんはニコニコ笑って同じように身体を左右に揺らしました。２人でゆらゆら同じような動きをしているうち、看護師は十分な言葉がなくても、Ｘさんの気持ちがわかるような気がしてきました。

実はこの事例に出てくる看護師とは、わたしのことです。確かに、２人で同じ動きをしていると、Ｘさんが日ごろ言っている「あれ」が何で、「ああなる」がどうなることなのか、はっきりとはわからなくても、気持ちは通じ合っているような気になったひとときでした。ゆらゆらしながら、目の前にある花の美しさ、かわいらしさを共有しているように思えたのです。

Ⅳ　このステージでの日常生活の援助

1●アセスメント

脳が障害を受けるにつれ、認知症の人の生命を維持していく機能は低下していきます。特に在宅で生活する人で問題になるのは食べる機能の低下です。口から食べられなくなることは生活の楽しみを失うことであり、家族にとっても衰えた姿の象徴のように感じられるものです。医療者は、栄養状態を満たすことを考慮して胃瘻造設を勧めますが、本人や家族にしてみれば、なるべく最後まで口から食べられるようでいたいという願いが大きく、身体的に侵襲を加えるような処置・治療については、いつ、どこで、どのように話すかを慎重に見計らい、提案していきます。

嚥下機能の見極めのポイントとなるのは、食事中や食後にむせたり、発する声が変化したり、夜間に咳き込むといった場合であり、このような状態がみられれば、嚥下機能に問題が生じているおそれがあるので、フィジカルアセスメントを実施し、正確に障害の程度を把握します。

また、痰がつまりやすくなり、それを自力で喀出できなくなる人もいます。その場合は吸引器を使用して痰を取り除いたり、呼吸が苦しいようであれば、楽になるような体位にしたり、バイタルサインの測定、チアノーゼの有無の観察、酸素飽和度のチェックなどを行い、アセスメントの結果をもとに医師に相談して酸素療法の導入も検討します。

2●食　事

嚥下機能に障害のある人の食事の基本は、以下の３つです。

- 噛みやすく飲み込みやすい硬さである。
- 口の中でまとまりやすい形態である。
- ほどよい粘稠性がある。

在宅などで家族が調理する場合は、材料を細かく刻んだり、ミキサーにかけてつくるのが一般的です。ただし、ミキサーにかけてしまうと、せっかくの料理も何が何だかわからなくなったりして、目で見ることによる食事の楽しさが奪われてしまいます。

食事は少し粘り気をもたせると飲み込みやすくなるので、認知症の人の状態に合わせ、増粘剤を加えるとよいでしょう。嚥下機能が衰退すると、水分をとるのも難しくなるので、水分や良質なたんぱく質を含む卵豆腐、カスタードプリンなどを勧めたり、お茶や栄養サポート飲料などをゼリー状にして勧めるのも一案です。

風味がよいものは飲み込みがスムーズなので、それに基づき、素材の味や風味を引き出す工夫をしていくことも大切です。食材選びにも左右されますが、最も基本かつ簡単な方法として、温かいものは温かく、冷たいものは冷たい状態で食べてもらうのも大切な工夫といえます。

料理がおいしいと評判のあるグループホームでは、細かく刻んだりミキサーにかけたものを、飲み込みやすいように寒天やゼラチンなどでゼリー状にし、それを花や月の形に型抜きしてお皿に盛っています。同様の取り組みをしているところも少なくないでしょうが、このような演出のおかげで、食べる楽しみができれば、それはまた脳への刺激にもなります。

3●身体の清潔

身体が動かなくなってくると、清潔を保つことが難しくなってきます。できるだけ入浴を取り入れ、清潔と同時に、お湯につかる気持ちよさも感じてもらいたいものです。ただ、入浴も長時間かかると、爽快感よりも疲労のほうが大きくならないともかぎりません。短時間で済ませることができるように準備をしっかりしておきます。

また、寝たきりだったり、おむつを使用するようになると、陰部の清潔が保ちにくくなります。特に女性の場合は尿路感染にもつながりやすいため注意が必要です。便の汚れや分泌物の量によって陰部洗浄の回数や頻度は変わってきますが、おむつを交換するたびに行えるようにしたいものです。

4●感染予防

自分で身体を動かすことができなくなると、特に高齢者の場合は、細菌やウイルスなどに対する免疫力・抵抗力が自然と低下します。また、痰の量も増えてくるため、より感染症にかかりやすくなり、軽いかぜのはずが、予想以上に長引いたり重篤化することもあります。

感染を予防するための基本は、細菌やウイルスを認知症の人のもとへ寄せ付けないことが原則です。本人の手洗い・口腔ケアとともに、看護師の手洗い・含嗽も欠かせません。認知症の人の周囲のだれもが実践する必要があります。

Column コラム　食事拒否と原始反射

食事の援助をしようとスプーンやはしで認知症の人の口元へ食物を運んでも、口を閉じたままでいることがあります。これは、食べたくないという意思の表れだという見かたもありますが、一方で、アルツハイマー病の進行による不随意な反射だとする見かたもあります。脳の萎縮によって生じている可能性があり、一説には原始反射が現われているともいわれます[33)]。

原始反射とは人間が生まれもっている反射であり、赤ちゃんが手掌におかれたものをギュッと握ろうとする行動などはこの反射の代表例といえます。原始反射はやがてみられなくなるのですが、これは成長するにつれて失われるのではなく、大脳皮質が発達するために見えなくなるのだと理解されています。それが、認知症によって脳が萎縮することで、本来もっている原始反射がまた現れてくるというわけです。スプーンやはしが口元にくると、口をすぼめるのもその影響ではないかと考えられています。

実際に拒否しているのか、あるいは反射的なものなのかを判断するには、舌圧子を唇にそっと当ててみます。このとき、唇をすぼめてしまう人は反射が現れていると考えられます。このような人には、食物を口元へ運ぶ前に、「口を開けてください」と声をかけたり、食事の前に指などで口の周囲をマッサージするのが効果的です。

1）手洗い

手洗いは、両手をこすり合わせてもむように洗い、次いで石けんを使って洗います。手掌・手背だけでなく、指先や指間、手首まで洗い、水で石けんを完全に洗い流します。これをしっかり行えば、特殊な薬剤を使わなくても日常生活上では感染を防ぐことができます。

手が荒れていると雑菌が付着しやすいので、荒れがちな人は、手洗い後に保湿クリームやオイルを塗布して乾燥を防ぎます。

認知症の人に手洗いの援助をするときは、手洗いと同時に、爪の様子なども観察し、爪が伸びていたり、汚れがたまっているようであれば、爪のケアを行います。

2）含　嗽

含嗽は、喉の奥・左右と、それぞれ水が洗い流すようにイメージして行います。認知症の人に含漱を勧める場合は以下の４点を確認します。

- 意識がはっきりしている。
- 唇を閉じることができる。
- 頭を後傾することができる。
- 水が吐き出せる。

４点を満たしていても、含嗽後の水を吐き出せず、飲み込んでしまうこともあります。飲み込んだところで特に害になるわけではありませんが、頭を後傾した状態で飲み込むと誤嚥するおそれがあります。誤嚥の危険がある場合は、口をすすぐにとどめます。

含嗽水は、緑茶やレモン水だと殺菌効果や清涼感が得られてよいともいわれます。かぜをひいて喉に痛みがあるときは、消炎鎮痛剤の入った含嗽薬を使用するとさらに効果的です。含漱後は､口の中に水が残っていないか確認します。

3）皮膚の保湿

感染予防のために皮膚の保湿をあげると、少し意外な気がするかもしれません。でも、考えてみてください。皮膚の大きな役割には、外部からの異物の進入を防ぎ、体内の水分が失われないように身体を守ることがあるのですから、この役割が果たされるためには、皮膚表面の角質層に水分が十分保たれ、皮脂膜によって覆われていることが重要なのです。

ところが特に高齢者では、加齢に伴って表皮が薄くなったり、水分を保持する力が低下したり、ホルモン分泌の低下から皮脂の分泌が減って、皮膚がカサカサして痒くなる乾皮症が生じやすくなります。

乾皮症は秋から冬にかけてよくみられます。かつては瘙痒症と呼ばれていたほどですから、かなりの痒みが生じます。痒みのために思わず掻きむしると、皮膚のバリアを破壊し、外界からの刺激物質やアレルゲンが皮膚を通過するリスクが高まります。

予防策としては、手洗いや清拭などの際に、温かいタオルでゴシゴシと皮膚をこするのを控えます。こすることで角質をはぎ取られるうえ、それが熱いタオルで行われることで皮膚の水分が蒸発してしまうからです。入浴できない乾皮症の人には、オリーブオイルを全身に塗布し、水分が逃げないように皮膚の油分を補うようにすると、保湿や痒みといった苦痛の軽減につながり、感染を予防することができます。

また、入浴可能な人の場合は、ナイロン製のタオルやスポンジで洗うのを避け、木綿のタオルなどを用いて、物理的な刺激を避けるようにやさしく洗います。皮膚の ph に近い弱酸性の石けんを用いるのもポイントです。また、お湯につかるときは、入浴剤を使用するとさらに皮膚の保湿が促されます。入浴後には、皮膚の乾燥がそれほど目立たない場合でも、ローションやオイルなどで保湿を図ります。

そのほか、とりわけ冬はエアコンやヒーター、電気カーペットなどを使い過ぎないようにし、場合によっては加湿器を設置して乾燥を防ぎます。

5●痙攣発作への対応

アルツハイマー病や脳血管性認知症の末期では痙攣発作がみられることがあります。突然に身体が痙攣を始め、目が上転して白目をむくので、慣れていない家族などはたいへんびっくりし、慌てるといいます。

痙攣は筋肉の急激かつ不随意な収縮状態をいい、脳の神経細胞から骨格筋に至る運動神経系経路に異常な興奮が起こっている状態です。なぜ、認知症の後期に痙攣がみられるようになるかというと、脳の神経細胞が多数脱落し、神経細胞と神経線維の連絡が途切れていくためだと考えられています。

痙攣が起きたら、まず頭部を後屈させ、可能であれば側臥位にすることで気道を確保し、口の中の物や唾液が気道に入らないようにします。病院では吸引をすることもありますが、吸引による刺激でさらに痙攣が誘発されることもあるので注意が必要です。次いで、転落や打撲をしないよう周囲の環境を見渡して危険物を除去し、ベッド柵などにぶつからないようにします。

痙攣の持続時間はおおよそ５～６分で、30 分後には元の状態に戻っていることが多いのですが、発作が短い間隔で連続して起こったり、発作が異常に長く続く場合（重積痙攣状態）は、全身状態を悪化させたり、脳へのダメージが大きくなるため救急対応が必要です。

この場合、看護師は痙攣を起こしている認知症の人の安全を確保しながら、全身性か局所性か、また間代性か強直性か強直間代性かをみながら、持続時間を計ったうえで、その後の診察やケア、治療方針決定のための情報提供を行います。

痙攣は１回限りで終わる場合が多いのですが、１か月の間に何度も繰り返すような場合は、バルプロ酸ナトリウム（デパケン®など）、フェイトニン（アレビアチン®など）といった抗痙攣薬が処方されます。

6●褥瘡予防

褥瘡は骨の突出部と外部の物体との間で、皮膚および皮下組織が持続的かつ頻繁に圧迫され、皮膚および皮下組織に阻血性壊死を起こした状態です。褥瘡が発生するのは以下のような場合です。

- 骨の突出部に一定の圧力がかかり続ける。
- 栄養状態が悪い。
- 皮膚の清潔・保湿が守られていない。
- 衣類や寝具に摩擦やずれがある。

このほか、絆創膏、消毒かぶれ、爪による皮膚の損傷などが原因となることもありますし、皮膚が傷つくことで、そこから細菌が入り、感染を起こすおそれもあります。高齢者や糖尿病をもっているような人では傷が治りにくいので、発生後の対処よりも予防することが重要です。

認知症の人では、痛みや違和感をうまく伝えられなかったり、皮膚が汚染されたままでも意識していないように振る舞っていることもあるので、看護師の綿密な皮膚の観察が大切です。予防のポイントは表33にまとめました。

7●転倒予防

アルツハイマー病が進行すると多くみられるのが、特に段差もない場所でつまづいたり、転倒したり、周囲のものにぶつかることです。あざやこぶが耐えない人もいます。通常なら、よけるはずの障害を避けずにぶつかるようなもので、空間認知における自分の身体の位置感覚が鈍るからだと考えられています。

転倒を予防するには、段差や障害のある位置にわかりやすい表示を設けたり、歩きやすいスペースやちょっと身体を支えられるような介助バーを設置すると有効です。しかし、認知症の後期ともなると、特にアルツハイマー病の人にとっ

表33　褥瘡の予防

- **同じ部位に圧をかけない**
  長時間にわたって同じ姿勢でいるのを避け、特に臥床時は２時間おきに身体の向きを変える。また、身体を起こしている場合も、時々向きを変えたり、クッションなどで圧を和らげたり、エアマットなどで調整する。体圧測定器でアセスメントすると、その人にとっての負担の少ない姿勢やクッションの入れ方などが具体的にわかる。
- **皮膚を清潔に保つ**
  衣類やおむつ、寝具などが濡れていると褥瘡ができやすいので、濡れたら小まめに取り換える。自分でトイレで用を足している人では、汚染が見過ごされることもあるので、入浴のときなどに確認する。
- **栄養状態を悪化させない**
  栄養状態が低下していると活動力が奪われ、皮膚や皮下組織の抵抗性も弱まる。貧血、浮腫の有無を確認し、特に蛋白質、ビタミンの摂取を促す。
- **皮膚の乾燥を防ぐ**
  保湿クリームなどを塗って皮膚の潤いを保つ。高齢者は皮膚が乾燥しやすく、かゆみを伴うことも多いので、褥瘡予防以外でも入浴前後に皮膚の乾燥に注意する。皮膚をかいた跡から褥瘡が生じることもあるため、かき跡の有無を確認する。また、保湿のために水分摂取を促す。
- **身体に摩擦をかけない**
  身体移動させるときに引きずったり、身体を起こしているときにずれたりしないようにする。車椅子に座っている人は、長時間座っているとどうしても、前方に身体がずれがちなので、クッションを使ってずれない姿勢をつくる。クッションの素材は、ビーズ、エア、ウレタン、ゲル、水などさまざまだが、皮膚の保護、姿勢の保持など目的に応じて使い分ける。

ては、環境すべてが危険ともいえるので、予防だけでは限界があります。予防と同時に、転倒時の被害を最小限にするために、周りを整頓して余計なものを置かないようにしたり、机や椅子の角を軟らかい素材で覆う、滑りにくい床材を使用するといった対策もとっておきたいものです。

V　家族へのアプローチ

1●状況が悪化したときの対処を相談する

この段階ともなると、認知症の人の身体はすでに不安定な状態にあります。そこで、認知症の人を支えるチームのメンバーどうしとして、家族との間で、もし在宅や介護福祉施設内で急変が起きた場合に、どのように対処するかを話し合い、共有しておく必要があります。認知症の人自身が加われるようであれば参加してもらいます。
家族の一員のもしもの場合を想定するというのは避けたいことでもあり、こうした知識や情報に乏しいままでいる家族も少なくありません。しかし、避けて通れない課題でもあり、認知症の告知のときと同様に、説明の場所・方法を吟味し、認知症の人の現在の状態を踏まえつつ、これからのことについて家族が納得して選択できるように説明し、サポートするのが看護師の大切な役目です。情報をやりとりし、今後の方針について選択を迫るだけでなく、家族にとっては衝撃を受ける内容でもあるので、どの程度受容できているのか確かめながら、場合によっては精神的なサポートにも当たります。
また、急変とまではいかなくても、気になることがあったときに相談できる場所や、急変時に対応してくれる病院への連絡方法をあらかじめ決めておくことは、家族にとっても心強いはずです。万一の際の搬送先や連絡すべきところを一覧にまとめておいたり、その電話番号を家の電話や携帯電話に登録しておくなど、実際に利用しやすい方法もアドバイスします。

2●介護負担を減らす

認知症の人の身体機能が衰えると、必然的に在宅で介護する家族の身体的な負担が増えることになります。家族内で若くて力と時間のある人がいて、その人が介護に当たることができればよいのですが、実際はそうはいかないことがほとんどです。「老老介護」ともいうべき状態の家族もみられます。介護する人に腰痛や神経痛、関節痛などが発生したり、あるいはすでにあったこれらの症状が介護のために悪化しないともかぎりません。
最期の時を皆が少しでも穏やかに、納得した気持ちで迎えられること、また、家族の笑顔が増えることが、認知症の人にとってもうれしいことではないでしょうか。なかには、認知症の人のためにと頑張りすぎてしまう家族もいますが、適度に息抜きしつつ、家族として一緒にいることを実感できるような関係を目指し、無理なく持続できる介護へと家族を導いていくのが理想的です。家族だけで頑張る必要はないことを伝えたり、介護保険のサービスなどを利用したレスパイトの提案などをしてみてください。
また、看護師や介護職の手慣れた援助の前では、自分の援助のしかたに引け目を感じてしまう家族もいるといいます。認知症の人のケアをするチームメンバーとして、ケアのコツやポイントを教えたりすることが、介護に伴うストレスの緩和に一役買うこともあるでしょう。加えて、病院に入院しているような場合だと、より家族は手を出すことに躊躇します。家族の、何かしてあげたいという気持ちを汲み、清拭や整容のケアに参加する機会をつくることで、家族の満足につながることもあります。

VI　看取りの時期の看護

『死にゆく人の 17 の権利』という本があります。これは、エリザベス・キューブラー・ロス氏に師事したデヴィッド・ケスラー氏が出会った、がん末期や HIV の人、その家族との多くの体験を綴ったもので、そこに、死にゆく人の権利として 17 項目があげられています（表 34）[34)]。

ケスラー氏は、がんや HIV の人とのかかわりから、この 17 の権利を見出したわけですが、実際にはがんに限らず、多くの死と直面している人にあてはま

表 34　死にゆく人の 17 の権利

- 生きている人として扱われる権利
- 希望する内容は変わっても、希望を持ち続ける権利
- 希望する内容は変わっても、希望を与えられる人の世話を受け続ける権利
- 独自のやり方で、死に対する気持ちを表現する権利
- 自分の看護に関するあらゆる決定に参加する権利
- 必要なことを理解できる、思いやりのある、敏感な、知識のある人の介護を受ける権利
- 治療の目的が治癒から苦痛緩和に変わっても、引き続き医療を受ける権利
- すべての疑問に正直で十分な答えを得る権利
- 精神性を追求する権利
- 肉体の苦痛から解放される権利
- 独自のやり方で、痛みに関する気持ちを表現する権利
- 死の場面から除外されない子どもの権利
- 死の過程を知る権利
- 死ぬ権利
- 静かに尊厳をもって死ぬ権利
- 孤独のうちに死なない権利
- 死後、遺体の神聖さが尊重されることを期待される権利

（デヴィッド・ケスラー：死にゆく人の 17 の権利，椎野淳訳，p.ii ～ iii，集英社，1998 より引用）

るものといえそうです。おそらく認知症の人にも。

ターミナル期にあるか否かにかかわらず、アルツハイマー病の告知を受けたその瞬間からこの権利は守られる必要があるとわたしは考えます。看護のあり方、看護師の役割を考えるうえで役立つ指針ともなるものです。

この 17 の権利をケスラー氏がロス氏に見せた時、ロス氏はこんな感想を寄せたそうです。

「生きている人間に対する正しい接し方を覚えていれば、死にゆく人の権利を覚える必要はありません」[35)]

わたしたち看護師が、どれだけ生きている人間に対する正しい接し方を実行できるかどうか、これが真に問われるのがこの段階の看護ではないでしょうか。

1●家族の意思決定を支える

認知症の人の脳の萎縮が進むと、意思疎通が困難になるばかりでなく、生命を維持するために必要な呼吸する機能や口から食べる機能も失われていきます。こうした失われる機能をサポートするものとして、人工呼吸器や経管栄養、胃瘻造設といった選択もできますが、その採否は家族に委ねられます。とはいえ、これは家族だけで決断できるものではありません。大切な家族の一人の生命にかかわる選択であり、どれが最善の選択かはわからないからです。

こうした家族の意思決定を支えるのも看護師の役目です。事前に認知症の人本人の意思が確認できていれば、それをもとに家族内でじっくり話し合うことを勧めるとともに、今後予想される経過や選択肢の詳しい説明など、意思決定にあたって参考となるような情報を提供します。また、意思決定の重圧に苦しむ家族には精神面の援助も必要となります。一度の判断で認知症の人のその後が決まってしまうのではなく、あくまでも現時点における判断であり、その後の経過とともに思いに変化が生じるようなことがあれば、それに合わせて対応できることを伝えます。また、その言葉どおりに、認知症の人の状態の変化、家族の気持ちの変化を常に気にかけ、そのつど相談にのります。

家族が判断することのなかには、最期の迎え方に関する意思決定も含まれます。現在の認知症の人の状態から、希望する場所で最期まで安楽を保証できるか、それにはどのような方法があるか話し合います。住み慣れた自宅で最期を迎えたいという希望に対し、それがそのとおりにできればよいのですが、無理

Column コラム　最後まで心は生きている

認知症の重度、最重度といわれる段階になると、言葉や表情は失われ、コミュニケーションはほとんどとることができません。認知症の人本人の意思を具体的に知ることは難しくなります。しかし、最後の最後まで心は生きているといわれます。

以前、わたしが出会ったアルツハイマー型認知症の方は、症状が進み重度とされる段階になっても、仲間からの声かけにこたえていました。あるとき、かつてみんなで歌ったという歌を仲間たちが口ずさむと、頬がピクリと動き、目をじっとつぶりました。まるで聴き入っているかのような様子です。ふと見ると、閉じた目からは涙が流れていました。

その人は一言も発することはなく、ほがらかで表情豊かだった頃の姿とは別人のようでしたが、仲間の声が心に届き、そのことを涙で伝えてくれたように思いました。

その人のことを温かく見守ってきた家族は、「どこかでわかっているんですよ。そう思うんです」と話してくれました。

であれば、できるだけ暮らし慣れた地域で看取るということで、老人保健施設やグループホームで過ごすという方法もあります。たとえ、すべて希望どおりとはいかなくても、希望を尊重した納得のいく決断に落ち着くようサポートします。

こうした意思決定を支えるのは、看護師だけで間に合うものではありません。在宅であれ施設であれ、家族とケアスタッフが協力し合う関係を結ぶ必要があることを互いに認識し、ケアマネジャーやその人が活用しているサービスにかかわる人たちとも緊密に連絡をとり合っていくことが重要です。

2●人工呼吸器の取り扱い・管理をする

人工呼吸器は種類が豊富で用途もそれぞれ異なります。機種によって違いはありますが、人工呼吸器のモードと設定を常に確認しながら、バイタルサインのチェックと観察を行います。

人口呼吸器のモードは、本人の自発呼吸の有無と強弱から、人工呼吸器で代替する部分を制御する設定です。設定条件が同じでも、モードが異なれば人口呼吸器の動作も異なります。

設定は、換気量（一回換気量の目安は体重1kgあたり10ml）、換気回数（1分間の呼吸数）、酸素濃度（空気中の酸素濃度の21～100％）、換気時間（換気量を送り込む時間）を調整します。定期的に機器の点検も受けることが必要です。

3●胃瘻の取り扱い・管理をする

胃瘻の造設は局所麻酔下で行われ、15～20分程度で終わります。カテーテルは直径7mm程度の軟らかいもので手術後の痛みもほとんどありません。合併症として、出血や腹腔臓器の損傷などが生じることがあります。胃瘻のカテーテルにはボタン型とチューブ型があり、それぞれにバルーン型、バンパー型があります。認知症の人が無意識のうちに引っ張ってしまうような場合は、抜去を防ぎやすいボタン型のほうが適しています。

胃瘻は、造設部周囲を常に清潔に保っておくことが大切なので、周囲に付着した粘液や皮膚の汚れは、毎日洗うか濡れタオルで拭き取ってください。また、液漏れが生じることがありますが、少し液漏れがある場合はガーゼまたはティッシュをこより状に巻きつけます。胃瘻からの液漏れがなければガーゼなどを当てる必要はありません。

栄養剤を注入する場合は、カテーテルを軽く押したり引いたり回転させたりして、胃瘻と接続されていることを確認します。栄養剤を注入する人の上体を30度程度挙上させ、1時間くらいかけてゆっくりと注入します。注入中に嘔吐したりむせたりした場合は、いったん注入をやめて様子を観察し、落ち着いてから再び注入を開始します。また、注入中に栄養剤の漏れがある場合は、注入速度を少しゆるめてみましょう。

注入後は、カテーテルが詰まらないように、注射器で30～40ccの水をカテーテル内に通し、栄養剤の残渣を洗い流してください。

また、胃瘻は胃酸にさらされるために定期的に交換する必要があります。交換の目安は、バルーン型が1～2か月に1回、バンパー型は4～6か月に1回程度です。

4●危篤時の看護

ここでいう「危篤」とは、死の直前の数日間を指すものとします。救命・延命が目的ではなく、一人の人間として尊厳を保ちつつ、安らかな死を迎えられるように援助することを考える時期です。まず、認知症の人の痛みや苦痛が最小限で済むように、心地よさを感じてもらうケアを実施します。

1）症状の緩和と苦痛の軽減を図る

認知症の人の身体状況を小まめにアセスメントし、その人にとって楽な体位を整えます。すでに自分で動くことが困難になっている時期なので、枕やクッションを利用して、四肢が重なったり、ベッドの端などに当たらないようにします。

また、苦痛を軽減するケアとして取り入れたいのが、触れるケアです。マッサージやタッチ、アロマストロークなど、認知症の人に触れるケアを取り入れてみてください。触れることによって、人がそばにいるという感覚、また人の肌のぬくもりを感じることができるうえ、倦怠感がある場合などは、血行を促進させたり、気分転換にもなります。また、やさしくなでるように触れると、痛みを伝えるゲートが閉じ、痛みが脳に伝わりにくくなることで、痛みを和らげる効果も期待できます。

2）清潔を保つ

この時期、認知症の人は全面的に介助を受ける状態です。清潔の援助は、汚染や感染から守るだけでなく、苦痛の軽減を図るうえでも有効なケアとなります。

人は食物を経口摂取していないと唾液の分泌が減少し、自浄作用が衰えるので、１日に２～３回は口腔ケアを行うようにします。また陰部の清潔にも気を配ります。おむつを使用している場合は、特に皮膚が荒れていないか確認し、適宜洗浄を行います。下着やリネン類も、汗をかいたり点滴などを挿入して汚染された場合はすぐに交換します。

全身の清潔保持のためには清拭を行います。浮腫が現われている場合や栄養状態が低下している場合は、皮膚が薄く、脆くなっているので、強くこすりすぎないように注意します。
　また、ターミナル期にあるからといって、シャワーや入浴が禁止というわけではありません。その人の状況に応じて判断しますが、湯を浴びる爽快感は、清潔のうえでも、苦痛を和らげるうえでも有効なケアといえます。

3）環境を整える

　認知症の人が少しでも落ち着いて過ごせるように、また、介護する家族が落ち着いてその人に向かい合えるように、精神的に落ち着く環境を整えることが大切です。医療者やケアスタッフが入れ替わり立ち替わり出入りしていては、騒々しく、雰囲気も緊迫したものになります。認知症の人と家族が落ち着いて別れの時を過ごせるように配慮します。
　一方で、死が間近に迫ったときの徴候について家族に伝えておきます。予測される死の徴候について、何が起こったら看護師を呼ぶべきかといった目安となる症状・状態を伝えておきます。
　もし家族が付き添えない場合には、認知症の人が孤独を感じないように、また急変などが見落とされることがないように、そばにいる時間を増やし、共にゆっくり過ごせるようなひとときを設けます。

5●死が訪れた時の身体変化

　死が訪れると、身体は死体冷と呼ばれる状態になり、深部温が徐々に下がっていきます。体温の低下速度は、死亡時の体温や死体の大きさ、環境や着衣の種類など、いくつかの要因によって変化します。やがて、死の２～４時間後には死後硬直が始まり、身体は顎関節から徐々にこわばっていき、９～12時間で終了します。ちなみに、温度が高いと硬直は起こりません。
　血液は死後30～60分のうちに、永久に非凝固性になります。死斑と呼ばれる紫色の斑点も現れますが、これは体重を支えている位置にある皮膚から周囲へと広がっていきます。死斑は死後２時間以内に発現し、８～12時間で最大になります。死斑の色は死因と環境によって若干違いがみられます。また、広がり方も、身体表面にかかる圧力に応じて異なります。

6●死後の処置（エンゼルケア）をする

最近では、エンゼルケアについて看護師が積極的に検討・見直しを進めています。こうした研究の成果でしょうか、以前は必須のようになされていた身体に綿の詰めものをすることなども、その人の最期の迎え方によって、最近ではしないこともあるといいます。

また、亡くなった人の生前の好みや希望に沿ったエンゼルケアを行うこともあります。たとえば、お風呂が好きだったものの最期の時期は清拭のみだったという人をお風呂に入れることもあります。また、顔をクレンジングでマッサージして蒸しタオルを当て、その後からうっすらお化粧をするなど、生きているときと同じように、その人の遺志や願いに沿ったケアしようという流れが生まれてきています。

どのような方法を取り入れるにしろ、遺体には礼をもって接し、遺族と共にその人との思い出や生きてきた歴史を振り返りながら、最後のお別れをします。家族によってはエンゼルケアに加わることを望む場合もあります。亡くなった人に触れ、何かができる最後の機会ともいえますから、家族の希望を最大限に取り入れながら、心残りなく送れるようにしたいものです。

第7ステージ

グリーフワーク―悲嘆に働きかけるとき

1　認知症の人のグリーフワーク

大切な人を失ったときの気持ちは、悲しみという一言では収まりきらず、あの時こうすればよかったという後悔や、やり場のない怒り、孤独で自分の力を吸い取られていくような苦しみや痛みなど、さまざまな思いがごちゃ混ぜになっています。この大切な人を失ったときの痛みを伴うつらい悲しみを「グリーフ（grief；悲嘆）」といいます。また、この悲嘆と少しずつ向き合っていく作業を「グリーフワーク」と呼び、この作業をサポートするケアが「グリーフケア」です。

通常、グリーフワークは、死別によって残された人が悲しみ、痛み、つらさを乗り越えていく作業を指しますが、大切なものを失うという点では、認知症の人が徐々に自分のもっている能力や記憶を失っていくことによる痛みやつらさに対して、グリーフワークの考え方を取り入れることができるのではないかという動きが始まっています。こうした取り組みそのものを果たして「グリーフワーク」と名付けるかどうかは別にして、自分の能力を失い、自分自身をも失うという不安や恐怖は、死を迎えることと同じくらい、あるいは不確かな部分が多いぶん、それ以上の苦痛があるかもしれません。

以前、アルツハイマー病と診断されたある方に、振り絞るような声で、「だめだ。おれはだめになっちゃった。もっとだめになっちゃうんだね」と思いを吐露されたことがあります。

認知症の人は、記憶や認知機能といった人間にとって最も大切な機能が失われていきます。しかも一瞬で失われるのでなく、失っていく過程を自覚しながら過ごさなければなりません。その不安、苦しみを抱えながら生きていくつらさを少しでも和らげるには、いったいどのような働きかけができるのでしょうか。

認知症の人自身のグリーフワークについて考え、またその作業を支える看護師が、グリーフケアや緩和ケアについて検討していくことは非常に重要だと考えます。

II　グリーフワークとは

死別に伴う心の痛みは、波のように寄せては消えたり、突然思い出されたりと一様ではありません。大切な人がどのようなかたちで死を迎えたのか、大切な人とどのような別れ方をしたのかといったことでも、それぞれ異なります。

また、悲嘆は大切な人を失う前から感じられることもあります。大切な人を失ってからのことを想像し、その人をすでに失ったかのような心理状態になることです。こうした前もって将来を予測し現われた悲嘆を「予期的悲嘆」といい、前もってイメージしておくことで、実際に大切な人を失った時に、心身のバランスをとるうえで重要だと考えられています。いわば、大切な人の死の受け止め方を訓練しているようなものです。

悲嘆のプロセスの表し方は研究者によって少しずつ異なりますが、おおよそ表35のような段階を経るものといえます。人はこのプロセスを行ったり来たりしながら、徐々に大切な人を失った悲しみを受け止めていきます。その過程では、「わたしは介護をやりきった」と、悲しみを乗り越えて新たに自分なりの生活を始める人もいれば、別れを受け止めきれずに悲嘆が長引き、立ち直れないまま心身のバランスを崩していってしまう人もいます。

悲嘆のプロセスそのものは悲しみを受け止めるために必要なものですが、時として、ある段階で止まったまま、つらい時間が長引き、病的な方向へ向かうこともあり得ます。わたしがかかわった人のなかにも、認知症の夫を看取ってから、体調を崩して寝込み、それがきっかけになって寝たり起きたりの生活となり、気持ちも沈んで、生活のことが何も手につかなくなったという人もいれば、もっと生きているうちに何かできたのではないかという後悔にさいなまれ、

表 35　悲嘆のプロセス

①ショック

精神的衝撃で呆然とし、感覚が麻痺している段階。パニック状態になる人もいれば、一見すると冷静に受け止めているように見えるものの、実はあまりの衝撃にはっきりとした反応が現れていないということもある。

②否　認

死を現実に受け止めようとする一方で、その死を認めきれず、大切な人がまだ生きているかもしれないと思ったり、そのような思いからくるような振る舞いを見せることがある。

③パニック

頭の中で何もわからなくなり、混乱している段階。

④怒　り

悲しみとともに、怒りや敵意などの強い感情が繰り返し現れる。「死んだのは○○のせいだ」といったように、死の原因を何らかの出来事や人に向け、攻撃的になったりする。

⑤罪悪感

自分の至らなさや不備が死を招いたように感じ、自分を強く責める段階。

⑥孤独・抑うつ・無関心

自分の生活のなかに意味を見出すことができなくなったり、自分自身が価値のないもののように思え、無気力な状態になる。他人とのかかわりを拒み、外出しなくなったり、周囲への関心が乏しくなる。

⑦再　建

大切な人の死を受け止めたうえで、新たな自分、新たな人間関係を築く気になる段階。

妻が亡くなって５年たっても涙が止まらないという人もいました。

このような例もあるので、グリーフワークが「再建」に至るためには、看護師によるグリーフケアが非常に重要だといえるでしょう。とはいえ、こうすれば絶対にうまくいくという方法はありません。悲嘆がそれぞれですから、おそらくそのようなものはないでしょう。ただ、認知症の人をケアするチームのメンバーとして培ってきた家族との関係性があれば、いろいろと有効なアプローチも見出せるものと考えます。働きかけにあたっては以下の３点がポイントとなります。

- 家族が何を感じているかを聴く。
- 感情は思いのままに表現してよいことを伝える。
- 認知症の人をみてきた思い出を共有する。

Case 事例

母親を見送ったＺさん

前頭側頭型認知症と診断されていたＹさんは、症状が現れてから亡くなるまで、ずっと在宅で過ごしました。主たる介護者は一人娘のＺさん。Ｚさんは母親であるＹさんの介護をしながら、自分の仕事も続けていました。

Ｙさんは身体状況が悪化するまで、毎日のようにわたしがかかわっている認知症のデイケアに通っていました。Ｙさんはスタッフの顔をよく覚えていて、いつも「園子さん、おはようございます」といったように、一人ひとりの名前を呼んであいさつしてくれました。「よく覚えていてくれますね」と言うと、「忘れてしまうのが怖いから」と言っていました。

家事が得意で世話好きだったというＹさん。わたしがデイケアの最中に、「今日の晩ごはんのおかずどうしようかしら？」と口にしたりすると、すかさず、「そうねえ、こんな献立はどう？」と得意料理のレシピを教えてくれました。そういえば、お弁当づくりの話になったとき、「園子さん、お弁当は、赤、緑、黄色って信号機の色を入れれば、きれいに見えるんですよ」と教えてくれたこともありました。

そんなＹさんも、娘のＺさんとの関係となると、時に意地を張ったり、けんかをしたり、あげくに泣いたりと、いろいろあったようです。そのたびに、デイケアでやりとりしている連絡帳に、Ｚさんが「昨日ケンカしました」と一言書いてくれていました。Ｙさんもノートに目を通すため詳細は書かれていませんでしたが、けんかといっても険悪なものではなく日課のようなものなんだなと、何となく伝わってくるものがありました。

そのＹさんが、がんを発症しました。末期を迎え、腹水がたまってつらいようだと人づてに聞き、Ｙさんの家に電話をかけてみると、電話に出たＺさんから、ぜひデイケアのスタッフみんなで母に会いにきてほしいといわれました。「よろしければお子さんも連れてきてください」と言われたので、わたしは当時１歳の息子も連れてＹさん宅に向かいました。

その日、Ｙさんは比較的体調がよかったようで、笑顔で迎えてくれました。「かわいいねえ」と目を細め、息子を何度もほめてくれました。「皆さんに、本当に感謝しています」と何度も繰り返し言ってくれました。

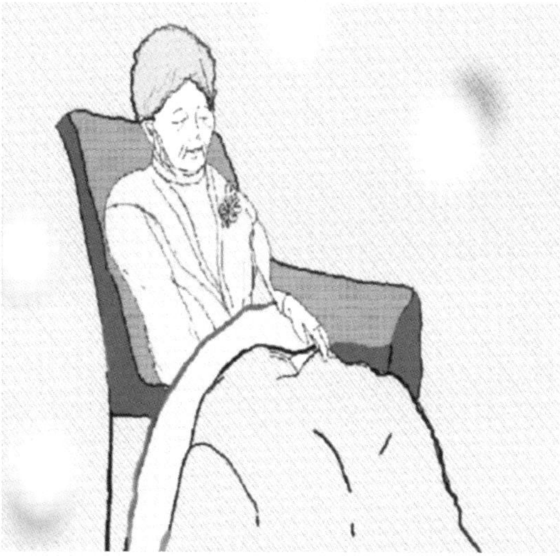

この頃、Ｙさんの記憶障害が目立つようになってからすでに７年が経過していました。計算したり同時に複数のことをこなすのは難しくなっていましたが言語能力は維持されており、話し方はあまり抑揚がないものの、内からあふれる感情はみずみずしく、一言一言が生き生きとして聞こえました。

しばらくしてＹさんは亡くなりました。そのお通夜でのことです。Ｚさんが弔問に訪れたわたしたちに向かって深々と頭を下げ、こんなふうに言いました。

母がこんなふうになって、何か問題が起きるたびに自分の心のなかで、「以前の母は死んだのだ」「この人は別人だ」と言い聞かせてきました。介護している間はずっとそうでした。今、母が死んで、ようやく昔のやさしいしっかりした母が戻ってきてくれたような気がするんです……。

認知症は、忘れるだけでなく、忘れたことに伴ってさまざまな精神症状や行動障害が現れ、ともすれば大切な人との絆を壊してしまいます。認知症が現れる前のＹさんは、明るくしっかり者で、娘のＺさんにとっては自慢のお母さんだったことでしょう。そのＺさんが、Ｙさんを別人だと思うようにして、何年も介護を続けてきたのだと思うと、わたしは看護師として何ができたのだろうか、十分にケアをしたといえるのだろうかという気持ちになりました。

そんなわたしの気持ちを察してか、Ｚさんはこんな話を続けてくれました。

でも、デイケアに通っていた頃、園子さんが母にお弁当の作り方を説明してもらったって教えてくれたでしょ。わたし、うれしかったなあ。「お弁当は信

号機のように赤、緑、黄の彩りを考えて」っていうのは、母がわたしのお弁当を作る時にいつも言っていたの。昔の母はまだちゃんと生きているんだなあって思えて。だから、介護していて、死んだと思い込もうとしてみながら、やっぱり生きているって思って喜んだり。そんなふうに行ったり来たりしながらの母との生活だったの。

わたしたちの前では、遺影のなかのＹさんがにっこりと笑っていました。

大切な人を亡くし、感情が不安定で、敏感になっている家族を前にしたとき、看護師としてどんな言葉、姿勢で向き合えばよいのか、そのつど迷い、考えます。

わたしたちが発する言葉や態度が、家族を励ますものにもなれば、時には大きく傷つけてしまうこともあるからです。

父親を見送ったある方は、これまでの介護生活は長かったと振り返り、「これで親父も楽になったのではないかと思う」と話してくれました。亡くなった父親は、自分の脳が衰えていくことが怖いからと、いつも「死んだほうが楽」と切なそうに口にしていたからだそうです。そんな言葉を聞くと、本当に胸が痛みます。

認知症の人が「こんなふうになるくらいなら死んだほうがまし」と口にするなかには、記憶を失う恐怖や自分の言動がつながらないもどかしさ、知的な活動が徐々に失われる苦しさとともに、これまで受けてきた他者からの尊敬や愛情を生きているうちに失うからではないかと思います。

もしも、死に向かう過程—つまり生きている間—でこれまでと変わらない尊敬と愛情を周囲の人から受けることができたら、「死んだほうがまし」という言葉のなかにある苦しみの１つは消えるのではないかと考えます。

グリーフワークは亡くなってからいきなり始まるものではありません。特に、認知症のように徐々に進行し、最期に死というゴールが近づくものの場合、本人が生きている間にどれだけ互いに相手を慈しみ、一人の人間として向き合えたかが、その人が旅立っていく際の痛みと苦しみ、安らぎに強く影響するはずです。

そして見送った人は、大切な人がたびだった後、その人が生きていた日々のなかに自分との時間が確かに存在したことを思い出し、語り合うことによって安らぎを得られる日がくるのだろうと思います。

引用・参考文献

1）池田学：認知症医療の今，週刊医学界新聞，2664，2006.

2）National Center for Health Statistics ホームページ（http://www.cdc.gov/nchs/），2008.10.

2）Life expectancy rises, Alzheimer's deaths mount，Reuters（http://www.reuters.com/），2008.7.

3）本間昭：看護師が知っておきたい認知症の医学的理解と外来における役割；今そこにいる認知症の人たち，看護学雑誌，69(10)：982-989，2005.

4）竹内孝仁：認知症のケア；認知症を治す理論と実際〈介護科学シリーズ〉，年友企画 ,2005.

5）Peterson,R.C.，Smith,G.E.，Warning,S.C.：Mild cognitive impairment；clinical characterization and outcome，Arch Neurol，56：303-308，1999.

6）森泉保子，堀内園子，他：痴呆老人の妻を介護する男性介護者への看護，第４回日本老年看護学会，1999.

7）介護労働安定センター：平成 18 年度大規模調査；介護労働者の就業実態と就業意識調査（http://www.kaigo-center.or.jp/report/h18_chousa_04.html）.

8）Lewis,F，Irvine,J：I CAN　Investigating Caregivers' Attitudes and Needs，Harris Interactive Inc，The Alzheimer's Foundation of America(AFA) and sponsored by Forest Pharmaceuticals，2006.

9）Alzheimer's Association：Voices of Alzheimer's Disease，A Summary Report on the Nationwide Town Hall Meetings for　People with Early Stage Dementia Alzheimer's patients，2008.

10）氏家幸子監，小松浩子，他編：終末期にある患者の看護，第３版，廣川書店，2006，p.72-73.

11）Wilson,R.S.，Schneider,J.A.，Arnold,S.E.，Tang,Y.，Boyle,P.A.，Bennett，D.A.：difficulty in identifying odors Olfactory Identification and Incidence of Mild Cognitive Impairment in Older Age，Arch Gen Psychiatry，64(7)：802-808，2007.

12）www.canada.com：Seniors in Ont. nursing homes overprescribed antipsychotic drugs, study，2007.4.

13）Vogel D，Carter,J.E.：Effect of drugs on communication disorders，Sandiego，1994.

14）堀内園子：老年期とうつ・精神疾患と看護（小玉敏江、亀井智子編著：高齢者看護学，改訂版，中央法規出版，2007，p.306-309）.

15）Snyder,M.，Egan.E.C.，Burns,K.R.：Interventions for decreasing agitation behaviors in persons with dementia，Journal of Gerontological Nursing，34-40，1995.

16）Woods,D.L.，Craven,R.F.,Whitney,J.：The effect of therapeutic touch on behavioral symptoms of persons with dementia，Altern Their Health Med，11(1)：66-74，2005.

17）Woods,D.L.，Dimond,M.，Heitkemper,M.，Lentz.M，Elmore,S.,Diaz,J.：Therapeutic touch effect on agitation and controal in Alzheimer's disease，Communicating Nursing Research，33：189，2000.

18）Brotons,M.：The Effects of Music Therapy intervention on Agitation Behaviors of Alzheimer's Disease Patients，Journal of Music Therapy，33(1)：2-18，1996.

19）Gerdner,L.A.，Swanson,E.A.：Effects of individualized music on confused and agitated elderly patients，Archives of psychiatric Nursing，7(5)：284-291，1993.

20）Clark,M.E.，Lipe,A.W.，Bilbrey,M.：Use of music to decrease aggressive behaviors in people with dementia，Gerontological Nursing，24(7)：10-17，1998.
21）Thapa,P.B.，Meador,K.G.,Gideon,P.，et al：Effects of antipsychotic withdrawal in elderly nursing home residents，J Am Geriatr Soc，42(3)：280-286，1994.
22）金森雅夫，鈴木みずえ，他：痴呆高齢者デイケアでの動物介在療法の試みとその評価方法に関する研究，日本老年医学会雑誌，38(5)：659-664，2001.
23）野村豊子：痴呆高齢者への回想法；グループ回想法の効果と意義，看護研究，29(3)：53-63，1996.
24）Takahiro Takada，　他：A New System to Prevent Elderly Person with Dementia for Wandering（痴呆老人の徘徊を音楽で阻止する新しいケアシステム），医療情報学，18(1)：57-61，1998.
25）Hussian,R.A.，Brown,D.C.：Use of two dimensional grid patterns to limit hazardous ambulation in demented patients，Journal of gerontology，42(5)：558-568，1987.
26）Namazi,K.H.，Rosner,T.T.，Calkins,M.P.：Visual barriers to prevent ambulatory Alzheimer's patients from exiting through an emergency door，The Gerontologist，29(5)：699-702，1989.
27）ユニチャーム生活科学研究所ホームページ（http://www.unicharm.co.jp/slimwear/message/），2008.10.
28）厚生労働省「身体拘束ゼロ作戦推進会議」編：身体拘束ゼロへの手引き，2001.
29）前掲書 10），p.2.
30）三宅貴夫：ぼけなんでも読本，クリエイツかもがわ，2000.
31）三宅貴夫編：認知症なんでもサイト（http://www2f.biglobe.ne.jp/~boke/boke2.htm），2008.10.
32）Tideiksaar,R：Falls in older persons，Prevention and Management，second edition.
33）Bakchine，Lacomblez，Palisson，Laurent，Derouesne,C.：Relationship between primitive reflexes；extra-pyramidal signs，reflective apraxia and severity of cognitive impairment in dementia of the Alzheimer type，Acta Neurological Scandinabia，79：38-46，1989.
34）デヴィット・ケスラー，死にゆく人の 17 の権利：椎野淳，集英社，1999，p. ii～iii.
35）前掲書 35），p.29.

索　引

[A-Z]

[あ]

[か]

おわりに

認知症の人とその家族に対して看護師ができることって何だろう、看護師という枠を超えてできることって何だろう――この本を書くことは、この問いを改めて自分に問いかけるものでした。日々のケアのなかでも当然考えていることではありますが、このように改めて文字に書き起こしてみると、その思いがより強くわき上がってきます。

わたしが認知症の人の看護に積極的にかかわるようになり、今もかかわり続けているのは、看護師として先輩でもある母の影響と、当時母がかかわっていた認知症デイケアおよび認知症病棟の皆さんとの出会い、また、富山医科薬科大学附属病院（現・富山大学附属病院）に勤務していた頃、精神科病棟で出会った皆さんとのかかわりが大きいと思っています。

かかわり続けてくるなかでは、ど～んと落ち込んだこともありました。何といっても、認知症の原因疾患の治療法がまだ確立されていないのですし、認知症はまだまだわからないことだらけだからです。

何とかしたいと思って認知症の人に向き合っていても、その人の状態は徐々に悪くなっていく……。わたしのやっていることは意味があるのだろうか……。よかれと思ってしたことが、実は害になっていたのではないだろうか……。こんなモヤモヤした思いに見舞われるたびに、仲間とカンファレンスをしたり話し合うことで、あの場面ではあれしかなかった、いやこういう方法もあったと検討し、何とかそのモヤモヤを解消してきました。何より、迷うことやつまずくことがあっても、これまで出会った認知症の人の語る言葉、また、言葉はなくとも醸し出される雰囲気や姿勢に何度も救われてきました。

周辺症状である激しい混乱や妄想、幻覚にとらわれている場合を除けば、認知症の人はだれもが心にグッとくる一言を残してくれたり、やさしくフォローしてくれたりするのです。これは、認知症の人のご家族も同様です。ご自分たちがつらい立場を経験しているからでしょうか。とてもやさしいのです。

もちろん、「やさしい」という一言では済まされない場面も多々あるのですが、認知症の人のケアのなかで感じる温かな何かが、常にわたしを励ましてくれているのだと思います。
振り返ってみれば、認知症の人のケアに取り組み始めたばかりの頃は、「認知症＝高齢者の頭の病気」という認識の人も多く、「認知症の人のケアに、看護師としての専門性なんてないのでは？」「治療のできない認知症に看護ができることがあるの？」と同じ看護職の仲間から言われたこともあります。そのたびにわたしは、「ほかの領域でも看護師は必要ですが、それと同じくらい、認知症の人のケアにも看護師は必要です」「認知症の看護には、専門的な看護の知識と技術と態度、そして信念が必要です」とこたえてきました。とはいえ、いろいろな立場の人から何度となくこのような質問を受け、それと同時に、うさぎの名前を何度も尋ねるＢさんの事例のような場面に向き合うと、ちょっとどうしたものかと考え込むこともありました。
それも近年では、認知症とは「ただのもの忘れとは違うもの」「ケアの効果が期待できるもの」という認識が広まり、看護界では、認知症の人のためにより高度な看護を提供できる専門看護師や認定看護師が誕生し、希望の光が射してきています。また、そのようなスペシャリストのお墨付きはなくとも、現場で真摯にケアに取り組んでいる仲間の姿にはいつも勇気づけられます。
認知症の人のケアでは、その人の身体の状態を知る力が必要不可欠だと痛感しています。医療依存度の高い身体合併症を抱えた認知症の人も多くいますし、アルツハイマー病の人などは、進行すると自分の意思で身体を動かしたり言葉で訴えることが困難になるからです。加えて、高齢の人の場合は老化も並行して進むため、老化現象を見る目も必要になってきます。さらに、コミュニケーションに障害をもち、身体を自分の思うように動かせなくなっている人の日常生活援助技術にも長けていなければなりません。「○さん、立ちましょう」と声をかけ、相手の手を引こうとしても、「はいよ～」と返事をするだけで微動だにしないということになれば、そこには、どうアプローチするかという難しさと面白さがあります。
この本で紹介した事例は、多少の脚色は加えていますが、すべてわたしが出会った人たち、遭遇した出来事です。そこにはやはり、難しさと面白さがともに存在しているように思います。本当はもっと紹介したい出会いや出来事があるのですが、一人の人を思い浮かべると、その人のことだけでいくつも頭に浮かんでくるものがあり、まとまりがつかなくなりそうなので、今回は一部を紹介するにとどめました。

でも、書きながらふと、わたしでもこれだけ浮かぶのだから、わたしよりもベテランの方々なら、もっと多くの体験をもっているだろう、後輩たちもけっこうな数の体験を積み重ねているはず。それをまとめたら、認知症看護が理論化できるのではないかと思うようになりました。

わたしのささやかな、いえ、大きな野望は、この本を手にとってくださった方々と少しでもつながりの輪を広げ、みんなで事例を出し合ったり、お互いの経験を語り合い、みんなで一つの認知症看護理論を生み出すことです。

この本を手に取ってくださった皆さん、一緒に始めませんか？　小さなことや何気ないものがつながって、大きな動きになることを願っています。

謝　辞

この本は、多くの方との出会いやサポートのおかげで誕生しました。サポートしてくださったすべての方々のお名前をあげていったら、本がまた１冊できてしまいそうなほどなので、ここでは、非常にコンパクトにまとめてお礼を言わせていただきたいと思います。

認知症ケアへの思いを語り合い、実践を共にしてくれる重度認知症デイケアスタッフの皆さんには、10 年以上にもわたり、毎年わたしを仲間として受け入れていただき感謝しています。

壁にぶつかったときに、違った視点からアプローチができるよう助言と励ましをくれた友人たちにも、たくさんのありがとうの言葉を送りたいと思います。

執筆中、育児や家事を分担し、温かく見守ってくれた家族にも心からお礼を言います。２人の子どもたちは、パソコンに向かうわたしの身体によじ登ってきては、たくさんのいたずらもしてくれましたが、文章が浮かばないときや疲れたときには、「ママ、頑張ってね」と小さな手で肩を揉んでくれました。わたしの大きな支えとなってくれました。ありがとう。

第１部の第１章で述べた認知症看護の哲学は、聖路加看護大学看護学研究科博士課程在学中に、実践で培ったものから自分の考えを洗練し、生み出す能力を育ててくださった先生方、特に恩師である小松浩子先生の力によるところが大きく、とても感謝しております。まだまだ未熟ですが、今ある自分の内側にあるものを精一杯描き出したつもりです。

第２部で述べた認知症の人のもっている力に働きかける看護については、ファイザーヘルスリサーチ振興財団の平成 17 年度若手研究助成によって成し得た成果をもとにしています。研究を支えてくださったことに厚くお礼申し上げます。

お忙しいなか、快く推薦のことばを書いてくださった三宅貴夫先生にも、お礼を申し上げなければなりません。温かな励ましにも思えることばをありがとうございました。

この本は、ライフサポート社の佐藤信也さんの「よい本をつくりましょう」というお誘いから始まりました。これまでの認知症の人との出会いをもとに、看護に少しでも貢献できたらという思いで書かせていただきました。こんな素晴らしい機会を与えてくださったことに感謝いたします。

担当編集者の高橋良成さんには、わたしの拙い文章をしっかり読み込み、細やかなアドバイスをいただきました。高橋さんがいなかったら、ずぼらなわたしがこんなふうに１冊の本を仕上げることはできなかったと思います。感謝、感謝です。

そして何より、これまで出会った、そして今出会っている認知症とともにある方々とそのご家族に、心から感謝の言葉を申し上げたいと思っています。

皆さんに心から感謝し、今後もよりよい認知症の人の看護に向けて努力していきたいと思います。

2008 年 11 月　堀内園子

堀内《ほりうち》 園子《そのこ》

グループホームせせらぎホーム長
NPO 法人なずなコミュニティ 看護研究・研修企画開発室室長
看護学博士（看護師・保健師・介護支援専門員・Aroma & 触れるケア practitioner）

長野県小諸市出身。聖路加看護大学卒業。聖路加国際病院、富山医科薬科大学（現・富山大学）で勤務後、1998 年聖路加看護大学修士課程修了。その後、東京都立保健科学大学（現・首都大学東京）に勤務。2005 年聖路加看護大学にて博士課程修了。看護学博士。2006 年より認知症の人とその家族を対象としたケアを実践、教育機関で講義を担当。
グループホームせせらぎ https://www.facebook.com/seseragi2000
著作：『老年看護の実践』（メディカ出版、共著）、『あなたの家族が病気になったときに読む本 認知症』（講談社、共著）、『触れるケア』（照林社）、『〈病気を生きぬく〉医師、看護師、患者・家族による 認知症の本』（岩波書店、共著）ほか多数。

本書は発行元がライフサポート社から照林社へ変更しました。2016 年 7 月 10 日初版第 8 刷発行の『認知症看護入門』と同一の内容です。

プラスワン BOOKS

認知症《にんちしょう》看護《かんご》入門《にゅうもん》

誠実《せいじつ》さと笑《わら》いと確《たし》かな技術《ぎじゅつ》で包《つつ》む世界《せかい》

2024年 2 月25日　第 1 版第 1 刷発行

著　者　堀内《ほりうち》　園子《そのこ》
発行者　有賀　洋文
発行所　株式会社照林社
〒 112-0002
東京都文京区小石川 2 丁目 3-23
電　話　03-3815-4921（編集）
03-5689-7377（営業）
https://www.shorinsha.co.jp/
印刷所　株式会社シナノ パブリッシングプレス
装　丁　大下賢一郎

検印省略（定価はカバーに表示してあります）
ISBN978-4-7965-8105-9